临床全科医学常见病诊治

周红凤　孙东升 ◎主编

中国纺织出版社有限公司

图书在版编目（CIP）数据

临床全科医学常见病诊治 / 周红凤，孙东升主编.
--北京：中国纺织出版社有限公司，2020.8（2023.5 重印）
ISBN 978-7-5180-7801-1

Ⅰ.①临… Ⅱ.①周…②孙… Ⅲ.①常见病—诊疗
Ⅳ.①R4

中国版本图书馆CIP数据核字（2020）第163762号

责任编辑：韩　婧　责任校对：高　涵　责任印制：王艳丽

中国纺织出版社有限公司出版发行
地址：北京市朝阳区百子湾东里A407号楼　邮政编码：100124
销售电话：010—67004422　传真：010—87155801
http://www.c-textilep.com
中国纺织出版社天猫旗舰店
官方微博http://weibo.com/2119887771
大厂回族自治县益利印刷有限公司印刷　各地新华书店经销
2020年8月第1版　2023年5月第2次印刷
开本：787×1092　1/16　印张：14.25
字数：323千字　定价：68.00元

前　言

　　随着医学的发展,临床医学分工越来越细,但是各个学科的常见疾病是每位临床医师,尤其是基层医务工作者和刚刚走出大学校门的年轻医生们所必须掌握的。只有充分掌握了各门学科的常见疾病的知识,才能做出正确的诊断,对各种复合伤不会遗漏。编者特组织了经验丰富的临床医师同仁编写了本书,旨在为青年医务工作者提供参考。

　　本书从临床角度出发,主要针对临床疾病特别是临床常见急症,简述其发病机制、临床表现、诊断要点、处理原则,注意实际工作中容易忽视的问题,强调应急处理,通俗易懂,便于掌握。

　　由于编者的知识水平有限,书中难免有不足之处,敬请广大同仁予以批评指正。

编　者

2020 年 5 月

目　录

第一章　神经系统疾病

第一节　脑积水

由于各种原因引起脑脊液正常循环发生障碍,导致脑脊液在脑室系统和(或)蛛网膜下腔不断积聚,与此同时脑实质容积相应减少,部分或全部脑室逐渐扩大并伴有/或无颅内压增高者统称为脑积水。

【临床表现】

1.婴幼儿

(1)头围增大、前囟门扩大、张力增高、有时后囟门亦扩大。

(2)头皮静脉怒张、毛发稀疏、颅骨变薄、前额多向前突出、眶顶受压向下,眼球下推,以致巩膜外露,头颅大脸部相对变小,眼球下半部沉到下眼睑下方,呈落日征象。

(3)虽有颅内压逐渐增加,但随着颅缝的扩大,颅内压增高的症状可得到代偿,故头痛、呕吐等颅内高压表现仅在脑积水迅速发展者才出现。

(4)精神不振、易激惹、眼球震颤、共济失调、四肢肌张力高或四肢轻瘫等。

(5)在重度脑积水中,视力多减退,甚至失明,眼底可见视神经继发性萎缩。

(6)晚期可见生长停顿、智力下降、椎体束征、痉挛性瘫痪、去脑强直、痴呆等。

(7)少数患儿在脑积水发展到一定时期可自行停止,头颅不再继续增大,颅内压也不高,称为"静止性脑积水"。

2.成年人

(1)以头痛、呕吐为主要临床症状;头痛多以双颞侧为最常见,病人在卧位后或晨起头痛加剧,采取卧位时头痛可有所缓解;头痛可累及颈枕部,甚至可有强迫头位。

(2)共济失调,以躯干性共济失调最为多见,表现为站立不稳,足距宽,步幅大,极少表现为小脑性共济失调。

(3)病情严重者可出现视物不清、外展神经麻痹引起复视等症状,晚期可有视力丧失。

(4)晚期可有记忆力下降、智力减退、计算能力差等。

(5)原发病变的症状,如四脑室囊肿或肿瘤可有强迫头位或头位改变后症状好转等,松果体瘤可有眼球上视困难,瞳孔散大或不等大,可伴有性早熟或性征发育迟缓。

【诊断】

根据病史,临床表现及辅助检查可明确诊断,但对病因、性质及部位则应力求查清,以便确定治疗方法。CT及MRI可以明确诊断。

【治疗】

脑积水的手术方法概括起来可分为3类:

（1）病因治疗是指由于颅内肿瘤及先天性畸形等病变引起的脑积水，需要针对病因进行治疗如肿瘤切除等。

（2）减少脑脊液分泌的手术如脉络丛切除或电灼术。

（3）分流术又可分为颅内分流术和颅外分流术，颅内分流术通过造瘘及利用分流管将侧脑室或第三脑室中的脑脊液引入颅内静脉窦、硬脑膜下腔、脑室、脑池等；颅外分流术是将侧脑室或蛛网膜下腔中的脑脊液分流至腹腔内及其他的空腔脏器中等。脑室-腹腔分流术是目前最常采用的一种分流术。

脑室-腹腔分流术：①适应证：对各种原因引起的梗阻性或交通性脑积水均适用；②禁忌证：全身衰竭及感染者；脑室内、脊髓蛛网膜下腔和腹腔内有炎症及出血者；手术径路的皮肤有炎症者；患有心血管疾病者；患有血液疾病有出血倾向者。

第二节　颅内及椎管内感染

一、脑脓肿

【病因分类】

①耳源性；②鼻源性；③血源性；④外伤性；⑤隐源性。

【病理分期】

①急性脑炎期；②化脓期；③包膜形成期。

【临床表现】

1.颅内感染症状

发热、高热惊厥、乏力、食欲减退、表情淡漠。

2.颅内占位性病变症状

头痛、恶心、呕吐、视乳头水肿。

3.局限性症状

额叶者表现为表情淡漠、昏睡；颞顶叶者出现偏瘫、失语、视野缺损；小脑者出现步态不稳、共济失调、眼球震颤。部分患者出现癫痫症状。

【诊断】

1.病史

全身性或局限性感染病史，发热、抽搐、中耳炎、鼻窦炎、先天性心脏病及头部外伤史者，均应考虑颅内感染可能。

2.体格检查

头面部化脓性病灶、先天性瘘口、脑膜刺激征、不同程度意识障碍、婴幼儿前囟隆起等。

3.实验室检查

白细胞增多、血沉增快、腰穿脑脊液检查可见脑脊液压力增高、白细胞数增多、蛋白含量高、糖和氯化物含量减少、涂片或细菌培养有可能找到致病菌。

4.影像学检查

①头颅平片:可见颅缝增宽、囟门扩大、脑回压迹增多等颅高压症状。外伤者可见颅骨骨折、颅内异物存留,颅内积气等;②脑血管造影:可见一圆形或类圆形无血管区;③脑室造影:脑室系统变形移位;④CT 和 MRI:脓肿早期可见不规则边缘模糊的低密度期区,增强后显示一增强环,时间-密度曲线平坦,不随时间的延长而削减变淡;包膜形成期增强扫描可见一薄环,时间-密度曲线早期(5～10min)显示一高峰值,以后逐渐削减下降;陈旧性包膜下降明显。

【治疗】

1.非手术治疗

适用于感染早期或多房性小脓肿,年幼或老年体弱者。一般连续不间断使用抗生素 3～4 周。

2.手术治疗

(1)穿刺抽脓引流适用于单房大的脑脓肿。婴幼儿囟门未闭者可经囟门穿刺抽脓。术中用含庆大霉素的生理盐水反复冲洗脓腔,术后脓腔注入抗生素溶液,保留 2h 后引流,每 6h 一次,引流导管可酌情留置,无脓液后拔除引流管。

(2)脓肿切除术适用于反复穿刺抽脓不能治愈者、非重要功能区者、多房性者、脓肿合并异物者可一并切除。较大者可先抽出脓液同时避免脓液外溢。

(3)切开引流术适用于较大的表浅脑脓肿或合并颅骨骨髓炎、硬膜外脓肿或硬膜下脓肿的脑脓肿。

(4)脑室引流适用于脑脓肿破入脑室者,切除脓肿并冲洗脑室,作持续的脑室外引流。

二、硬膜外脓肿

硬膜外脓肿是局限于颅骨和硬脑膜之间的化脓性感染。常见致病菌为葡萄球菌、链球菌、革兰阴性杆菌。常继发于颅骨骨髓炎、乳突炎、鼻窦炎或颅骨修补材料感染。

【临床表现】

发热、局部头皮发红、肿胀、触痛、头痛等。

【诊断】

头颅 X 线平片可见死骨或颅内积气;CT 或 MRI 可以确诊。

【治疗】

(1)一旦确诊,开始使用抗生素并根据细菌培养和药物敏感试验,选用合适的抗生素。

(2)有颅骨骨髓炎者可行颅骨钻孔或病变颅骨切除术,排除积脓。

(3)颅骨修补材料感染者应清除人工材料或骨瓣。

(4)乳突炎、鼻窦炎等也必须同时或近期治疗。

三、硬膜下脓肿

硬膜下脓肿是局限于硬脑膜和脑组织之间的化脓性感染。常继发于中耳或鼻窦的感染、头皮感染、颅骨骨髓炎或感染性硬膜下血肿。

【临床表现】

头痛、恶心、呕吐、颈项强直等颅高压症状。婴幼儿可有囟门隆起、头围增大等,进一步发展,可引起意识障碍。

【诊断】

(1)头颅 X 线平片可见中耳炎、鼻窦炎或颅骨骨髓炎。

(2)腰穿脑脊液检查可见脑脊液压力增高、白细胞数增多、蛋白含量高、糖和氯化物含量减少、涂片或细菌培养有可能找到致病菌。

(3)半球间积脓脑血管造影可见胼周动脉和胼缘动脉分支侧移位。

(4)CT 或 MRI 可明确诊断。

【治疗】

(1)大量、长期、有效使用抗生素。

(2)手术:脓液稀薄时作钻孔引流术并冲洗脓腔,如脓液稠厚或半球间积脓时,应开颅手术治疗。同时脓液做涂片革兰染色检查、细菌培养和药物敏感试验。

四、颅骨骨髓炎

颅骨骨髓炎通常由颅骨损伤引起的并发症,包括外伤和手术后的感染以及继发鼻窦的感染,新生儿多由产钳损伤头皮造成的感染或宫腔内监护后感染的并发症。

【临床表现】

局部发红、发热、肿胀、疼痛。

【诊断】

根据临床表现,白细胞计数增高,2 周后颅骨 X 线所见典型的"虫蚀样"改变,可以确诊。

【治疗】

全身抗生素治疗;手术去除死骨,保留完好的骨膜,清除全部感染性肉芽组织。

五、椎管内感染

硬脊膜外脓肿,多为身体其他部位的细菌感染由血液循环播散致椎管内,也可由局部疖肿或骨髓炎直接蔓延,或继发于穿刺、手术等医源性感染。

【临床表现】

局部发红、发热、肿胀、疼痛,跛行,晚期有神经根痛,软弱无力,截瘫和大小便失禁。

【诊断】

根据病史和临床表现及辅助检查如 X 线平片、CT、MRI 可以辅助诊断。辅助检查包括:①末梢血白细胞计数增高,血沉增快;②棘突压痛最明显处椎间隙进行硬脊膜外穿刺可抽到脓液,脓液涂片染色和细菌培养,可以明确诊断;③X 线平片可见椎间隙变窄,椎板形状不规则;④CT 或 MRI 可以明确病变的性质、范围。

【治疗】

(1)全身抗生素治疗。

(2)一经确诊,立即进行椎板切除脓肿引流术,椎板切除范围应超过或平齐脓肿腔范围。脓液送细菌培养和药物敏感试验,以帮助选择抗生素。

第三节 颅脑肿瘤

一、头皮肿瘤

(一)表皮样囊肿

表皮样囊肿是胚胎发育时遗留于组织中的上皮细胞发展而形成的一种真皮内含有角质的囊肿;也可以由于损伤、手术使上皮细胞植入而形成。其囊壁为上皮样结构,囊壁外层为基底细胞层,囊壁内层为角质层,囊内充满角质物。

【诊断依据】

(1)本病好发于头皮、颈部及臀、背部。

(2)单发或多发,直径数毫米到数厘米不等,圆形,缓慢增大,质较硬而具囊性感,基底可移动,与皮肤常有粘连。皮肤表面没有似皮脂腺囊肿的开口小孔,无疼痛,如发生于受压部位时可有压迫性疼痛。

(3)可继发感染,据记载有恶变的可能。

【治疗】

手术切除。勿残留囊壁,以防复发。

(二)皮样囊肿

皮样囊肿属先天性病变,由胚胎发育过程中上皮组织部分残留于皮下而形成的。囊肿外包一层结缔组织囊膜,囊壁含有发育不全的皮肤附属器如毛囊、汗腺、皮脂腺、血管等,有时混有软骨、肌肉、神经。囊腔内有皮脂腺样物质、角化物质、胆固醇、毛发、坏死细胞等,可有钙化。

【诊断依据】

(1)本病好发于眼眶周围、鼻根和枕部,常见于幼儿及青少年。

(2)表现为局限性囊样肿物,形状为圆形或卵圆形,大小不一,一般不超过核桃大,质软,囊肿张力大时,硬度增加如肿瘤样。囊肿周围有结缔组织包膜,表面光滑,境界清楚,略有弹性,一般不与皮肤粘连,但基底部粘连甚紧,不易推动。

(3)临床上和表皮样囊肿不易区别。后者常有外伤史,好发部位不同,特别在病理组织上二者截然不同,表皮样囊肿的囊壁没有皮肤附件,其囊腔内仅有角化物质及脂肪物质,不含毛发等。

【治疗】

手术切除。切除范围宜广,以防复发。

(三)脂肪瘤

脂肪瘤是起源于脂肪组织的一种良性肿瘤,全身任何部位的脂肪组织均可发生。脂肪瘤主要由成熟的脂肪组织所构成,瘤周有一层薄的结缔组织包囊,内有被结缔组织束分成叶状成群的正常脂肪细胞。有的脂肪瘤在结构上除大量脂肪组织外,还含有较多结缔组织或血管,即形成复杂的脂肪瘤。

【诊断依据】

（1）脂肪瘤大多数位于皮下,好发于肩、背、臀部及大腿内侧,头部发病也常见。无疼痛,生长缓慢。

（2）肿瘤大小不一,大多呈扁圆形或分叶,分界清楚;边界分不清者要提防恶性脂肪瘤的可能。肿瘤质软有弹性(注意与较大的囊肿区别),有的可有假性波动感。肿瘤不与表皮粘连,皮肤表面完全正常,基部较广泛。检查时以手紧压脂肪瘤基部,可见分叶形态。皮肤可出现"桔皮"状。肿瘤发展甚缓慢,大多对机体无严重不良影响,恶性变者甚少。

【治疗】

良性脂肪瘤,如无症状可不作处理。如果长得很大、感觉疼痛或影响美观时,可考虑手术切除,手术时需在包膜外完整地切除肿瘤。

（四）皮脂腺囊肿

皮脂腺囊肿又叫"粉瘤",是由皮脂腺管阻塞,皮脂排泄不出而堆积在一起形成的一种囊肿。此种囊肿为体表最多见的肿块之一,囊壁为上皮细胞构成,无角化现象。

【诊断依据】

（1）好发于面部、背部和臀部等皮脂腺丰富处,常见于生长发育旺盛的青年人。

（2）多为单发,高于皮肤,呈球形,约黄豆至葡萄大小,质地柔软,有囊性感。皮肤颜色可能正常,也可能为淡蓝色,增大过快时,表面皮肤可发亮。有时在皮肤表面有开口,可从此挤出白色豆腐渣样内容物。

（3）一般无其他不适,若继发感染时,囊肿表面及周围组织有炎症反应,表现为红肿、疼痛,破溃后流出像豆腐渣样的东西。

【治疗】

不是所有的皮脂腺囊肿都进行手术切除,对于较大的或已经继发感染的囊肿要及时处理。若合并感染,应先用抗菌素控制炎症,若已化脓,需切开引流,待炎症消退后再手术。手术需完整摘除囊壁,否则容易复发。平时应该加强身体卫生、勤洗澡,可以在一定程度上避免囊肿的形成或增大。

（五）神经鞘瘤

神经鞘瘤又称雪旺氏瘤,来源于神经鞘,好发于颅神经以及头面部、舌部的周围神经。神经鞘瘤有完整的包膜,质实,呈圆形或结节状,与其所发生的神经粘连在一起,常压迫邻近组织,但不发生浸润。镜下,肿瘤有二种组织形态,即束状型(Antoni A 型)和网状型(Antoni B 型)。肿瘤为良性,手术效果较好。

【诊断依据】

（1）开始表现为生长缓慢的无痛性肿块。如发生瘤内出血或囊性变时可引起局部酸胀痛或剧痛。

（2）肿块呈圆形或卵圆形,质地坚韧。肿瘤可沿神经轴侧向左右移动,但不能沿神经长轴活动。

（3）因发病神经部位不同而出现相应的神经受激惹症状及体征。如源于感觉神经者可有压痛和放射痛;源于面神经者会出现面肌抽搐;源于迷走神经者可有声音嘶哑;源于交感神经者可出现霍诺(Horner)综合症等。

【治疗】

神经鞘瘤是一种良性肿瘤，非手术治疗无效。其包膜完整，边界清楚，手术治疗效果较好，手术切除时从包膜上剥离即可，不必切除邻近的正常组织。

(六)神经纤维瘤

神经纤维瘤是临床上常见的皮肤及皮下组织的一种良性肿瘤，发源于神经鞘细胞及间叶组织的神经内外衣的支持结缔组织，无包膜，质实，由神经鞘细胞及纤维母细胞两种主要成分组成。神经干和神经末端的任何部位都可发生。既可单发也可多发。但以多发为最常见，多发者即为神经纤维瘤病。

【诊断依据】

(1)神经纤维瘤生长缓慢，多见于青年人。

(2)肿瘤发生于全身神经干和神经末梢，分布于皮肤及皮下组织，可突出于体表，也可仅皮下触及。呈圆形、结节状或呈梭形不等。质软硬兼有，多数较软。多发性瘤结节可沿皮下神经分布，呈念珠状，也可呈丛状，如来自感觉神经，可有明显触痛。

(3)神经纤维瘤皮肤可出现咖啡斑，大小不一，形如雀斑小点状，或大片状，分布与神经纤维瘤肿块的分布无关。肿瘤数目不多的患者，皮肤色素咖啡斑状沉着是纤维神经瘤的重要诊断依据之一。

【治疗】

手术切除或部分切除。对小而局限性的神经纤维瘤可以一次完全切除；但对巨大且境界不清的肿瘤往往只能作部分切除，以纠正畸形。神经纤维瘤病由于数量甚多，无临床症状的可不急于手术，引起临床症状的予以切除。

(七)血管瘤

血管瘤是一种先天性脉管畸形，可分为毛细血管瘤，海绵状血管瘤和蔓状血管瘤3类，以前2类为多见。其生长一般较缓慢，多无包膜，故切除不彻底很容易复发。

毛细血管瘤主要由真皮内增生扩张的毛细血管丛组成，有草莓状血管瘤和葡萄酒色斑之分。

【诊断依据】

(1)多见于婴儿，大多数为女婴，出生后数天即可发现。

(2)局限性毛细血管瘤称草霉痣，最为常见。呈现单个鲜红色或暗红色病变，突出皮面，直径数毫米至2～3cm。边界清楚，压之不褪色，1岁内可长至极限，有的在5岁内可自行消退。

(3)广泛性毛细血管病称葡萄酒色斑痣。呈大片鲜红或暗紫斑片，不高出皮面，大小不等，压之褪色。成年后一般不扩大或消退。主要影响美观。

【治疗】

(1)多数血管瘤不需治疗，在血管瘤快速生长阶段可口服皮质内固醇激素。但对无退化表现的草霉痣需考虑及时治疗，不宜等待过久。硬化剂、液氮冷冻或激光治疗效果均佳，也可放射治疗。手术切除仅适于身体非暴露部位的较大的病灶。

(2)葡萄酒色斑痣尚无理想治疗方法，放射治疗不敏感，手术广泛切除影响美容。

(八)海绵状血管瘤

由形状不规则、大小不等、薄壁的扩大血管窦组成,位于真皮深层以及皮下组织内,可浸及肌肉和颅骨。

【诊断依据】

(1)出生时或出生后不久即可发生,成年人发病率较毛细血管瘤高。

(2)表现为形状不规则,界限不清,扪之柔软,可被挤空的隆起团块。皮肤颜色可正常或呈蓝色。

(3)有局限性和弥漫性两类,后者可侵及肌肉甚至骨皮质。

(4)继发局部血栓形成可产生疼痛,扪之有结节状。

【治疗】

手术切除,术后若有残留可辅以放疗和硬化剂局部注射。对较大的肿瘤宜先做血管造影,以了解其范围。

二、颅骨肿瘤

(一)颅骨良性肿瘤

颅骨骨瘤是颅骨最常见的肿瘤,常位于颅盖、副鼻窦、乳突及下颌,颅盖骨以额顶骨多见。发生于 20~30 岁者居多,男女发病比例无差异,肿瘤多为单发,病理上分为骨松质性骨瘤和骨密质性骨瘤两大类,前者少见,起源于板障,内含较多的纤维组织,质地疏松;后者较常见,多来源于膜化骨的外板,质地致密。

【诊断依据】

1.临床表现

瘤体较小者一般无自觉症状,较大者局部轻微胀痛或麻木感,向内生长者可引起颅内高压症状,位于颅底、眼眶或鼻窦处,出现颅神经受累症状、突眼及鼻塞等。体检为颅骨局限肿块,基底宽,表面光滑与头皮无粘连,无压痛。

2.头颅 X 线

一般可见到圆形或椭圆形、局限性高密度影。骨松质型骨瘤内部疏松,密度不均匀,骨小梁可有钙化。骨密质型骨瘤一般生长在颅骨外板上,向外隆起,内部结构致密均匀。发生在额窦和筛窦内骨瘤常呈分叶状。

【鉴别诊断】

1.脑膜瘤

脑膜瘤多累及颅骨全层,可见脑膜血管沟增粗及颅内高压表现,切线位可见颅骨放射状针样增生,血管造影可见肿瘤染色,CT 检查可见肿瘤增强明显。

2.颅骨骨纤维异常增殖

颅骨骨纤维异常增殖症病变范围一般较广泛,可累及颅骨全层,身体其他骨骼也有同样改变。

【治疗】

(1)生长缓慢无症状的小骨瘤,可予观察处理。

(2)生长较快、影响美容及有脑受压症状者,手术治疗。对外生型没有累及内板的骨瘤可用骨凿切除,对大的累及颅内的骨瘤需骨瓣切除,同期行修补术。

(二)颅骨骨化纤维瘤

颅骨骨化性纤维瘤亦称纤维性骨瘤或骨纤维瘤,临床上少见,多起源于颅底,亦可发生于上颌骨及额骨。骨化性纤维瘤由大量的,排列成束的和漩涡状的纤维组织所构成,其中含有一些大小不等、排列不规则的骨小梁,骨小梁周围有少数成骨细胞并含有骨样组织,此瘤多为实质性,与周围骨组织有明显界限。

【诊断依据】

(1)此病多起源于颅底,可产生相应部位的神经系统症状,常见颅神经受压。

(2)X线平片可见蛋壳样圆形肿瘤影,与周围有明显界限。

【治疗】

手术切除。由于肿瘤多位于颅底常难以全切除,只能部分切除减压。对于复发的肿瘤可再次切除。肿瘤对放疗不敏感。

(三)颅骨软骨瘤

颅骨软骨瘤见于中颅窝底、蝶鞍旁或者岩骨尖端的软骨联合部。生长缓慢。表面为骨膜延续的胶原结缔组织,中层为软骨组织,基层为肿瘤主体,与颅骨相连,内含脂肪组织,血管较少。

【诊断依据】

(1)此病多见于中颅窝底、蝶鞍旁或者岩骨尖端的软骨联合部和颅骨裂孔部,可出现第Ⅲ、Ⅳ、Ⅴ、Ⅵ颅神经受压症状,如眼球运动障碍,面部感觉减退等。肿瘤大时可出现桥小脑角症状和颅内高压。

(2)X片可见高密度的骨性肿块,边界不规则,周围有骨破坏。

(3)CT检查可见呈分叶状边界清楚的颅骨高密度肿块,增强时肿瘤非钙化部分强化。

(4)本病须与脑膜瘤和脊索瘤鉴别,脑膜瘤血管造影可见供血动脉和肿瘤染色,软骨瘤血运不丰富,脊索瘤多位于斜坡和鞍区,钙化呈散在,不定形。

【治疗】

手术切除。由于肿瘤位于颅底,基底部较宽,一般只能做部分切除,术中出血不多,但要注意保护颈内动脉和颅神经。一般预后较好,反复再发的预后不良。

(四)颅骨巨细胞瘤

骨巨细胞瘤又称破骨细胞瘤,来自中胚叶组织的破骨细胞,是一种少见的颅骨良性肿瘤,可恶变,多发生于颅底软骨化骨的蝶骨、颞骨和枕骨,常见于20～40岁青壮年。肿瘤无包膜,呈暗红色,质脆而软,肿瘤内血管丰富。显微镜下主要由单核瘤细胞和多核巨细胞组成,若单核细胞核分裂多,巨细胞胞体小而核少,属恶性。

【诊断依据】

(1)病情进展缓慢,早期症状不明显,当肿瘤侵入外板后局部有胀痛感,头部可触及一骨性肿物。发生于鞍区者可出现视力下降、多饮多尿及月经失调等。位于颅底者可引起相应颅神经如视神经、动眼神经、三叉神经、外展神经及面听神经等损害症状。此外还可出现癫痫、颅内压增高及肢体共济失调等症状。

（2）X 片可见三种表现，一种是多囊型，边缘锐利，周围有密度增高的线状影，可见多房状骨质破坏，内有残存的粗大骨梁。二是单囊型，区内无骨小梁分隔，病变呈膨胀性生长，内外板分离。三是单纯骨破坏型，只表现为颅骨破坏，无囊肿样表现。

（3）CT 扫描呈均匀一致高密度影，无明显强化。脑血管造影表现为局部无血管区，无肿瘤染色。

【治疗】

治疗以手术切除为主，尽可能全切。对不能全切的肿瘤术后放射治疗。

（五）颅骨血管瘤

颅骨血管瘤系错构瘤，是一种掺杂于骨小梁之间的血管组织呈瘤样增生的良性肿瘤，好发于脊柱和颅骨，常见于 40 岁左右的中年人，女性多于男性。从组织学上分为海绵状血管瘤及毛细血管瘤，前者多见于脊柱和颅骨，后者多见于扁骨和长管骨干骺部。

【诊断依据】

（1）本病常无明显症状，偶有搏动性头痛、头昏或头部沉重感，向外生长者可触及肿块，皮肤可呈青紫色。

（2）X 片可见颅骨上有圆形或椭圆形，边缘整齐的低密度影，周围常有骨硬化带。切线位片上可见多数呈放射状排列的骨针。病灶区内有呈蜂窝状或日光样改变。若出现迂曲扩张血管压迹则有可能恶变。

（3）脑血管造影部分病例可见肿瘤染色，少数可见脑组织受压，中线结构移位。

【治疗】

（1）对较小的或无明显症状的患者可不行手术，以观察病情的发展，有些患者可考虑行血管内栓塞治疗。

（2）范围较大或涉及颅内、颅外的血管瘤手术要慎重，术前准备要充分，可先结扎已明确的供血动脉，手术以切除整个病变颅骨为主。也可先做血管内栓塞治疗，再考虑手术。

（3）对手术不能切除者，为使病灶产生新骨，常采用小剂量的放疗。

（六）颅骨脊索瘤

脊索瘤起源于胚胎残留脊索组织，生长缓慢，低度恶性，可发生于颅内及骶尾部、脊柱等处。颅骨脊索瘤多发生在斜坡处，占整个脊索瘤总数的 35%～40%，占颅内肿瘤 0.13%～0.67%。见于任何年龄，以中老年多见，男性多于女性。肿瘤发生于斜坡中线部，位于硬脑膜外，可向颅内、外各方向浸润性生长，如鞍上、鞍旁、前颅凹、眶上裂、蝶骨大翼、岩骨、第三脑室、后颅凹、枕骨大孔、桥小脑角等处，但不侵入脑组织，可压迫脑干及导水管产生脑积水。少数可长入蝶窦及鼻咽部。多为单发性，个别有远处转移者。

【诊断依据】

1.临床表现

颅骨脊索瘤生长缓慢，病程较长，平均在 3 年以上。头痛为最常见症状，常为全头痛，呈持续性钝痛。其他临床表现可因肿瘤位置和肿瘤发展方向而有所不同。位于鞍区的脊索瘤表现为视神经压迫及下丘脑、垂体轴功能障碍症状；位于鞍旁的主要表现为Ⅲ、Ⅳ、Ⅵ颅神经受压症状；位于斜坡的主要表现为脑干受压症状和Ⅵ、Ⅶ颅神经障碍。

2.X 片

表现为广泛的骨质破坏,肿瘤钙化以及软组织阴影。骨质破坏的部位有:斜坡、蝶鞍、岩骨、眼眶、中颅窝底、颈静脉孔。额窦以及上颌窦,部分可见网状、结节状散在性斑状。

3.CT 扫描

显示低密度区和结节状钙化,只有在肿瘤外缘有增强效果。

【鉴别诊断】

根据长期头痛,有多组颅神经损害,颅骨平片显示颅底骨质破坏并有钙化者,诊断基本确定。由于脊索瘤常突入鼻咽腔应与鼻咽癌鉴别;斜坡部肿瘤应与脑膜瘤,侵入小脑脑桥角者应与听神经瘤及鞍部肿瘤应与垂体瘤和颅咽管瘤等相鉴别。

【治疗】

1.手术治疗

根据肿瘤不同部位选择适宜的手术入路,尽可能完全地切除肿瘤。

2.放射治疗

因肿瘤位于颅底中线附近,完全切除肿瘤较为困难,故对于不能接受手术的年老体差患者,或术后肿瘤有残留者可采用放射外科治疗。

(七)颅骨胆脂瘤

胆脂瘤又称为表皮样囊肿或珍珠瘤,起源于异位胚胎残余组织的外胚层组织。颅骨胆脂瘤可发生于颅骨任何部位,但往往好发于中线或近于中线(额、枕)或在颞骨。

【诊断依据】

1.临床表现

本病发展缓慢,病程较长。主要表现为头颅局部逐渐增大的软组织肿块。触诊为较硬的囊性肿物,周边似有隆起的骨缘,多数无压痛。近中线者易于向颅内伸延,可累及大静脉窦或伸入脑组织。

2.X 线检查

可见软组织肿胀影,病灶呈圆形或卵圆形分叶状无结构的透亮区,边缘清晰,有明显的硬化带。

3.CT 扫描

主要表现为边界清楚、轮廓规整的低密度灶,CT 值<10Hu,周边为略高密度的囊肿壁。不强化。

【治疗】

对于生长或有压痛的颅骨胆脂瘤需手术切除。囊壁与硬脑膜粘连较紧密时,可将粘连的硬脑膜一并切除,再修补硬脑膜。若囊壁与静脉窦相粘连,应反复电灼残留囊壁,以减少复发机会。颅骨缺损太大时颅骨修补。

(八)板障内脑膜瘤

板障内脑膜瘤很少见,约占脑膜瘤总数的 1% 以内。可能发生于胚胎期残留在颅骨内的蛛网膜细胞。板障内脑膜瘤多属于内皮细胞型,也有呈软骨化生型等。瘤组织内血运丰富,组织较脆质软。

【诊断依据】

(1)多见于青少年,肿瘤生长缓慢,病程较长,一般无头痛及神经系统症状。肿瘤常向外板生长,局部可触及一骨性肿块,无压痛。若发生在眶顶部则可出现眼球突出及眼球活动障碍。

(2)X片可显示板障和外板骨化,增厚,或有放射状骨针形成。晚期可见骨质坏死溶解造成的骨破坏及钙化。

(3)CT扫描可见骨质受压破坏或增生、边界清楚的肿块。强化扫描时肿瘤明显增强。

(4)本病累及颅骨基底部时应与颅骨纤维异常增殖症鉴别。骨纤维增殖症累及范围广,在血管造影时无明显的供血及肿瘤染色,可与脑膜瘤鉴别。

【治疗】

手术切除为主。对较小的肿瘤可将肿瘤与颅骨一起咬除直至正常骨质。对较大的肿瘤,可以肿瘤为中心,做骨瓣切除。骨瓣缺损可行一期修补成形术。对颅底的肿瘤多数只能行部分切除,术后辅以放疗。

(九)颅骨恶性肿瘤

颅骨成骨肉瘤是颅骨较常见的一种原发性恶性肿瘤,好发于青少年,肿瘤多发生在颅盖部,少数可在颅底。肿瘤生长速度较快,血运丰富,头皮及板障血管均扩张,故有人称之为"骨性动脉瘤"。恶性度高,预后差。

【诊断依据】

(1)颅盖部可发现肿块,多有局部疼痛和压痛。头皮多紧张发亮,并与肿瘤粘连。肿瘤及周围皮下可以静脉曲张,有时可摸到搏动或听到血管杂音,皮肤呈青紫色。病人常有贫血,血清碱性磷酸酶增高。

(2)X片可见大小不等边缘不清的骨质破坏,局部有软组织影。溶骨型在其周围颅骨有骨针样反应;成骨型沿颅板可有骨质增生和粗大的骨针。

【治疗】

如肿瘤无肺等其他部位转移,颅盖部肿瘤可行手术切除,手术尽可能广泛切除颅骨。为防术中大出血,术前可行血管造影了解血运情况,必要时结扎颈外动脉。肿瘤多放疗不敏感,术后行化疗。

(十)颅骨软骨肉瘤

颅骨软骨肉瘤罕见,多由软骨瘤恶变而来。瘤细胞以软骨细胞为主,分化较好,有少量黏液组织或间质细胞成分。亦可由间质细胞发展成间质性软骨肉瘤,瘤细胞以间质细胞为主,软骨细胞呈岛状分散各处,分化程度较差。本症与其他长骨骨骺病变同时发生者称Ollier病。伴有软组织及其他脏器血管瘤者称Maffucci征群。

【诊断依据】

(1)软骨肉瘤多见于颅底部,病程较慢,确诊时肿瘤往往已较大,以局部肿块及疼痛为主要症状。

(2)X线头颅摄片可见不规则溶骨性破坏区,边缘不清,有不规则骨片及钙化。

(3)CT扫描示多灶性钙化及不规则高密度区,内杂有低密度区,为供血较少的软骨组织。

【治疗】

手术治疗是首选方法。对发展较慢颅顶部肿瘤可争取全切除。颅底部者可部分切除,术后辅以放疗,可获短期症状缓解。

(十一)颅骨骨纤维肉瘤

颅骨纤维肉瘤是起源于颅骨板障和骨膜的成纤维细胞的肿瘤。临床上较少见,可继发于巨细胞瘤和骨纤维异常增殖症。患者大多为青壮年。肿瘤位于颅顶或颅底部,多先破坏颅骨外板,后侵蚀板障、内板及进入颅内,晚期可有远处转移。

【诊断依据】

(1)患者大多为青壮年。病程进展较快,颅盖部肿瘤早期可出现肿块和疼痛。发生在颅底的可出现相应的颅神经症状和神经系统体征及颅内压增高。位于眼眶部的可有突眼。

(2)X线平片见早期颅骨外板变薄,晚期颅骨全层呈大片溶骨性破坏,边缘不规则如鼠啮状,无钙化及新骨形成。

(3)CT扫描见颅底骨质破坏及肿瘤影像,增强不明显。

【治疗】

治疗以手术切除为主。术后复发的也可再次手术。肿瘤对放疗不敏感,术后以化疗为主。

(十二)颅骨尤文氏肉瘤

颅骨尤文氏肉瘤多为转移性者。显微镜检查:瘤细胞丰富、形态一致、胞膜清楚、胞核大。因与网状细胞肉瘤不易区分,或认为两者为一种病。恶性度高,易复发,5年生存率不足5%。

【诊断依据】

(1)病人常诉间歇性头痛,夜间较重,头部可扪及肿块,有波动,病人常伴有贫血、白细胞增多及发热等症状。

(2)头部可见软组织肿块,质软有压痛。

(3)X线片所见早期病灶位于板障,呈小透明区,后肿瘤增大有骨质破坏,边缘不清,外板穿破,肿瘤在皮下有轻度骨膜反应。

【治疗】

肿瘤对放疗敏感,治疗以放疗为主,同时辅以化疗,可延长生存时间。

(十三)颅骨骨髓瘤

骨髓瘤起源于骨髓细胞。患者以40～60岁男性病人为多,常为多发性,除颅骨外,尚可见于全身其他骨骼。颅骨病变多见于颅顶部。

【诊断依据】

(1)颅骨病变多见于颅顶部,为扁平或半球形肿块,有压痛。位于颅底部肿瘤可引起多根颅神经麻痹,眼球突出等。

(2)疼痛为主要症状,常有剧烈疼痛,开始为间歇性,以后为持续性。除颅骨外常累及椎体、肋骨、胸骨和骨盆等。

(3)血液检查多有进行性贫血,血红蛋白低,血小板减少,淋巴细胞比例增高,高球蛋白血症以及血钙升高等。尿液检查常有尿蛋白阳性。

(4)X线摄片示顶部有多发性,大小不等(2～10mm)的边缘清楚的圆形透光区。肿瘤早期位于板障内,后可侵犯颅骨全层,周围无硬化及骨膜反应。单发者肿瘤体积较大(直径 2～3cm)。

【治疗】

多发性者以放疗及化疗为主,可起缓解疼痛及延长生存期作用,单发者可行手术切除,辅以放疗及化疗。

(十四)颅骨转移瘤

颅骨转移瘤主要来源于肺癌、乳腺癌、子宫癌、胃肠道癌、肾上腺癌、肝癌和前列腺癌等。多为血行转移,少数可为淋巴转移。颅骨是晚期癌常见转移部位之一,也是晚期癌的临床表现之一,多数病人预后不良。

【诊断依据】

(1)有原发癌源的明确诊断又出现颅骨肿瘤者应高度警惕颅骨转移癌的可能。病人多数为病程晚期,全身一般情况较差。

(2)头部单发或多发软性肿块,无痛,生长迅速,基底宽,触之较硬。

(3)颅骨 X 线片显示转移癌区为一类圆形骨破坏,边缘整齐,四周无骨增生及骨膜反应。

(4)肿块活检确诊,颅骨转移癌的组织形态与原发癌是一致的。

【治疗】

(1)多发者不宜手术,单发者可手术治疗,辅以放疗或化疗。

(2)同时治疗原发病源,但有时不能查明原发病源的部位。

(十五)颅骨肿瘤样病变

嗜酸性细胞肉芽肿是一种病因不明、往往发生于外伤后的全身性骨病。好发于儿童和 20 岁左右的青年,男性较女性多见。除指骨和趾骨外全身各扁平骨均可发病。颅骨为好发部位,病变多为单发,占 70%～85%。病理在镜下可见多种细胞成分,包括淋巴细胞、网状细胞、嗜酸性粒细胞、多核细胞、成纤维细胞、浆细胞等。其发展分 4 个阶段:①增殖期;②肉芽期;③黄色肿块期;④纤维化期。起病初时常有低热、局部肿胀疼痛。单发者预后较佳。

【诊断依据】

(1)常见于青少年,可有外伤史,头部局限性肿块,轻微疼痛,生长缓慢,常位于顶骨、枕骨及颞骨。

(2)起病初期可出现低热、乏力、食欲不振等症状。

(3)查血象白细胞增多和嗜酸性粒细胞增多,血沉加快。

(4)头颅 X 线片显示局部颅骨缺损,呈圆形或椭圆形,边界整齐清楚,无硬化,身体其他部位扁平骨也可能有类似病变。

(5)病理活检确诊。

【治疗】

(1)手术切除肿块,颅骨缺损范围大者,可同期行颅骨修补术。

(2)范围大、多发者,行放射治疗。

三、脑室肿瘤

(一)脉络丛乳头状瘤

脉络丛乳头状瘤多发于儿童,以侧脑室多见,成人常位于幕下第Ⅳ脑室。

【临床主要表现】

(1)头痛、恶心、呕吐、头围增大等脑积水所引起的颅内压增高症状。

(2)局灶性神经功能障碍。

(3)共济失调等小脑症状。

(4)癫痫。

(5)瘤卒中引起的蛛网膜下腔出血。

【辅助检查】

脉络丛乳头状瘤起源于脉络丛上皮,多见于侧脑室体部和三角区,其次在第Ⅳ脑室。

1.头部 CT

为不规则小分叶菜花状,高密度,均一强化,多有钙化。

2.头部 MRI

表现为长 T_1、长 T_2 信号,欠均匀,边界尚清楚。由于产生过多的脑脊液而产生明显的脑积水。

【诊断和鉴别诊断】

根据上述临床表现和 CT、MRI 所见即可考虑诊断脉络丛乳头状瘤。鉴别诊断为脑室内室管膜瘤、脑膜瘤、转移瘤等。

【治疗】

(1)手术切除肿瘤是原发脑室内肿瘤的主要治疗方式。

(2)对于未能全切除的肿瘤,应积极行再次手术,争取全切。

(3)对于手术未能解除脑脊液循环通路梗阻者,应行脑室腹腔分流术。

(二)室管膜瘤

室管膜瘤起源于脑室和脊髓中央管周围的室管膜细胞,多位于第Ⅳ脑室,起于第Ⅳ脑室顶或底壁,小儿常见。

【临床主要表现】

(1)头痛、恶心、呕吐、头围增大等脑积水所引起的颅内压增高症状。

(2)共济失调等小脑症状。

(3)癫痫。

【辅助检查】

CT 为边界清楚,混杂密度,囊变少见,实性均匀一致,可中度均匀或不均匀增强,瘤周呈轻至中度水肿。有急性瘤卒中时,CT 可明确及时诊断。MRI 为短或等 T_1 信号长 T_2 信号,可均匀或不均匀增强,瘤内由于出血、钙化、血管流空等信号不均匀。

【诊断和鉴别诊断】

(1)临床表现。

(2)肿瘤影像学表现。

（3）鉴别诊断为脑室内脉络丛乳头状瘤、脑膜瘤、转移瘤、髓母细胞瘤等。

【治疗】

1.手术治疗

手术切除肿瘤的目的在于最大程度的切除肿瘤同时避免神经功能缺失；侵犯第Ⅳ脑室底时，肿瘤全切除时有很大的风险。

2.放射治疗

肿瘤对放射治疗敏感，手术后可预防性行全脑全脊髓放射治疗，以预防脱落的肿瘤细胞形成种植性转移。

3.化疗

适用于年龄小，不能耐受放射治疗者，恶性室管膜瘤及术后复发者，时机选为术后 2～4 周。

（三）血管网织细胞瘤

血管网织细胞瘤为起源于血管内膜的良性血管性肿瘤。主要位于小脑半球，其次是小脑蚓部和第Ⅳ脑室底以及颈延髓交界处。

【临床主要表现】

症状和体征与颅内压增高及小脑功能缺损有关。

（1）头痛、恶心、呕吐等颅内压增高症状。

（2）共济失调等小脑症状。

【辅助检查】

CT 平扫呈稍高密度影，增强后强化明显，边界清楚，瘤周水肿不明显。主要有 3 种类型：①囊性伴有瘤结节；②囊性没有瘤结节；③实性无囊变。MRI：短 T_1 长 T_2 信号，增强后可见瘤结节，瘤周水肿不明显。有时可见肿瘤供血动脉及引流静脉所形成的蛇形流空信号。

【诊断和鉴别诊断】

（1）临床表现。

（2）肿瘤影像学表现。

（3）鉴别诊断为胶质瘤、转移瘤、髓母细胞瘤等。

【治疗】

1.手术治疗

采用枕下中线切口入路和枕下旁中线切口入路。切除囊性肿瘤时一定要切除瘤结节。因血供丰富，实性肿瘤应避免分块切除和瘤体穿刺；电凝供血动脉后，将肿瘤自周围组织完整分离下来，必要时行供血动脉栓塞术。

2.放射治疗

存在争议，主要适用于多发深部病变，不能手术者，目的在于缩小和延缓肿瘤的生长。

（四）星形细胞瘤

星形细胞瘤为颅内常见病，可发生在任何年龄和颅内任何部位。以双侧大脑半球多见。病程与肿瘤的级别有关。

【临床主要表现】

(1)头痛、恶心、呕吐等颅内压增高症状。

(2)癫痫。

(3)共济失调等小脑症状。

(4)强迫头位或体位。

(5)压迫或侵犯临近脑组织,如压迫基底节、内囊时,可以出现步态不稳、肢体麻木、偏瘫等运动障碍,锥体束征。

【辅助检查】

1.星形细胞瘤影像学表现

囊性变,瘤壁可见结节。肿瘤中心囊变,瘤壁厚薄不均,即瘤内囊;肿瘤呈实性变。通常肿瘤周围有不同程度的水肿。

2.CT 表现

肿瘤呈低或混杂密度,边界尚清,增强后全部、瘤壁部分或瘤结节强化,囊性部分不强化。因囊内蛋白含量高,囊液较脑脊液密度稍高。可见部分瘤内钙化。

3.MRI 表现

T_1 为低信号,T_2 为高信号,对比增强后可强化。在 CT 或 MRI 上,如囊壁有强化,表示肿瘤对囊壁有浸润。

【诊断和鉴别诊断】

(1)临床表现。

(2)肿瘤影像学表现。

(3)鉴别诊断为转移瘤、髓母细胞瘤、颅内感染、寄生虫病等。

【治疗】

(1)对伴有明显颅高压的患者,应用甘露醇等脱水剂及激素,以赢得补充营养时间,改善体质。

(2)出现昏迷者,如有脑室扩大首选脑室穿刺外引流,以降低颅内压。

(3)星形细胞瘤手术为主要治疗手段,如果存在脑室穿刺外引流管者,可逐渐抬高引流管,直至脑脊液外引流量不超过 50mL/24h 为止。如术后无颅内高压表现,术后无脑室继续扩大者可拔除外引流管,否则需行脑室腹腔分流术。

(4)术后是否采用放化疗尚有争议。

(五)髓母细胞瘤

髓母细胞瘤是中枢神经系统一种高度恶性的原始神经上皮性肿瘤,起源于小脑下蚓部绒球小结叶或上髓帆,呈高度浸润性生长,瘤细胞易脱落,随脑脊液在蛛网膜下腔播散种植,常见部位为脊髓马尾部,椎管其他部位及小脑半球。也可发生颅外转移,包括骨骼系统、腹腔、淋巴结和肺,但较罕见。多发生于儿童。

【临床主要表现】

(1)髓母细胞瘤生长迅速,可充满第Ⅳ脑室,常因自发性出血造成急性脑脊液循环梗阻,引起梗阻性脑积水,颅内高压。

（2）婴幼儿表现为呕吐、精神淡漠或易激惹、精神运动发育受限。

（3）儿童诉头痛，小脑扁桃体下疝者可伴有颈项强直。颅内高压和肿瘤压迫延髓呕吐中枢均可导致呕吐，呈喷射性，与进食无关。头痛、呕吐为早期临床表现，但易被误诊为胃肠道疾病。

（4）颅内高压也可引起眼底视盘水肿，视物模糊，视力下降，外展神经受累可引起复视。

（5）小脑受侵犯可引起躯干性共济运动失调，步态不稳。

（6）脑干受到侵犯，可引起颅神经功能异常，如面瘫、吞咽困难和语言功能障碍等。

【辅助检查】

影像学检查：CT 显示肿瘤边界清楚，类圆形，呈略高密度影，部分出现囊变、钙化、出血，瘤周伴有低密度水肿带。第Ⅳ脑室受压变形移位，甚至闭塞消失，幕上不同程度的脑室扩大、脑积水。肿瘤可被均匀强化。如位于小脑半球者，表现不典型，易于与其他肿瘤混淆。应与星形细胞瘤、室管膜瘤、脉络丛乳头状瘤等相鉴别。MRI 表现为长 T_1 长 T_2 信号，肿瘤强化明显。

【诊断和鉴别诊断】

（1）临床表现。

（2）肿瘤影像学表现。

（3）鉴别诊断为转移瘤、胶质瘤等。

【治疗】

（1）采用枕下中线切口入路，如肿瘤侵犯第Ⅳ脑室底，不必勉强切除，切除深度不宜超过第Ⅳ脑室底平面。

（2）术中严密止血，严密缝合肌层，以减少脑脊液漏、假性脑膨出和化学性脑膜炎等术后并发症。

（3）脑室外引流可达到调控颅内压和引流脑脊液的目的。部分病人需行脑室腹腔分流术。

（4）髓母细胞瘤对放射治疗敏感，可达到减轻症状，延长生命的目的。因有种植转移的问题，应行全脑全脊髓照射。

（5）化疗的目的在于降低放射治疗剂量，减少放射治疗远期的副作用，提高疗效。

第四节　颅神经疾病

一、三叉神经痛

三叉神经痛又名痛性抽搐。原发性三叉神经痛是在三叉神经分布区出现反复发作的阵发性剧痛，多见于老年人，女性发病率略高于男性。病因、病理和发病机理迄今尚不完全明了。一般认为当三叉神经根受到某种机械的压迫或牵拉时（如肿瘤、异常血管或抬高的岩骨嵴等所致的慢性压迫或牵拉），部分神经纤维发生节段性脱鞘变性。

在这些纤维之间形成"假性突触"，一些相邻的上行的触觉冲动或下行的运动冲动便通过"假性突触"而跳入痛觉纤维。一连串这种冲动的"总和"可诱导一阵阵疼痛发作。

疼痛为本病最突出的现象,常具有下列特点:①阵发性犹刀割,烧灼、针刺或电击样,十分痛苦,难以忍受。每阵历时几十秒至 1～2min 后又骤然停止,在二次发作间完全无痛,一如常人。病初时发作较少,每隔几十分钟或几小时发作一次,间歇可长达数月至数年,以后越发越频,疼痛程度亦随之加重,晚间发作较少但重者日夜不分,每日可达几十次;②疼痛多在一侧的第 2 支、第 3 支,或 2～3 支区域内,通常集中于该支的某一部位,如鼻翼、口唇、齿龈等,并可向痛侧颞部放射,但绝不扩散越过中线而到对侧。第 1 支或 1、2、3 支同时受累者少见,偶有双侧性的,一般为二侧各自发作,很少两侧同时发作;③至少有半数病人,在其疼痛区域内有一异常敏感的"触发点",部位常见于上、下唇、口角、鼻翼、枕部或齿龈等部位。触及此点或因肌肉收缩而牵动此点,便可激发发作。"触发点"对轻触极为敏感,而针杆或重压则常无发作,此外局部机械刺激,如过食、说话、呵欠、洗脸、剃须、刷牙或吹风等均可引起发作,因此病人常因长期畏惧进食而导致营养不良;④发作时除疼痛外,尚可出现面肌痉挛性抽搐,口角向痛侧歪斜,面部和眼结合膜充血发红及流泪、流涎等。有的病人在发作时用手搓揉患侧面部,使该侧皮肤显得异常粗糙、增厚,眉毛脱落稀少;⑤三叉神经疼痛虽极为剧烈,但神经系统的检查却无阳性发现,有些病人因皮肤粗糙或曾做过封闭治疗,面部感觉可有减退现象。

根据以上特点,三叉神经痛可较易做出诊断,但需与下列疾病作鉴别。①牙痛:三叉神经痛易误诊为牙痛而将牙齿拔掉,牙痛多为持续性钝痛或搏动性疼痛;②舌咽神经痛,疼痛多在咽、扁桃体和舌根中,可因吞咽、说话而诱发,用地卡因喷涂于咽喉及舌根部可暂时终止发作;③非典型面部疼痛,多见于情绪紧张的中年妇女,疼痛面的深部,且不按三叉神经的分布,可扩展到眼眶、耳根、枕颞部。持续钝痛无"触发点"封闭三叉神经无效,有时而疼痛加重;④小脑脑桥角肿瘤、胆脂瘤、听神经痛、三叉神经痛、脑膜瘤或动脉瘤等,如果肿瘤体积不大,尚未累及邻近结构,三叉神经痛可为唯一症状,但神经系统检查通常可发生一些阳性体征,并可通过头部 CT 或 MRI 检查而确诊;⑤鼻咽癌颅底转移,通过咽部或颅底检查以及头部 CT 或 MRI 均可明确诊断。治疗应争取早期作肿瘤全切除,但因肿瘤过大或侵犯生命中枢,只能作大部切除,复发后可再次或多次切除。颅后窝型肿瘤取枕下入路,颅中窝型或混合型可作颞部入路,巨大肿瘤均先作内分块切除,然后再切除包膜,原发性三叉神经痛,经内科保守治疗无效,可行三叉神经封闭术或三叉神经感觉根切除术。

二、舌咽神经痛

1927 年 Dandy 介绍了颅内舌咽神经根切断术,使本病目前有了定形的手术方法,原发性舌咽神经痛的病因迄今不明。某些桥小脑角的肿瘤,动脉瘤和颞部及器伤,血管性病变或基突舌骨韧带骨化等均可激惹舌咽神经而引起舌咽神经痛,称之为继发性舌咽神经痛。本病远较三叉神经痛少见,为 1:70～1:85。男女发病率相同,多见于年龄较大的病人。

典型发作如刀割样疼痛分布于舌根,咽后和扁桃体。疼痛可局限在上述部位,也可向外耳、下颌和颈部等处放射,偶有疼痛等局限于外耳道深部,这是只影响到舌咽神经的鼓支之故。有时疼痛发作尚伴大量唾液分泌和连续咳嗽,发作多骤然发生,历时短暂,极少有超过 1min 的,每日发作从几次到几十次不等,总的趋势是越发越频。尚有历时不等的间歇期,在此期内,病人一如常人。发作常在吞咽、咀嚼或说话时发生,具有触发点的较少,如有多在扁桃体窝内,本病偶可与三叉神经痛并存。但双侧舌咽神经痛却极为罕见。少数病人发作可有心搏骤停、昏厥或抽搐等。发作时虽然疼痛剧烈难忍，但无阳性神经体征，是此病的特征。

临床诊断根据疼痛发作的性质和特点可以做出，有时为了进一步明确诊断，可刺激扁桃体窝的"触发点"看能否诱发疼痛或用1‰丁卡因喷涂于咽后壁扁桃体窝等，如能遏止发生，则足可如实诊断无误，如果涂喷上述药物后，舌咽处的疼痛虽然消失，但耳痛却仍然如前，则可封闭颈静脉孔，若能有效，说明不仅为舌咽神经痛而且尚有迷路神经经耳后的参与。呈持续性疼痛或有神经系统阳性体征的病人，应考虑为继发性舌咽神经痛，应作头部 CT 或 MRI 明确诊断。

治疗舌咽神经痛可先试用苯妥英钠或卡马西平等药物，但多数病人最终仍需手术治疗，最有效的方法是经颅切断病侧的舌咽神经根，若在检查时发现疼痛尚有迷路神经耳后的参与，则尚应将迷路神经最高的1~2根系一并切断，手术后该区域内的感觉丧失并无不良影响。另一种手术的方法是选择性延脉束切断术，在颞神经根水平，三叉神经脊骨水束和楔束之间为第Ⅲ、Ⅳ、Ⅴ颅神经感觉纤维的上行传导束，予以切断。其优点是方法简便，只有痛觉损失，而其他功能仍能保留，解痛满意。

三、面肌痉挛

面肌痉挛又名面肌抽搐，是指面部肌肉不自主阵发性抽动，多发生于中老年，女性为多。可分为继发性与原发性面肌痉挛。继发性者可能与面神经根受到轻微压或刺激有关。常见于小脑脑桥蛛网膜炎，肿瘤，脑血管畸形或小脑前下动脉分支的压迫，部分病人可出现于周围面神经麻痹恢复以后或颅脑损伤之后。原发性者原因尚不清楚。面肌抽搐大多限于一侧，常先发于眼轮匝肌，逐渐扩大范围，涉及口角及面部肌肉，情绪激动，精神紧张，或者劳累过度均可加重发作。严重者由于眼睑抽动及口角痉挛可妨碍视物或讲话。部分病人可有头痛、耳鸣、出汗，鼻塞等症状，神经系统检查可发现轻度面瘫阳性体征，间歇期可以是数日或数月不等。间歇期内病人如常人，肌电图检查可显示肌纤维震颤或肌束震颤波。依靠上述典型症状、病史及病人年龄诊断一般不难，病人没有剧烈面痛可与三叉神经痛中的面肌阵挛作鉴别。治疗：先考虑药物治疗，口服维生素 B，注射大剂量的维生素 B_1、维生素 B_{12}；结合针灸、理疗，有时加用镇静药物可使症状减轻。抗癫痫药物一般无效。

对频繁而严重发作影响工作及生活者可选用外科手术治疗，但均导致面神经的瘫痪。手术方法有：①面神经封闭术，可在基乳孔处用酒精注射面神经主干，或用电刺激器分别测出面神经各分支部位，然后用少量酒精作局部注射；②面神经主干部分切断术，在基乳孔处暴露并切断面神经主干的 2/3，对顽固病例可作全切断术，并同时可作面部或面舌下神经吻合术；③面神经松解减压术，此法适用于严重并疑有小脑脑桥角占位病变的患者，作后颅椎下开颅，如术中未发现占位病变可作面神经挤压术，以达到面肌暂时瘫痪而缓解症状。

四、痉挛性斜颈

痉挛性斜颈也就是斜颈是张力障碍的一种形式，造成不能控制头部的位置。

【病因与鉴别】

(1)先天性(可能是畸形性肌张力障碍的最初表现)。

(2)痉挛性斜颈是斜颈的一个特殊亚型，缩短的胸锁乳突肌(SCM)通常处于痉挛状态。

(3)锥体外系病变(包括退行性)通常在躺下时缓解，肌电图显示异常成组的活跃。

(4)正固性(常常被损失，很少改变)。

（5）寰枢椎旋转半脱位，拉长的胸锁乳突肌可能处于痉挛状态。

（6）第 11 颅神经的神经血管压迫。

（7）出血至胸锁乳突肌。

（8）颈椎感染。

（9）颈部淋巴腺炎。

（10）脊髓空洞。

（11）儿童脑肿瘤。

（12）延髓麻痹。

（13）"假性斜颈"可以由于无意识的矫正减少，由于眼外肌不平衡造成的复视引起。

【治疗】

1.非外科治疗

（1）放松训练，包括生物反馈。

（2）彻底的神经、精神评估。

（3）对颈部透过表皮的神经刺激。

2.外科治疗

（1）脊髓背侧刺激。

（2）局部注射肉毒元素，对颈部向后可能有作用。

（3）选择性脊神经根切断术和脊髓副神经切开术。

3.斜颈的其他治疗

（1）立体定向电凝。

（2）胸锁乳突肌的收缩通常伴有对侧拮抗肌的活动。

（3）可以手术治疗，治疗手段包括：

1）切开第 11 颅神经和上颈髓后根之间的吻合支。

2）第 11 颅神经的微血管减压（多数病例由椎动脉造成，但也有 PICA 压迫引起突发的报告），手术缓解需要数周时间。

第二章 胸心疾病

第一节 概述

由于对创伤基础科学研究和认识的不断提高、诊断手段、救治技术不断改善,特别是第一次世界大战后,Blalock 等许多学者对出血性休克的病理生理认识的提高,第二次世界大战前后发现"休克肾"是缺血造成,提出了加强输血补充乳酸林格液改善循环以及对伤员实施分类后送阶梯治疗的方法,朝鲜战争采用防治急性肾衰和胸腔闭式引流技术,越南战争提出"休克肺"的概念和对 ARDS 的防治等使胸部创伤的伤死率和脓胸的发生率均呈明显下降趋势。

由此可见:尽管常规战争的武器杀伤力不断提高,只要我们重视改进和提高现场、运输途中和在医疗单位的诊救水平,包括胸部战伤的死亡率是可以降低的。

随着产业现代化的进程和陆、水、空高速交通工具的迅速发展,当今世界每年因交通事故伤死于车轮下的人数呈明显增长趋势。发达国家自 20 世纪 70 年代后期,年死亡人数有所厄制,但每年绝对值居高不下,发展中国家则与年俱增。至 1995 年美国因车祸死亡仍在 4.5 万,为发达国家之首。我国自 1995 年起,每年因交通事故而死亡的人数已突破 7 万大关,为世界之最,至 1999 年,全年死亡人数增至 8.3 万,5 年净增加了 20%。现在创伤已被各国公认为"发达的社会疾病""世界第 1 公害""青少年的第 1 大杀手"。在第 34 届世界外科学术大会上,《创伤——一个被忽视了的全球性问题》作为会议的中心议题被特别地提了出来。面对这一严峻事实,不得不引起我们外科学界严重关注和认真对待。

胸部损伤的发生率,平时、战时约占全身各部位伤的 8%～10%,仅次于四肢伤(60%)及颅脑伤(10%),位居第 3,其伤死率则上升为第 2,占 10%～25%。Kemmer 等报道在交通事故伤死亡病例中,有 50%合并胸外伤;Michigan 大学统计 253 例因交通事故伤死亡伤员中,12%直接死于胸外伤,56%与胸部伤有关。胸部伤合并多部位伤,尤其合并颅脑伤或(和)腹部伤,伤死率明显增加。合并 1 个部位伤死率达 15%～22%,合并 2 个部位伤死率增至 30%～35%。因此在诊断时要特别重视对颅脑和腹部等多发伤的诊断;统计还表明,在死亡的胸部伤伤员中有 2/3 以上是死于受伤现场和运输途中。因此,平时加强院前的诊救工作十分重要,战时除加强一线人员自救、互救水平,并尽可能将专科技术提前配置和实施外,加强包括空中运输工具,缩短现场到后方医疗单位进行确定性抢救的时间,争取在"黄金 1h"内得到专科处理,是未来战救工作降低死亡率的重要环节。

【分类】

根据致伤原因和损伤机制,在国外分为钝性伤、穿透伤和冲击伤三类,在国内多根据有无伤口分为闭合性和开放性损伤两类,在开放性损伤中,又根据胸膜或纵隔有无破损或穿透情况分为穿透性胸部伤和非穿透性损伤;因异物损伤者又可分为非贯通伤和贯通伤两类。前者指只有入口而无出口,后者既有入口,也有出口,入、出口之间有伤道形成,诊断时可根据伤道分析异物造成的组织和器官损伤,由于组织密度不同和子弹、弹片等异物在体内移行的速度衰减,有时体内伤道并非都是直线行驶,诊断中应加注意。存留在体内的异物,应明确其大小、存留的确切部位、可能对人体带来的危害,包括异物可能因血流冲击、肌肉、关节、膈肌、肺组织的活动而有所移位。

【发病机制】

正常呼吸功能的维持,主要通过呼吸器官的通气功能和气体交换功能,在肺、体循环系统的协调下完成的。一旦胸部受伤,就将直接或间接地引起伤员一系列病理生理变化。出现代偿和代偿失调及急性呼吸循环衰竭各个阶段,在诊断中,要根据病理生理学规律,抓住影响伤情变化的主要因素,力争在代偿期中止和逆转过来,一旦代偿失调,救治困难更大。

1.对通气功能的影响

通气功能有赖于胸廓、膈肌活动和肺的扩张和弹性收缩功能以及呼吸道的通畅。一旦胸廓、膈肌、肺的活动受限和气道狭窄、阻塞,就会造成限制性或阻塞性通畅功能障碍。常见的临床表现有:

(1)疼痛对通气功能有较大影响:胸壁及胸膜神经丰富,胸部受伤即使是轻微的肋骨骨折,多产生较剧烈胸痛,尤其在咳嗽和深呼吸时明显。致伤员不敢做深呼吸运动和有效的咳嗽、排痰。这样可出现两个后果。一是呼吸表浅,潮气量下降。正常成人气管内有约150mL恒定的解剖无效腔,当潮气量由600mL降至300mL时(即减少50%),实际潮气量已减至150mL,即减少了75%,伤员常出现呼吸浅、快,心动过速以代偿通气下降。二是血痰和分泌物阻塞气道,特别在肺挫裂伤时更易发生。由于肺泡内出血,间质水肿,肺泡壁活性物质分泌减少,易引起肺段、肺叶甚至全肺不张,易感性亦增加,并发肺部炎症,加重了呼吸困难。因此,胸外伤后一旦休克纠正,就应止痛并鼓励和指导伤员活动、咳嗽、排痰和做深呼吸运动,否则,很容易发生肺不张、肺炎等并发症。伤后感染将给伤员带来第2次打击,甚至可导致ARDS的发生,这种雪上加霜的并发症多数是可以预防,早期多可以逆转的。

(2)血、气胸和呼吸困难:气血胸尤其是张力性气胸是造成临床最常见而严重的胸部伤。根据气胸或血胸量和发生的速度,可产生不同的后果,轻者可因代偿机制仅有胸闷、气促或无明显症状,重者可因血容量的丢失、并使肺压缩、萎陷,甚至对侧肺亦受压致呼吸面积骤减;心脏尤其是心房亦被挤压、推移,静脉壁薄等,最易受压扭曲,致回心血量减少。如伴有肋骨骨折、胸廓凹陷、浮动胸壁、开放性气胸,产生反常呼吸和纵隔摆动,可更加使通气量减少,加重了呼吸困难。

(3)休克与误吸、窒息:胸部创伤常伴有低血容量性休克,其病理生理变化已有专章论述,这里只介绍休克与误吸。早期可因缺氧引起胃肠道反应,尤其在饱食后的伤员容易发生恶心、呕吐,如伤员处于昏迷状态,丧失咳嗽反射时,更易导致误吸,出现急性呼吸道阻塞(窒息),使通气功能突然中断而迅速危及伤员生命。有些伤员在创伤早期突然发生呼吸骤停,并不是创伤本身引起,而是因反呕误吸造成,这些是可以预防的。因此,维持呼吸道通畅是预防和抢救胸部伤员最优先考虑的问题。

2.对气体交换(弥散)功能的影响

吸入氧气和排出二氧化碳这一气体交换功能是在肺泡与肺泡间质中肺毛细血管内进行的,它取决气体本身的弥散功能和肺泡通气量(V)、肺血流量(Q)以及 V/Q 的比值。

(1)气体的弥散功能:每种气体的弥散能力与其分子量的平方根成反比,与其在液体中的溶解度成正比。二氧化碳与氧的弥散能力都很强,但二氧化碳比氧大 21 倍。故当发生弥散功能障碍时,首先出现的是低氧血症,如因代偿而使呼吸加深加快致过度通气,可造成呼吸性碱中毒,只有严重胸部伤或伤情加重时才出现二氧化碳潴留,导致呼吸性酸中毒。气体的弥散能力取决于:①肺泡内与肺毛细血管内气体压力阶差;②有效的肺泡和肺毛细血管的面积;③气-血屏障(指肺泡膜、肺毛细血管壁、肺泡间质的通透性)。低氧血症还和严重颅脑、脊髓、低血红蛋白血症等合并伤及高龄等基础肺功能及过量补液治疗不当等因素有关。

(2)通气/灌注比值失衡:正常肺泡通气量为 4L/min,肺血流量为 5L/min,V/Q=0.8。在每分通气量基本正常的条件下,V/Q 比值常常是影响换气功能的主要因素。外伤性肺不张、限制性肺通气功能障碍、部分肺泡滞塞、通气量减少或丧失,而肺血流基本正常,甚至局部炎症充血,血流增加,致 V/Q 比值<0.8,此时来自右心的静脉血未能得到气体交换而直接汇入左心,此称"静脉血掺杂"或右向左分流,使生理性分流加大,结果动脉血 PaO_2 降低和 $PaCO_2$ 升高。反之如果肺泡通气功能正常而肺动脉脂肪栓、肺毛细血管痉挛(休克肺时)、大量输库血时发生肺微栓以及弥漫性血管内凝血等则 V/Q 比值>0.8,使肺泡气不能充分利用,"生理性无效腔"增大,亦产生 PaO_2 降低,而二氧化碳弥散能力强,加上通气过度代偿,动脉血 $PaCO_2$ 可以正常或稍降低。

3.对循环功能的影响

有效的循环血量、良好的心脏、大血管功能和正常的周围血管张力,是维持体、肺循环的基本条件。当发生严重创伤和失血性休克时,使有效循环血量减少,心脏和周围血管张力出现代偿性改变,如心脏、大血管本身损伤、大出血、心包填塞等使心搏出量骤减,心功能难以维持,将导致急性循环和呼吸功能衰竭。

4.胸膜腔负压的改变

气体经鼻、口进入肺泡,进行气体交换,必须借助于胸腔负压与大气压间的压力阶差才能完成。其形成机制是:正常肋骨是由后上向前下方向明显倾斜排列,当吸气时各呼吸肌群及膈肌主动收缩,使肋骨向前向上抬举,胸廓则向前、向左右扩张,膈肌下降,致胸膜腔扩大,这是一种向外的作用力;而双肺始终存在着一种作用力向内的弹性回缩力。在这两种方向相反作用力的作用下就形成了胸腔负压,在平静状态下,吸气时为 $-8\sim10cmH_2O$,呼气时为 $-3\sim5cmH_2O$,深吸气时可升到 $30\sim40cmH_2O$。正常人为负压呼吸。

胸腔负压的形成和维持,有赖于胸廓的特殊结构——密闭性、完整性、肺叶的弹性回缩特性及胸部神经、肌肉、膈肌主动和自主活动功能。一旦胸部损伤,尤其是胸部穿透伤,均可发生严重后果。与邻近的胸腔组织器官如胸壁、双肺、气管、支气管、食管、胸导管、膈肌以及心脏、血管,即使是很小的破口,其气体、血液组织间液及空腔内容物很易被胸腔负压抽吸进入胸膜腔,使正常的负压呼吸变成正压呼吸,进入的气体、血液及其他内容物刺激胸膜反应,使渗出增加,并压缩肺组织,产生限制性呼吸困难,伤员感到胸闷、气促,通过代偿机制,呼吸频率加快,幅度加深,进入胸腔的内容物随之加快、增多,如无胸膜粘连,可以迅速使一叶、双叶甚至一侧全肺压缩,造成 V/Q 比值小于 0.8,加重了血液右向左的分流,PaO_2 降低,使呼吸困难加重。纵隔移位并推向健侧,致对侧肺亦有压缩,严重时心脏大血管,尤其是比较薄弱的上、下腔静脉及心房亦受压推移和扭曲,使回心血量更加减少,缺血、缺氧加重,呼吸、心跳更加增快,有效通气和氧气交换以及心脏舒张期缩短,回心血量更减少,形成了恶性循环,可在短时间内导致呼吸和循环功能急性衰竭而危及生命。如果伤员合并开放性气胸,多根多处系列肋骨骨折使胸壁浮动,出现反常呼吸;合并创伤性膈疝腹腔组织脏器,可因呼吸频率、幅度加快加深,胸腔负压增大,更多地被吸入胸腔,造成对胸内器官进一步推压,更加重了伤情变化。

【诊断分析】

1.早期诊断要点

胸部损伤早期诊断的重点是那些能迅速危及伤员生命,必须做紧急处理和实施救命手术的胸部伤员。

诊断方法要力求简单、快捷,要求就地"徒手"诊断,争取做必要的辅助检查。要点有:

(1)受伤史:

伤员清醒应询问本人,昏迷时应询问护送的亲友、目击者、巡警等。询问重点是受伤原因、机制(车祸、高处坠落、高速异物等)暴力大小、作用部位、受伤时间。以分析伤情轻重和可能受伤的脏器。一个有经验的医生,应该善于发现和提出每一个阳性症状和体征,并做出符合实际情况的诊断。

(2)主要阳性症状:

①休克:创伤、失血是最常见原因,偶有心包填塞以及心脏、大血管破裂出血、胸膜、肺休克等。测血压了解心率和呼吸次数,记每小时尿量,急查每小时血常规,血细胞比容,有条件应做锁骨下或颈内静脉穿刺插管,行中心静脉测压等。重要的是短时间定期重复检查监护比较,以发现休克好转抑或加重。

②呼吸困难:是胸部伤后最常见症状,要注意有无发绀,气促,了解呼吸频率、深度,有无吸气性呼吸困难和喘鸣,鼻翼搧动,三凹征,点头呼吸,库-马呼吸。

③咯血:既要注意咯血量,有无昏迷和咳嗽反射,特别要警惕气管窒息和肺不张,肺炎等并发症,常见原因有肺挫裂伤,气管、支气管损伤,多为新鲜血,如为血性泡沫样要考虑有急性肺水肿和心力衰竭。确定咯血前要除外颅底骨折血性脑积液下漏误吸或上消化道出血反呕误吸。

④皮下和纵隔气肿:皮下气肿触摸时有明确的握雪感,但对生命体征的影响并不太大,但它提示有肺、气管、支气管或食管损伤。气管、食管损伤首先表现纵隔气肿,如皮下气肿严重,往往提示有广泛的胸膜粘连(或称封闭胸),反而对肺及纵隔脏器压缩较小。

以上症状不仅对胸部损伤及其程度提供重要证据,在短时间内观察其轻、重变化,对判断伤情和做出决定性处理(如开胸探查等)和验证处理的正确与否,以便调整诊治方案,都具有更重要的意义。

(3)快速体检:

①视诊:察颜观色,眼睑膜、口唇、指、趾甲颜色与检查者自己比较,如苍白,发绀,手脚湿冷

或发凉,提示有休克和缺血、缺氧表现。眼神恐惧感和躁动,是急性早期严重缺氧的表现;反应迟钝、昏迷,提示严重缺氧已处于休克状态。闭合伤看皮肤青紫部位,多为挤压、冲击伤部位,开放伤看伤口及异物,分析可能的脏器损伤。颈静脉怒张而周围血压低是心包压塞的特点。

查看反常呼吸。解开上衣,双侧胸壁比较有无浮动和反常呼吸,吸气时健侧胸廓抬高,患侧不仅不同时抬高反而凹陷。

②触诊:气管移位、皮下气肿及骨擦感。胸外伤后临床多见的是气管向健侧移位,多为胸内气体,血胸压缩和推移伤侧肺和纵隔向健侧移位。少数伤员气管向伤侧移位,多为伤侧支气管因血块、分泌物异物堵塞,肺泡气体被吸收,使肺萎陷肺不张所致。但也有一侧血气胸明显,气管移位并不明显,此多为上纵隔、壁层胸膜粘连的原因。另一种少见情况是左侧创伤性膈疝,腹部脏器被胸腔负压吸入左下胸并推移心脏向右侧,甚至造成下腔静脉扭曲,回心血量减少,出现呼吸困难,而气管移位并不明显,应予注意。腹部触诊要特别注意有无压痛和反跳痛。如有移动性浊音应行腹腔穿刺或灌洗。

③叩诊:伤侧鼓音,必须与对侧比较,健侧反响减弱。多为气血胸尤其是张力性气胸,主要以伤侧前上胸部明显,特别在仰卧位时,此处胸腔居高位,气体多向高处聚集。仰卧位时双下胸腋中线以下叩诊浊音或实音。多为血胸形成,此为液向低处流。叩诊鼓音或浊实音,如与对侧相同部位比较,对比度更加明显。

④听诊:伤侧呼吸音明显减弱甚或消失,多为肺被压缩或外伤性肺不张;呼吸时听到湿啰音多显示有肺挫裂伤,肺泡出血;湿啰音伴体温、血象升高可能为肺部感染;如听到胸膜或心包摩擦音提示胸膜或心包炎症或原有液体已经吸收;有时在第 4 肋间以上听到肠鸣音,应考虑有创伤性膈疝的可能;有时在某一肺区听到在呼气时出现管状呼吸音要考虑该区为肺不张;如果听到双肺湿啰音伴大量泡沫痰、泡沫血性痰,要考虑急性肺水肿或急性左心衰的问题。

⑤伤口及伤道检查:胸部开放伤首先要了解是否和胸腔相通而造成的反常呼吸。如与胸腔相通,应即采用单相活瓣封闭伤口方法。并充分作好外科处理准备,最好是在气管插管全麻下,在开胸探查的同时,对伤口、伤道进行检查,通常可用无菌导尿管试插,以了解伤道深浅,走行方向。如有入、出口即为贯通伤,要根据伤道走行,预计可能损伤的脏器,如无出口即为非贯通伤;要了解异物存留的可能性及其大小、位置,才能作确定性处理。

⑥胸腔穿刺:既可用于诊断也可用于抢救和治疗,优点是简便易行,用于诊断胸膜腔积血、积气、积脓及乳糜液,穿刺液典型时一看即一目了然。

在诊断食管破裂时应先口服亚甲蓝,再抽出漏入胸腔的蓝色液体,即可确诊。胸穿不仅立即可以证实诊断,而且还可同时减压和做急救处理。

最佳的胸穿方法是:清醒伤员最好取坐位或半卧位,也可取仰卧位,清醒伤员必须在局麻下进行,保证伤员无痛。操作是取 1% 普鲁卡因或利多卡因 2mL,引流气体首选锁骨中线第 2 肋间、引流液体应选伤侧腋后线第 7 肋间,先打皮丘,再逐渐向第 3 肋软骨或第 8 肋骨扎针,并进行麻醉,后在保证空针负压的前提下向第 3 肋或第 8 肋上缘滑入 0.5~1cm,逐渐推药进针,在壁层胸膜下将麻药打完,顺便进行试穿以证实胸腔内容物。如继续抽气,可改用 60~100mL 空针带胶管的接头及抽气针头,分次进行直至抽成负压为止。如气体可能抽净可改用抽气针柄绑 1 顶端被剪一裂隙的医用指套,使胸内的气体只出不进,并以血管钳夹持抽气针,近胸壁处固定于胸壁上(只用于急救时)。如因持续漏气可在局麻和试穿后,将一条蕈状导尿管,放入后向外轻拔,并加以固定。导尿管远心端接无菌水封瓶或闭式引流袋,它的优点是:减压确切、彻底,可迅速恢复受压的心肺功能,可作持续减压。

⑦胸腔闭式引流:如同胸穿一样,既有诊断意义,亦有抢救、治疗和预防并发症的价值。还可持续观察引流内容物的性质、引流量、速度、负压,为确诊活动性出血、张力性气胸、气管、支气管、食管、胸导管伤、脓胸,提供证据,便于确定是否需要开胸探查手术,减少漏、误诊和盲目开胸的机会。

(4)超声波检查:

最大优点是方便、快捷。可在急诊科、病房床旁进行。对胸腹腔、心包积血、积液的诊断,指导穿刺抽吸均有重要价值。采用二维超声可快速而准确的判定心包积液(血)和心内结构的损伤,国内外有些医院已把经食管超声检查列为常规,能够确定有无室间隔缺损、自左向右分流量以及有无心内异物。

(5)X线检查:

只要在伤员允许的情况下,应常规行 X 线检查和摄片。通常要给伤员摄立位、后前位全胸正位片,胸骨骨折,加摄侧位或切线位片。如不能站立还可摄坐位或健侧卧位后前位全胸片,以显示血气胸和肺压缩情况估计出血量。仰卧位不能识别液气平面,很难了解血胸量。应该承认胸部 X 线摄片,对诊断肋骨、锁骨、肩胛骨骨折、血胸、气胸、肺实质损伤挫伤、血肿、肺不张、肺膨胀,显示纵隔增宽、心包影增大、膈肌轮廓及创伤性膈疝等有重要意义。对异物大小和存留的位置及对食管和大血管损伤破口的造影等都有明确的诊断意义。

胸部 CT 对显示纵隔血肿、胸腔及心包积血的诊断也有重要诊断价值。

2.早期诊断的思路和程序

根据先急后缓、先重后轻、先救后治的原则,作者从临床工作的实践中体会到:胸部损伤的诊断,应遵循以下的思路和程序。

(1)必须从受伤现场起就要对每个伤员找出需要紧急救治的 7 种危重胸外伤进行优先诊断和处理。

(2)把那些危及生命需要急诊开胸手术和已造成器质性病变,影响生理功能,需要限期或择期开胸手术的胸外伤诊断出来。

①急诊开胸手术的指征为:胸外伤后心搏骤停;心包压塞引起重度休克;胸或腹腔内出血造成难治性休克;开放性或张力性气胸已行胸腔闭式引流,仍出现持续、大量气泡、低氧血症难以改善;证实有气管、支气管、食管破裂;创伤性膈疝(急性期)、嵌顿、绞窄等。

②限期或择期开胸手术的指征为:凝固性血胸;膈肌损伤或创伤性膈疝(慢性期);漏诊的气管、支气管、食管、胸导管伤伴内或外瘘或肺不张、肺内血肿感染、亚急性或慢性脓胸、缩窄性心包炎、心脏间隔穿孔、心瓣膜损伤、外伤性动静脉瘘、胸主动脉假性动脉瘤等。

(3)根据每个伤员的具体情况,确定手术所要解决的问题(手术目的),比较利、弊,可能的风险和危害,选择最佳手术术式,手术时机、手术径路(切口)和麻醉,根据多数作者统计,胸外伤后真正需要开胸手术的,平时仅占 5%～10%,战时穿透伤多,但也不超过 15%。应该强调提出的是:对这些需要手术的少数伤员,如不当机立断迅速手术是不能挽救生命、缩短疗程、减少并发症、减少费用的。

（4）根据暴力大小、受伤部位、就诊时间、在胸片和胸部 CT 片上、从解剖层次中找出胸壁（骨性和软组织）、胸膜腔、双肺、纵隔（包括心脏、大血管、气管、支气管、食管、胸导管）、膈肌、上腹部和颈部出现的每一个阳性症状和体征，分析和诊断出可能的局部和全身继发性损伤、并发症、合并伤和多发伤。特别是上腹实质性脏器伤伴内出血；严重骨盆伤伴腹膜后血肿；严重颅脑及脊柱损伤。还要判断每种损伤的代偿、失代偿期和其临界状态，迟发性症状和体征；了解伤员的原有疾病、过敏史和年龄、健康状况，对治疗反应的敏感程度，并从监护和随诊比较中找出伤情每一点变化，判别发展趋势，以减少漏、误诊和可能出现的严重后果。

第二节　胸壁损伤

一、胸壁软组织损伤

胸壁软组织伤诊断时，应特别注意：①有无伤口以及伤口的深浅，污染的轻重，要除外有无穿入胸膜腔，以便决定清创的范围和麻醉的选择。通常可在清创时以质地较硬的导尿管顺其自然地反复试探，以了解伤道及其深浅和方向，污染严重时，可注入亚甲蓝，以便彻底清创，预防感染；②闭合伤时注意皮肤挫伤痕迹或青紫、有无血肿、血肿的深浅和大小，浅层血肿可及波动感，深部血肿，张力较大时难以触摸或可及"硬块"，可作双侧对比检查，必要时可行 B 超定位和血肿穿刺，血肿早期可加压包扎，防止扩大促其吸收，较大血肿尽量以粗针头抽吸，以防血肿继发感染变成胸壁脓肿。一旦深部脓肿形成，可有红、肿、痛、热，应行早期切开引流；③胸部异物特别与纵隔重叠的金属异物在诊断时应摄高电压 X 线后前位及侧位或加摄切线位全胸片，以防漏诊。只有深部较大异物（2cm 以上）或表浅可触及异物才考虑取出，但术前定位诊断很重要，一种简便的办法是先以针头扎探，只有在碰到到异物后，手术成功率才能提高。

二、肋骨骨折

肋骨是构成骨性胸廓（骨庞）最主要的成分。肋骨富有弹性，由于由后上向前下走行，同一根肋骨前后水平距离，几乎相差 4 根，正因为这种结构，使肋骨的功能不仅保护着胸腔和上腹部脏器，并参与了呼吸肌的作用。当吸气时，胸廓向前上、外上抬举使前后径和左右径同时扩大，胸腔负压亦加大、双肺随之膨张；呼气时由于肺的弹性回缩作用，使肺又恢复到自然状态，从而保证了氧气和二氧化碳的交换。

肋骨骨折是平、战时最常见的胸部损伤。尤其在钝性挤压伤时发生率更高。根据多家报道，在平时住院胸部伤员中有 60%～80% 可见肋骨骨折。

【原因】

一般情况直接暴力，多在暴力作用部位，骨折端多向内刺，容易损伤肋间血管，胸廓内血管、胸膜、肺组织及邻近脏器。间接暴力多由于胸廓受到挤压，暴力沿前后肋骨传导引起肋骨成角处折断，一般多在胸廓外侧，如腋中线、腋后或腋前线处骨折，骨折断端多向外侧，内脏损伤机会减少，如暴力过大，除传导骨折外暴力点处也可发生直接骨折，此时亦应注意暴力局部内脏损伤的可能性。

【好发部位】

由于胸廓后上背部有肩胛骨和前上胸部有锁骨及厚实的肌群保护,第 9～10 肋连接于更富于弹性的肋弓,第 11、12 肋为游离肋骨,一般骨折的好发部位多在第 3～8 肋骨,而上述部位相对减少。骨折与年龄亦有明显关系,其发生率与年龄成正比,少、幼儿肋骨富于弹性,一般不易骨折,即使骨折亦常为青枝骨折,而成年人,尤其老年人,骨质弹性减弱和骨质疏松,容易发生骨折,且比较严重,Trinkle 报道 80 岁以上老年人病死率达 20%,同样暴力,年轻人发生的肋骨骨折较少、较轻。而老年人更易发生多根多处系列骨折,甚至一根肋骨有 3 或 4 处折断者也累有所见,有的老年人在剧烈咳嗽、打喷嚏时就可引起骨折,肋骨肿瘤骨质破坏时也易折断。

【内脏损伤】

一般说骨折部位尤其是直接暴力,易造成骨折断端下的内脏伤,应特别引起警惕。例如低位肋骨骨折,不仅可伤及膈肌,还可刺破脾脏、肝脏,甚至近脊柱旁低位肋骨骨折,由于骨折两断端各向后内、外着力而致后腹膜内肾脏和十二指肠降、横部刺破和牵拉破裂者,学者曾协助处理过因严重挤压伤致左下低位肋骨骨折合并左肾、左脾蒂断裂落入腹腔引起腹内大出血而抢救成功的;也见过右下胸低位肋骨骨折致十二指肠降段撕裂手术修补、引流而治愈的。左前近心包部肋软骨骨折有致心包、心脏、大血管损伤者,也有中上胸部肋骨骨折,骨折断端向外下牵拉肺组织,造成近隆突的总支气管断裂者,右总支气管因无主动脉弓缓冲较左主支气管容易发生。锁骨和第 1、2 肋骨骨折应警惕锁骨下动静脉损伤,Albers 等报道,第 1～2 肋骨折病死率 5%。这与暴力大,常有严重血管合并伤有关。

【命名与分类】

每侧仅发生一根肋骨骨折者称为单根骨折。发生 1 根肋骨 2 处或 2 处以上骨折者称单根2 处或多处骨折。发生 2 根或 2 根以上骨折者称为多根骨折。多根相连的骨折如发生系列多处骨折称多根多处系列骨折。

【发病机制】

单纯肋骨骨折都有明显疼痛,甚至平静呼吸时亦如此。尤其在咳嗽、深呼吸和身体转动时加剧,这不仅给伤员带来痛苦,也可使伤员胸壁肌肉产生反射性痉挛,导致呼吸表浅,不敢咳痰,而胸部伤后可能产生的呼吸道分泌物或血痰不易咳出,常出现呼吸困难和低氧血症,有时伤员在短期内可并发肺不张、肺炎,尤其在老年人发生的概率明显增多。单纯性肋骨骨折只要做好止痛,固定,早期活动,鼓励咳嗽,协助排痰等预防措施,多可很快恢复健康。

【诊断分析】

诊断重点:不仅要注意外力的大小、作用部位、年龄和解剖特点,诊断重点是要把影响伤员预后的浮动胸壁(连枷胸)、胸部和上腹部脏器继发性损伤和可能发生的并发症、肺挫伤、急性呼吸窘迫综合征(ARDS)、肺不张、肺炎等诊断出来。

三、连枷胸

在多根多处系列骨折时,因 2 处或 2 处以上的肋骨断端即与整个骨性支架分离,在胸腔负压的作用下出现局部胸壁软化和浮动,也称连枷胸,造成吸气时胸壁内陷,呼气时胸壁向外凸出,使两侧胸腔的压力失去平衡,此称反常呼吸。有的伤员因骨折断端呈锯齿状并相互交锁或因肌肉或有骨膜和小骨片相连或因伤员胸壁肥厚,肌肉因疼痛刺激呈痉挛状态,损伤早期,反常呼吸并不明显,Lindercasper 一组报道误诊率达 22%,Shackford 等报道占 13%,稍后因活动、咳嗽、缺氧呼吸困难,呼吸动度增大,逐渐或突然出现浮动胸壁,在早期诊断时应考虑漏误诊的可能性。反常呼吸的结果可造成咳嗽无力,排痰困难。肋骨骨折特别是连枷胸多继发严重肺挫裂伤,肺泡及间质出血水肿、不张、实变,肺的顺应性、潮气量随之降低,导致严重呼吸困难和低氧血症,有效呼吸面积及功能残气量减少及纵隔摆动影响血液回流,结果造成呼吸循环功能紊乱,以上结果相互影响形成恶性循环,可在短时间内威胁伤员生命。病死率高达 10%以上。

【外伤史】

常发生于严重冲撞和挤压伤后,重点要问清致伤原因、时间,暴力大小、作用部位,以及疼痛、呼吸困难、咯血、休克等症状及严重程度。

【体格检查】

重点要检查:①胸廓有无反常呼吸:方法是在伤员呼吸时,对比双侧胸廓活动情况,如吸气时局部胸廓不仅不抬高,反而内陷;呼气时不仅不下陷反而向外凸出;②胸廓间、直接压痛试验:检查者轻压胸骨体,使骨性胸廓受到压缩,常有骨折断端摩擦的感觉,患者立即感到损伤肋骨断端疼痛,如果对每根肋骨由前下向后上进行仔细触压,疼痛最明显处多为骨折断端,并且可触到明确的骨擦感;③看到或触到肋骨局部有凹、凸或成角畸形。以上 3 条具其 1 者即可确诊;④在胸腹部检查时要特别注意发现因肋骨骨折而继发胸内和上腹部内脏损伤的症状和体征。如血气胸、干湿啰音及叩诊鼓音、浊音及肝、脾破裂的症状和体征。

【辅助检查】

1.实验室检查

急查血常规及血细胞比容,和动脉血气分析,以了解失血和低氧血症情况,有无胸腹部活动性出血及血气胸、肝、脾、肾的可能损伤等。

2.超声波检查

急诊做 B 超检查,以核实有无血胸及心包压塞和胸腹实质性脏器伤;并可在 B 超指引下行胸腔、心包和腹腔穿刺,或放置胸腔闭式引流,为进一步确诊和救治提供准确定位。以上检查简便快捷.可在急诊科床边进行,各级医院都应常规配备。

3.胸部 X 线检查

只要伤员情况允许,必须急摄立位后前位全胸片,必要时加摄侧位和斜位片,普通胸片不仅对肋骨骨折的部位,根数,单处或多处的确诊提供重要的依据,而且对继发性胸腔腹内脏伤的诊断亦提供了客观的根据。但应注意:①伤员危重时只要经前 1~3 项检查即可作初步诊断,并优先做急救处理,不要因强求 X 线摄片而延误救治时间,在某些大医院因摄片、会诊、转运途中而发生呼吸心搏骤停者时有发生,应引以为戒;②在做 X 线摄片检查时,应尽量不摄仰卧位,因为在仰卧位时常见的血气胸很难显示,如不能站立,可摄坐位片,还可摄健侧卧位片,以便显示血气胸的真实情况,并可做定量诊断;③普通胸片对少量心包、胸腔、纵隔积血仍难以显示,胸部 CT 片就可显示出来;④肋软骨不能显影,有时胸壁反常呼吸严重,但胸片只看到单纯肋骨骨折,当肋软骨及其与肋骨交界处骨折无错位、肋骨骨折端在侧方重叠,或在左心后方的骨折、胸片上亦难显示,只有在 2~3 周后骨痂形成或摄斜位、侧位片时方可显示出来。

四、胸骨骨折

胸骨骨折既往罕见,随着高速交通工具的迅速发展,发生率亦有所增加,国外统计占胸部伤的 1.5%~5%,多因直接暴力撞击挤压,特别是汽车紧急减速时,驾驶员前胸撞击方向盘造成所谓"方向盘骨折"或称"方向盘综合征",也有间接暴力引起者,某学者曾收治一位跳木马的战士因上身翻转超过 180°,致双肩着地,致胸骨柄、体交界处折断致伤。胸骨各处均可发生骨折,但最多见部位是胸骨柄、体交界处及胸骨体部。多为横形骨折,骨折上断端因锁骨和肩胛骨支撑和缓冲作用,而 1 或 2 肋骨骨折机会又较少,故移位的机会很少,而下骨折端如伴双侧肋软骨或肋骨骨折,可向后上方移位,如果胸骨体下部同时骨折,即胸骨双骨折与其相连接的两侧肋骨或肋软骨均发生骨折,可引起反常呼吸运动,这种损伤多是在强大直接暴力下造成的。其中半数以上可发生纵隔血肿、心脏压塞、心包裂伤、心肌挫伤、瓣膜损伤、冠脉挫伤或急性外伤性心肌梗死、心脏或胸主动脉破裂以及支气管断裂等继发性损伤,病死率可高达30%~47%。

由于继发伤重,在诊断时,胸骨骨折的原发伤常被忽视,应加注意。在诊断时主要根据外伤史及局部压痛、畸形、骨擦音或触及骨折线,一般并不困难,重要的是要重视胸骨骨折的胸前壁反常呼吸和心脏大血管伤及左右支气管断裂的可能性。X 线侧位或斜位摄片可协助诊断。摄后前位全胸片,对胸骨骨折本身诊断,因与纵隔影重叠并无多大帮助,但如有明显纵隔血肿和纵隔影增宽或心影扩大等继发伤的诊断有一定意义,必要时加做 B 超、CT 等检查,可进一步明确对继发伤的诊断。

第三节　创伤性血气胸

创伤性血、气胸是平、战时比较常见而又比较严重的胸部创伤。根据统计近 824 例住院胸外伤伤员,血气胸有 379 例占 46%。1979 年我军在一次常规武器战斗中,血气胸伤员占胸外伤的 46.7%,在胸部穿透伤中血气胸占 87.6%~97.6%。

在临床实践中,创伤性血气胸大多数合并存在,也有以气胸为主或血胸为主者,气胸或血胸单独存在者仅占 1/3。为了便于掌握血胸和气胸的不同特点,现分别介绍如下:

一、创伤性血胸

胸部损伤后致胸膜腔积血者称创伤性血胸。常见于胸部穿透伤或严重钝性挤压伤肋骨骨折之后,其发生率在钝性胸部伤中的占 25%~75%,在穿透伤中占 60%~80%。

【出血源】

1.肺循环出血

钝性伤造成的血胸多由于肋骨折断端骨膜及骨髓腔出血难以自行收缩闭合,形成血肿及血凝块时出血可自行停止,但骨折端刺破胸膜,在胸腔负压的作用下很容易被吸入胸腔。如直接暴力较大,骨折断端向内刺入胸膜腔内,占据胸腔最大体积的肺组织损伤出血,这是最常见的出血来源。但由于肺循环的压力低,仅及体循环压力的 1/6~1/5,加上损伤肺组织因弹性回缩及局部血气的压缩,出血速度较慢,甚至全肺广泛挫裂伤出血多可自行停止吸收和自行愈合。有学者曾收治1例男性42岁伤员,右胸被公共汽车一侧车轮辗压,其中有9根肋骨18处骨折(含3根双骨折2根发生4处骨折),致右肺广泛挫裂伤出血,48h内由胸腔闭式引流引出4550mL,考虑到:①每小时引流量渐少;②开胸做全肺或肺叶切除损失和打击较大。经坚持观察治疗,痊愈出院,半年复查胸片右肺膨胀良好,因此单纯肺挫裂伤引起的出血,多可经胸穿(少量)和胸腔闭式引流而治愈,真正需行开胸手术探查者仅在5%左右。

2.体循环出血

主要指心脏大血管。指主动脉及其属支肋间血管、胸廓内血管、锁骨下动、静脉以及腔静脉、无名动、静脉破裂和肺动、静脉出血,一般出血量大,速度快,休克和死亡发生率高,苏联卫国战争占胸外伤死亡伤员的64%,美国一组报道,平时心脏、大血管伤,能送到医院的仅有20%。

【分类】

临床上常根据出血量的多少,把血胸分成少量、中等量、大量出血三类。单纯根据出血量分类是不够全面的,因为伤员胸腔有大有小,出血速度有快有慢,胸膜渗出有多有少,我们认为分类的目的,应对判明伤情、分清轻重缓急,确定治疗原则有指导作用。

临床上出血量对伤员的影响固然很大,但出血速度对伤员影响更大,短时间内有中等量或以上出血,可致伤员严重休克,甚至可致呼吸心搏骤停。而缓慢大量血胸,不一定发生休克。

【发病机制】

1.急性呼吸循环功能障碍

当胸腔积血在短时间内超过中等量以上时,使有效循环血量减少,不仅可发生创伤和失血性休克,而且因为心肺大血管,尤其是心房及腔静脉受压、推移萎陷和扭曲,使呼吸面积骤减,纵隔移位回心血量减少,导致急性呼吸、循环功能障碍。

2.凝固性血胸

少数伤员出血速度快,或使用了大量止血药,当心、肺、膈肌尚未能去除或未完全去除纤维蛋白时,已经形成或已部分形成了血凝块,称为凝固性血胸,占据了胸腔的部分空间,影响了肺膨胀,临床上虽经胸腔穿刺或闭式引流均不能引出,不得不在伤后2~3周内用胸腔镜或小切口取出或吸出。

3.创伤性胸腔积液

有时少量或中等量血胸由于没及时处理,血细胞自行分解所产生的代谢产物,刺激胸膜,渗出明显增加,可形成大量胸腔积液,使血胸稀释,此称为外伤后反应性或渗出性胸膜炎,当放置引流时,可见上为橘黄色渗出液,中为橘红色液体,下为酱油色和絮块状沉淀物。

4.包裹性血胸

也有因纤维素在胸膜肺表面或叶间沉着分隔,形成包裹性血胸,使引流困难,此时必须在B超定位引导下作胸穿或留置引流。

5.血胸感染急性脓胸

平时创伤性血胸,由于在无菌操作下即时引流及拔管和抗生素的应用,脓胸的发生率已大为减少,战时穿透伤多,有些引流不及时,无菌操作不严格,脓胸发生率高达3.8%~20%。

6.纤维胸

如果胸膜腔感染或未及时引流,由于纤维素的沉积,血管内皮细胞成纤维细胞的侵入,使胸膜肥厚形成纤维板,脏层纤维板将影响肺的膨胀,壁层纤维板收缩,既影响胸壁的活动,又使肋间变窄胸腔变小。脏、壁层纤维互相粘连称为纤维胸,将损害正常呼吸功能。

【诊断分析】

根据受伤史、内出血症状、胸腔积血体征、结合胸腔穿刺、B超和摄X线立位后前位、伤侧位全胸片,临床诊断创伤性血胸,一般并不困难。但还应明确血胸的定位、定量和定性诊断及鉴别诊断,以便尽快确定抢救和治疗原则。特别要重视对进行性出血的诊断。

1.出血量的诊断

(1)摄立位X线全胸片是少量、中等量及大量胸血分类的最重要根据。但有些伤员因休克或脊柱、下肢骨折而难以站立者,在卧位下摄胸片时除看到伤侧透光度稍有减低外是很难分清出血量的。我们建议可摄坐位或健侧卧位后前后全胸片,再结合仰卧位下对伤侧胸壁进行叩诊,分清浊音界的位置,与健侧比较,凡浊音界在腋后线以下为少量,腋中线者为中量,达腋前线者为大量。

(2)根据引流量和胸血血红蛋白量测定计数丢失的循环血量,以作为补充血容量的参考。因为血液进入胸腔后对胸膜多有刺激,引起胸膜反应性渗出,使胸血多有稀释。因此丢失的循环血量可按下述公式计算。

$$已丢失的循环血量(mL)=\frac{胸血引出量×测出胸血血红蛋白量}{100}×8.4$$

注:8.4为常数,正常血红蛋白含量为120g/L,即1g血红蛋白含在8.4mL血浆内。

2.定位诊断

对少量血胸甚至中等量血胸,如定位不确切,即冒失胸穿或放置闭式引流,有时会失败,其原因有包裹性血胸;血胸位于前、后或侧位,叶间裂、心膈角、肋膈角处。为了准确定位,可摄侧位胸片或胸部CT片,或在X线透视下找出最近胸壁积血位置,行超声定位,并要了解胸血的位置、多少、深度、估计出血量,分析有无血凝块,胸壁的厚薄,找出距胸壁最近距离,确定进针方向和深度,避开邻近脏器均有实际意义,处理时应按超声检查时的体位,并在超声引导下进行试行胸血穿刺。如仍不能抽出,则可能因针头细,致血液抽出很慢或针头被纤维蛋白或血凝块堵塞难以引出;或定位不确切。

3.定性诊断

(1)进行性血胸(胸内活动性出血):创伤性血胸,不仅要诊断有无胸血和胸血量,胸血部位,更重要的是要判断胸内出血有无停止,出血量在减少或仍在继续,如确诊胸内进行性出血,经短暂抗休克仍不能逆转,就应当机立断行开胸止血。凡有以下征象者应诊断为胸内进行性出血:①出血症状、体征明显,休克逐渐加深,每小时血红蛋白进行性下降者;②经快速补液、输血扩容后休克未能改善或改善后又复加重或补液、输血速度减缓时休克又见恶化;③血胸血经胸穿或闭式引流,液气平面下降后又复上升;④引出的胸血迅速凝固;⑤在留置胸腔闭式引流放净胸血后,每小时仍有150～300mL持续2～3h或15～20min内又突然出血在500～1000mL以上。

（2）迟发性血胸：自 20 世纪 80 年代起，国内对迟发性血胸也开始有多组报道，其发生率约占血气胸的 11.2%～25%，其诊断标准有：①胸部创伤入院时摄胸片无血气胸，24h 后出现；②入院后确诊为血胸或血气胸，已行彻底引流摄片证明无血气胸而后又出现者。

迟发性血气胸的特点有：①出血量偏大：一般达中等量或中等量以上。1984 年报道 42 例平均达 1360mL；②休克发生率高：达 25%～65%；③确诊时间不一：短则 2d，长则 18d；④因此对严重胸部创伤的观察随访不得少于 2 周；⑤迟发类型：可分突发型和隐匿型。前者约占 1/3，多在活动后突然发生，如咳嗽、翻身活动时，多因为血凝块脱落，骨折折端又刺破血肿或血液流入胸腔或异物感染继发性出血等。临床表现有面色苍白、出冷汗，甚至脉快，血压降低等休克症状；后者约占 2/3，为缓慢出血或血球破坏代谢产物刺激胸膜反应渗出增加，多在不知不觉中出现中等量或大量血胸。症状较前者平缓，也有当代偿失调时而突然出现气促、呼吸困难。迟发性血胸多在入院时无明显血胸表现而未被医护人员重视，在恢复期中突然或不知不觉中发生，容易漏、误诊而造成严重后果，应予警惕。

（3）血胸感染：血胸感染多发生于开放伤和反复胸腔穿刺，长期留置引流管的病人，由于抗生素早期应用和彻底引流，近 20 年来发生率已明显减少。但在基层医院，血胸引流不彻底，无菌操作不严格仍可发生。对典型病例诊断多不困难。例如都有明确的胸外伤病史及急性脓胸的感染症状和体征，胸穿或闭式引流有混浊和黄色脓液，当可确诊，但早期上述症状和体征并不明显。

为尽早明确诊断，还可借助以下方法：①涂片法：取胸腔引出的血性液体行常规的胸液检查，特别作胸血染色对红细胞和白细胞进行计数。正常红细胞和白细胞为 500∶1（即红细胞 500 万/mm³，白细胞为 10000/mm³ 以下），如红细胞和白细胞比例小于 100∶1，应考虑有感染；②试管法（彼得罗夫试验）：取胸血 1mL，加蒸馏水 5mL，充分混合及离心沉淀，3min 后观察。正常，液体为红色、清澈透明，异常（感染）液体为混浊或见有絮状物；③细菌培养（需氧菌及厌氧菌）＋药物敏感试验，可见致病菌生长当可确诊。

4.进行性血胸伴休克时与腹内实质性脏器伤伴内出血的鉴别

这里有三种情况：①胸内、腹内均有出血；②出血以胸内或以腹内为主；③腹内出血伴膈肌损伤，胸内不出血，但由于胸腔负压的抽吸使腹内积血被吸入胸腔，结果腹内积血反而很少，胸内有大量积血。这三种情况有一个共同的特点即均有内出血并伴休克，均需抗休克抢救，如果又需要手术止血，问题是出血的来源不同，抢救手术切口的部位不同，因此术前必须要明确出血的来源。我们的经验是在抗休克同时，分析以下情况，有助定位诊断。

（1）从创伤部位分析，如较大的直接暴力作用部位在第 6 肋以上或纵隔位置，首先考虑内出血来自胸部可能性大，而在第 7 肋以下肋骨骨折，首先应考虑上腹实质性脏器伤可能性大，因为上胸部邻近胸壁的血管较多，而下胸部除近纵隔处外，血管相对较少。

（2）从胸、腹腔穿刺或加腹部灌洗，应考虑积血最多的腔隙出血来源的可能性较大些。

（3）用 B 超探查胸腹积血多少，并确定脾、肝、肾或胸腔脏器或膈肌损伤的部位。

（4）以胸腔或腹腔镜检查膈肌及胸、腹腔脏器损伤的可能性。

（5）如果仍不能确定出血来源时，可以先放置胸腔闭式引流，再向腹腔注入亚甲蓝 2mL＋生理盐水 100mL 或注入气体 800～1000mL，可见由胸腔引流管引出时或引出胸血量尚不能解释休克的严重程度,而腹内出血又不能除外可先行上腹径路行剖腹探查。某学者认为胸腹腔内出血休克很难分辨时因腹内出血约占75%,也主张上述处理程序。

5.与一侧肺叶、双叶或全肺不张鉴别

气管、支气管或肺损伤时,因血块、分泌物堵塞致肺不张,累有所见,而不张肺气体吸收后,肺体积明显缩小,见肺密度增加,胸片显示也见大片致密影,容易和血胸混淆。鉴别方法是气管或纵隔向患侧移位、膈肌抬高,肋间变窄;而血胸时使气管纵隔向健侧推移、膈肌下降、肋间增宽。

6.与一侧膈肌损伤伴创伤性膈疝鉴别

当膈肌损伤因腹内脏器被吸入胸腔而见膈肌上大片密度增高阴影,也可推移局部纵隔向健侧移位,有时也难以和血胸区分。此时可在透视下,改变体位,血胸或血气胸阴影始终为抛物线或液气平面并占据肋膈角和侧胸壁,而膈疝在站立位下阴影可部分回纳腹腔或仅局限在膈肌损伤部位,如吞钡检查可见钡剂在膈上(和对侧比)显影。必要时按B超、胸、腹腔镜检查当能区分。当难以和创伤性膈疝鉴别时,不主张放置胸腔闭式引流,因为把疝入胸腔的胃泡误认为是血气胸的液平面而放置引流管后,造成胃液外漏胸腔,发生组织腐蚀,"自身消化",可引起严重胸腔感染,甚至造成中毒性休克,某学者曾接受一转入的女性伤员,因将疝入左胸的胃泡,误当"血气胸"并作引流,虽经抢救,仍未能挽救生命。文献上也曾有报道,应以为戒。

二、创伤性气胸

凡因创伤造成气体进入胸腔者称之。创伤性气胸发生率在钝性胸部伤中占15%～50%,在穿透性胸部伤中占30%～87.6%。气胸的主要来源如下:①肺挫裂伤:这是最常见的原因,多因钝性伤致肋骨骨折,骨折断端刺破胸膜及肺组织,或因刃器火器性穿透伤,偶有医源性胸穿,臂丛麻醉、锁骨下静脉插管,针灸等。当针头进入胸腔即被胸壁固定,而肺组织每次因呼吸移动,在动与不动时很容易被划破成裂口。在肺大疱、肺气肿、肺结核、肺炎、肺脓肿等及胸膜粘连时可因咳嗽、活动时撕裂漏气,此称自发性气胸;②胸壁穿透损伤:即使时间短暂,在胸腔负压抽吸下气体可迅速进入胸腔;③气管、支气管损伤:多因暴力挤压、牵拉或气管压力骤然升高致气管破裂和膜样部穿孔;④食管、胸胃(膈疝时)破裂:多因异物刺破食管或因剧烈呕吐,食管内压骤然升高产生自发性破裂。临床上根据病理生理变化把气胸分为闭合性、开放性和张力性气胸三类。现分别叙述。

(一)闭合性气胸

指气体进入胸腔后与外界已无交通。为了确定治疗原则,必须根据肺被压缩的多少和临床症状、体征分为少量气胸、中等量气胸和大量气胸三类。

在诊断时,只要伤情允许,必须摄立位后前位全胸片,借以了解肺被压缩和纵隔移位情况。如果胸膜无粘连,当胸腔积气时,肺即有压缩,胸片上可见有压缩的弧形线,弧形线外无肺纹理。由于肺组织在胸腔内呈扇形分布,越近外带(远离肺门),肺组织占据体积越大。一般说肺组织外带如压缩30%。实际已占肺体积的50%以上,如压缩50%,(相当于中带中点)实际已占肺体积的70%以上。肺组织压缩的多少和临床症状成正比,但和肺的质量、代偿能力、产生气胸的速度,有直接关系。肺功能低下、老慢支弥漫性肺气肿患者即使出现少量气胸,有时也会出现明显呼吸困难和发绀,处理时应采取积极态度,应尽快给氧和穿刺减压引流,但对青、壮年完全可以不予处理。应该说明气胸越少胸穿时越易划伤肺组织,造成更严重气胸,要谨慎行事。有时胸片显示大量气胸,由于缓慢发生,发生后又经代偿适应,伤员并不感呼吸困难,因此在诊断和处理闭合性气胸时,应根据每个伤员的具体情况"量体裁衣",具体对待。

(二)张力性气胸

【病因和发病机制】

张力性气胸是指进入胸腔的气体,因伤口为单向活瓣,造成只进不出或多进少出持续增加呈进行性呼吸困难者,称张力性气胸(又称压力性气胸,活瓣性气胸)。有人报道约占闭合性气胸的14%,由于伤侧肺组织被高度压缩,并将纵隔推向健侧,致健侧肺也被部分压缩,使有效呼吸面积骤然减少;使肺循环血未经气体交换即由右向左分流以及心脏、右心房、上、下腔静脉受压、推移及扭曲,回心血流减少,颈静脉怒张,临床出现进行性呼吸困难,窘迫和发绀以及严重的低氧血症,如不能紧急减压,可迅速发生呼吸、循环障碍,可在短时间内发生呼吸、心搏骤停。

如果气胸压力过大和胸膜、肺粘连,气体可穿破纵隔和壁层胸膜,进入纵隔,胸壁肌肉间隙,在损伤的局部胸壁、颈部、锁骨上窝及胸骨切迹处出现皮下气肿,并可很快波及至胸、腹、面、颈头部,甚至四肢及阴囊皮下,有时可见到双眼睑皮下气肿,致不能睁眼视物和阴囊肿大似充气之足球等广泛皮下气肿。对这类伤员看起来严重,但由于胸膜肺粘连紧密,胸内压缩情况反而较轻,并可缓解部分症状。对皮下气肿可以不作处理,如果自感疼痛和不适,可在最明显处局麻下穿刺留置针头放气,并可将周围气体向穿刺点挤压,可减轻皮下气肿。皮下气肿如无继续扩大,一般经3～7d可自行吸收。

【临床表现和诊断分析】

对张力性气胸伤员,必须从现场、运输途中或急诊科内就应迅速做出诊断和抢救处理。不宜做过多检查而延误救治时间。一般都有典型的临床过程。即进行性呼吸困难、窘迫和发绀以及因严重缺氧而造成伤员双眼神的恐惧感,吸气时出现鼻翼扇动及三凹征(指左右锁骨上窝、胸骨剑突下),体瘦和儿童尤其明显;颈静脉怒张、气管移向健侧、伤侧胸部叩呈鼓音、听诊呼吸音消失,对侧反而代偿性增强等。早期呼吸快、深,脉快,血压升高,如果呼吸变得浅而快,一旦呼吸转慢而不规则,血压下降,至呼吸动作已很难察觉,可用棉纤维或头发丝置于鼻孔前方可见扑动,如再不紧急减压,往往发生呼吸骤停。

根据创伤史及典型症状和体征以及胸腔穿刺减压多可明确诊断。只有在早期或伤情较稳定时,才可摄立位后前位全胸片以验证最后诊断。

【急救要领】

1.针头＋输血器导管＋盐水瓶(水封瓶)

具体做法是在无菌操作下,首先将输血器导管一端放入盐水瓶内另一端接输血针头,穿刺伤侧锁骨中线第2肋间,一旦进入胸腔,可见大量气泡由水封瓶的导管下泛起如同煮沸的开水气泡一般,并随着呼气动作总有水泡泛起,很难形成水柱负压,说明仍有持续漏气。此时应以直血管钳夹持露于胸壁皮肤外的针管,使针头斜面保持在刚进壁层胸膜的位置,加以固定使针头既不向内伸入,又不会向外滑出,如此观察漏气情况。如果持续漏气在4h以上,水封瓶内的导管水柱在吸气时仍无负压形成,说明张力性气胸未能停止,应考虑行胸腔镜或开胸手术探查对胸内损伤的漏气破口进行修补。

2.针头＋指套法

如无输血器＋盐水瓶时可采用此法。具体做法是将一个备用的针头,在针柄处捆扎一只乳胶指套,末端剪一小裂口,当吸气时,气体由破口处排出,呼气时胸膜腔内压变小,指套萎陷,造成气体只出不进的单相活瓣。此法优点是简便、快捷和最应紧的办法。缺点是易堵塞,易滑落,易损伤肺组织。

【治疗要领】

确定性治疗为导尿管＋闭式引流袋(或瓶)法。在有条件时,最好选用已消毒包装较粗的(28F 或 26F)蘑菇状或带气囊导尿管,在锁中线第 2 肋间切开小于管径的皮肤及皮下切口,以钝性暴力插入胸腔后,如用气囊导尿管则向气囊注水 10mL 再向外轻轻拔出如遇阻力蘑菇头或气囊即位于壁层胸膜内。接上相应粗细、长短的胶管,远心段并置于 500mL 水封瓶内。最大优点是不易堵塞,不易滑脱,也不影响肺的膨胀,更不会因膨胀再造成的肺刺伤,是气胸及婴幼儿作闭式引流减压的最佳选择。观察水封瓶气泡和负压水柱情况,如气泡和氧分压不改善,应当机立断行急诊开胸手术。

(三)开放性气胸

战时由于高速枪弹、剧烈爆炸的弹片、锐性兵器致胸壁缺损或形成隧道损伤,平时交通事故,高处坠落,异物及刀刃刺伤等造成胸壁破损,使胸膜腔与大气相通,空气随呼吸自由进出胸膜腔,造成一系列病理生理变化及严重呼吸、循环功能障碍。如不能及时救治,将导致早期死亡。

【病发机制】

1.呼吸面积骤减

气体一旦进入胸腔,使伤侧肺迅速压缩萎陷并推移纵隔向健侧移位,有效呼吸面积骤减,严重影响通气功能。

2.纵隔摆动

在呼吸时,由于两侧胸膜腔存在较大的压力差,致纵隔器官来回摆动,吸气时移向健侧,呼气时又返回伤侧,不仅影响静脉回流,导致循环功能紊乱,因纵隔及肺门神经受到刺激,可产生胸膜肺休克。

3.残气对流

当吸气时胸廓扩大,胸腔负压增加,健肺扩张,而伤侧进入大量气体,使伤侧肺受到挤压,留在伤侧的残气流向健肺。呼气时健肺回缩,内压增高,伤侧肺可因扩张内压无变化,致健侧肺内气体不仅排出体外,更容易"走近路"排入伤侧肺内,这样含有二氧化碳高的残气,在两侧呼吸道内往返流动,称为"残气对流"或"钟摆呼吸",结果加重了残气和二氧化碳的蓄积。

4.静脉分流

由于伤侧肺受压、萎陷,肺泡失去气体交换功能。伤侧肺循环的血液未经氧化或氧化不完全即回左心而进入体循环,造成动脉血氧含量降低,又加重了伤员的缺氧和发绀。

【临床表现和诊断分析】

开放性气胸伤员都有明确的外伤史和严重的呼吸困难,多在早期即出现发绀和休克症状,表现呼吸急促,脉搏细数,躁动不安,血压先升高后下降,诊断时应检查受伤的胸壁可发现胸壁创口当可确诊,小的创口多有出血和气体进出伤口时而有溅起的软组织颤动和细小的血滴,并可听到嘶嘶的响声。在夜间寻找伤员时,听到这种声音就可寻声很快找到伤员并可确诊。如无上述现象,如条件允许也可以较硬的橡胶导尿管在无菌操作下,因势利导的插入伤口,探查有无隧道和血气溢出以及隧道的位置,方向和深度,一经确诊,应立即置带单向活瓣的急救包加压包扎变开放伤口为闭合创口,不应作过多检查。值得注意的是已经现场包扎处理过的伤员,在急诊科内也应检查包扎是否确切。常由于包扎厚度、密封不够,或敷料已有移动,其呼吸困难继续加重可迅速导致呼吸骤停者也有发生。

【治疗要领】

1.急救处理

必须立即封闭创口,变开放性气胸为闭合性单向活瓣引流,应在现场或运输途中、急诊科内或一线救护所内进行,超过创口边缘约5cm,要求将单向活瓣妥善固定防止滑脱。简易方法有:

(1)可将一只胶手套罩在胸壁缺损处,指套周围应密封,同时在任一手指尖端剪一裂口。

(2)可将一块超过伤口的塑料薄膜,三面粘贴在缺损伤口周围,一面不贴,当吸气时可紧贴胸壁,呼气时又可打开。这两种方法都是形成一个使气体可出不可进的单项活瓣。

2.确定性治疗

包括抗休克、防治感染、另作切口开胸探查,处理继发性胸内脏器伤,同时清创修补封闭胸膜和胸壁创口,另置胸腔闭式引流。

第四节　肺部创伤

肺是胸腔内最大的器官,富含气体和血液,维持着呼吸及循环的重要功能,无论在人体多发伤所致的休克或胸部钝性伤、穿透伤或冲击伤所造成的创伤,肺最易受累。根据致伤原因、作用力的大小、速度、肺部受伤的部位范围、深浅不同,其轻重和预后有很大差异。以下就肺部挫伤、肺破裂伤、外伤性肺不张、肺爆震伤、创伤性窒息等分别叙述于下。

一、肺挫伤

肺挫伤是胸部闭合性钝性伤最常见的肺实质损伤,平时多见于车祸、撞击、挤压、高处坠落、塌方等原因;战时多见于高速枪弹、爆震冲击波、高速减压损伤等。其发生率约占胸部钝性伤的30%～70%。但由于特征性症状和体征不明显、对检查技术不敏感和诊断标准不统一,又常被其他胸部伤所掩盖,而容易发生漏、误诊,应引起临床医师注意。

【发病机制】

肺挫伤的病理生理尚未完全清楚。一般认为,当强大暴力作用于胸壁时,使胸腔的容积缩小,胸内压力突然骤增,并传至还未得及收缩的肺组织;受伤伤员由于惊吓、疼痛,往往反射性地采取屏气动作,致气道压力同时增高,肺实质在这种内、外双重压力作用下遭受伤害,表现为肺实质挫伤、出血、水肿;当外力消除时,被冲击挤压的胸廓弹性回复,致胸内负压瞬间增大,使原受伤肺组织再遭伤害,表现肺泡出血、外漏、渗出增加,水肿肺泡膜变厚加剧,炎性细胞浸润,肺实质内含气量进一步减少,血管外含水量增加,严重者呈肺实变表现,使肺循环阻力加大,肺泡通气和气体交换功能障碍,在伤后 12～24h 内呈进行性发展,加上原有的胸部损伤可能已经造成的肋骨骨折、连枷胸、血气胸等损伤,可使伤情加重,造成代偿失调,而出现呼吸困难、发绀、脉快、氧合饱和度及动脉血氧分压持续下降,如果继发感染更易导致 ARDS 的发生而危及伤员生命。

近些年来,通过生物力学方面的动物实验和临床观察发现,胸部创伤后肺挫伤的发生率较高,而肺挫伤发生的轻重也有很大差别。和冲击挤压的力度,尤其和冲击的速度关系极大。低速冲击要比高速冲击轻的多;儿童和青年人的胸壁弹性和肺组织顺应性较高龄好的多,其伤害就轻,恢复也快,高龄伤员不仅发生率高,伤情也重。

【诊断分析】

肺挫伤的严重程度和临床表现,因冲击力的大小,尤其和冲击速度、胸部和全身合并伤及休克程度及年龄大小成正相关。轻者多有胸痛、胸闷、气促、咳嗽及血痰,肺部听到散在的啰音,X 线胸片上可见斑片状密度增高的阴影,动脉血气可正常,1～2d 后可完全吸收。重度肺挫伤则出现明显呼吸困难、发绀、血性泡沫痰及心动过速和血压下降,检查可闻广泛干、湿性啰音,呼吸音减弱甚至消失,有时可闻管状呼吸音。动脉血气分析多有低氧血症,氧合饱和度多有下降。X 线胸片检查是诊断肺挫伤的重要手段。其表现多出现广泛斑点状浸润或雪花状阴影,可为弥漫性或局限性,严重时斑片状阴影浸润融合至一叶、双叶,单肺或双肺,CT 片检查能清楚显示,呈毛玻璃样改变,上述征象最早可在伤后 1h 内出现,迟则于 4～6h 出现,12～24h 可达高峰期。经过积极治疗,一般可在 2～3d 开始吸收,迟者可在 2～3 周才能吸收。

【治疗要领】

轻度肺挫伤可无需治疗,但应密切观察和预防。重度肺挫伤出现急性呼吸衰竭时,应尽早采用呼吸机支持,如不能改善应酌量加用 PEEP 次数;积极处理合并伤,尤其要合理搭配晶胶比例,纠正低血容量性休克,一旦末梢循环改善,要控制补液量,每日应不超过 1800mL 液体,并酌情增加白蛋白;保持胶体渗透压和总渗透压增加回吸收速度;积极排痰,应用有效抗生素防治感染;常规早期应用皮质激素,东莨菪碱和利多卡因防治急性肺损害。

二、肺裂伤和"自发性"气胸

肺裂伤是指因胸外伤致肺组织破裂,一般多较局限,也有多处肺裂伤者见于直接暴力所造成的,肋骨骨折端刺伤或刀刃、火器伤;也可因粘连牵引撕脱、断裂致肺泡、肺大疱破裂及胸壁粘连带断裂引起所谓自发性气胸或自发性血胸。根据肺破裂伤的深浅和肺泡、肺大疱、小支气管及血管破裂程度,以及肺弹性回缩血凝块形成与否,其临床表现的轻重缓急也不一样,特别在刀刃伤所致的肺血管破裂出血,及带血管蒂的束带断裂,可有活动性出血,少数肺组织损伤发生张力性气胸,可造成严重后果。

【诊断分析】

肺裂伤常和肺挫伤合并存在,也可统称为肺挫裂伤。肺挫裂伤和自发性气血胸,一旦发生都有不同程度的血气胸,其诊断程序和处理依据同创伤性血气胸一节。我们认为:在闭合性胸外伤中,凡有以下两条之一者都应考虑本伤:①痰中带血或咯血又能除外气管、支气管损伤或急性心衰者;②有气胸或气血胸者。诊断和观察的重点应是需要紧急处理的进行性血胸和张力性气胸;血痰或分泌物阻塞,尽早防治外伤性肺不张、肺炎以及继发急性呼吸窘迫综合征。

【治疗要领】

对本病早期一律作为危重症观察和处理,多数应放置胸腔闭式引流。可立即缓解肺受压症状,更重要的是借此引流可以观察引流量和处理进行性出血或张力性气胸,以决定是否需要开胸探查。根据我们的经验及文献报道,绝大多数肺挫裂伤所造成的血气胸,包括自发性血气胸,通过闭式引流可以治愈,仅有 5%～10%,需要开胸探查以解除活动性出血和持续漏气原因才能挽救生命。

鼓励下床活动和咳嗽、排痰和吸痰,包括纤支镜吸痰,是防治阻塞性肺不张和急性呼吸窘迫综合征、肺膨胀不全等并发症最有效方法。

三、外伤性肺不张

因创伤而引起的肺段、肺叶或全肺不张,称之为外伤性肺不张。它是胸腹部伤后一种常见的并发症。一旦发生,不仅可以加重原发伤的伤情,而且很易继发肺部感染,甚至导致急性呼吸功能衰竭(ARDS)促使伤员代偿失调,威胁伤员生命,尤其在高龄或心肺功能不全的患者。外伤性肺不张多可进行预防,发生后如即时排痰或行减压等处理,又多可逆转伤情,转危为安。这里关键是伤后尽早预防和早期诊断和处理问题。

【病因和发病机制】

1.内阻性

多因肋骨骨折致胸部疼痛咳嗽受限和肺挫、裂伤,气管、支气管伤,引起肺或支气管出血,并刺激黏膜反应使分泌物增多又难以排出,造成段、叶、总支气管阻塞者;也有因脑底骨折致脑脊液下漏或因鼻、咽部损伤出血被误吸入呼吸道;特别在创伤和失血休克时,因胃、肠道反应,产生恶心呕吐,伤员又处于昏迷时,无自主咳嗽反射也易造成误吸,甚至发生窒息而危及生命。德国学者曾在《多发伤》一书中指出"严重创伤后,有些伤员并未死于受伤本身,而是死于伤后呕吐、误吸窒息"。尤其在伤员处于昏迷状态时更易发生。

2.外压性

外伤性气胸、血胸,特别是张力性气胸、自发性气胸、大量血胸,创伤性膈疝等,均可直接压迫肺段肺叶乃至一侧全肺,并可推移纵隔,使对侧肺也受压。

3.手术后肺不张

胸部手术后,由于静脉复合气管插管全麻,对敏感的气管黏膜是一种刺激和损伤,产生一些分泌物和血痰,尤其对慢性支气管炎患者,可诱发其急性发作;由于胸、腹部切口疼痛,而咳嗽动作时使疼痛加重,加之术前用阿托品类药物,既使分泌减少,又使痰液黏稠,使咳嗽排痰困难,易致支气管阻塞性肺不张。特别在食管手术后,因贲门已切除,胃多已提入胸腔,甚至在颈部吻合,当深吸气肺膨胀时,代食管的胸胃受到挤压,胃内容物很容易溢至下咽部,在睡眠状态下易被误吸入气管造成剧烈刺激性咳嗽,如果没交待病人永远不要平卧位睡觉,很多病人都告诉医师:"昨晚没睡觉","躺下后就剧烈咳嗽",所以食管癌术后,吸入性肺不张、肺炎发生率较高,应加预防。

【诊断分析】

外伤性肺不张的诊断首先是原因诊断,要分清是内阻性还是外压性,临床体征和处理原则完全不同。前者气管向受阻侧移位,可以用刺激咳嗽,内镜吸痰来预防和治疗;后者气管向健侧移位,应该排除外压原因如引流减压等可使肺叶迅速膨胀。

外伤性肺不张的轻重可因发生肺不张的范围和速度快慢以及原发性伤害代偿能力的大小而有所不同。如缓慢发生一段或一叶肺不张,对年轻人可能并无自觉症状,只有在活动时才出现轻度呼吸困难,而对于高龄和儿童或患有老慢支和弥漫性肺气肿的患者,可能就很明显。可见呼吸深快,甚至出现三凹征,脉搏也快;检查时如胸膜粘连,气管可以居中,但听诊时,不论内阻性或外压性肺不张,患侧呼吸音均减弱或消失,健侧呼吸音出现代偿性增强,被压缩了肺叶可闻管状呼吸音。

摄胸部立位后前位全胸片+患侧侧位片可见纵隔及气管如上述移位;近肺门处有团块状尖端朝向肺门的三角形阴影或肺的中外带可见压缩肺的边界。对多数肺不张或肺膨胀不全胸部 CT 片多有较好的显示。

根据有可能发生肺不张的外伤史、体征和症状结合胸片或胸部 CT 片一般诊断并不困难。

【治疗要领】

当胸外伤出血停止,应尽早鼓励和协助伤员排痰;如咳嗽时疼痛,可口服曲马朵等止痛片或选长效止痛药作肋间神经封闭,必要时可选用硬膜外置管小剂量止痛药持续麻醉止痛。并鼓励早期下床活动。如果自主咳嗽困难,可行气管切开吸痰,近几年来在一些大医院已积极推行纤维支气管镜插管灌洗吸痰,收到很好效果。行痰培养选用敏感抗生素尽早预防和治疗感染。

四、肺爆震伤

由于平、战时突发爆炸在瞬间释放出巨大能量所产生的超音速的超高压波(又称冲击波)以及伴随其后的负超压波,冲击于人体,使组织器官突然遭受急剧的压缩和扩张来回震荡而引起的内爆效应和碎裂反应,致体表轻而内脏重的伤害,称爆震伤。富含气体的肺组织尤易损伤称肺爆震伤。

【发病机制】

(1)对所有组织器官都可伤害,对含气组织器官尤易伤害,有报道称肺是冲击波作用的"靶器官",较其他脏器损伤机会多,程度重。其病理改变是肺泡破裂、出血、气肿、血肿、水肿、咳血丝痰、泡沫痰、X 线胸片呈斑点状、大片状、弥漫性,破入支气管引起咯血,甚至形成血凝块堵塞气管、支气管发生窒息或肺不张多在 6h 内,也存在 1~2d 内发展到高峰,至进行性呼吸困难,一旦代偿失调,多急转直下,救治更困难。

(2)压力波通过密度不同的组织在其界面上发生反射引起碎裂反应;通过体内气体时在超高压——超负压作用下产生内爆效应,表现外轻内重的特点。

(3)由于高速气流的冲击波,使物体和建筑物倒塌,将人体抛掷撞击及冲击波的高温产生的烧伤作用人体时,可导致多发伤和复合伤的增加,加重了伤情的复杂性。

【诊断分析】

1.受伤史

肺爆震伤的轻重和各种原因引起爆炸释放的能量、传播速度、距离远近、人体组织脏器的密度以及物体倒塌、挤压及将人体抛掷冲击的间接损伤,可能伴随的化学性损伤、高温烧伤等因素有关,在询问病史时应加注意。诊断中要注意多发伤和复合伤的存在;要注意外轻内重的临床特点。即体表可完好无损,但其内脏组织可损伤严重。

2.症状和体征

轻者仅有短暂的胸痛、不适、胸闷、憋气感,随后有咳嗽、血丝痰和咯血,少数有呼吸困难,听诊有散在的啰音或捻发音;重者有明显呼吸困难、发绀、血性泡沫痰,并出现休克,出现肺实变体征。胸片和胸部 CT 片示肺纹增粗、斑点、斑片、毛玻璃样改变,血气检查可出现不同程度氧分压降低。

【治疗要领】

一律作为重危伤员进行观察、检查和救治。要积极地预防肺部并发症和呼吸循环功能衰竭,原则是保持呼吸道通畅,吸氧,必要时早做气管切开和呼吸机辅助加 PEEP 控制呼吸;抗休克时应即恢复循环血量又要适当控制补液量,一般不超过 1800mL/d 液体;适当增加肾上腺皮质激素和血浆白蛋白及足量抗生素预防感染。

第五节 气管、支气管伤和异物伤

一、气管、支气管伤

气管、支气管伤是指环状软骨以下到肺段支气管分叉之前气道损伤,临床比较少见,国内报道约占胸部伤的 1％左右,国外报道则为 3％～6％,但伤情较重,多合并有严重创伤,发生率有增多趋势。Chesteman 等收集文献报道,闭合性气管、支气管伤 200 例,病死率 30％,其中 50％死于伤后 1h。65％发生于 30 岁以下的青少年。低氧血症是造成伤员死亡最常见的原因。多数学者认为:要想减少病死率和预防并发症,必须早期诊断,并立即手术。

【发病机制】

根据气管所处的部位,其损伤的原因也有所不同。颈段气管比较表浅,容易遭受直接暴力切割、刎颈损伤,例如乘坐摩托车,跑马等高速载体,颈部突然撞击电线、绳索而致伤,胸段气管多在交通车辆突然减速,乘客颈、胸部撞击扶手或方向盘,常合并颈胸部血管、食管或脊柱椎体等毗邻组织器官损伤,重者或因气管、支气管断裂、出血、错位、缩短、软组织嵌塞窒息立即死亡,轻者撕裂,膜样部破裂,如果轴线改变不大除急性出血堵塞或压迫气管有危险外,一般预后较好。胸段气管、支气管损伤机制有:①胸廓突然遭受严重撞击挤压,使胸腔压力剧增,同时伤员常作保护性反射,使声门紧闭,气管内压急剧增高,同时腹肌也反射性收缩和屏气,使腹内压和膈肌同时升高,气管、支气管在这种内、外双重压力作用下,可导致突然破裂;②胸廓受挤压时,前后径明显缩短,而左右径突然增大,双肺向两侧后分离,使一侧或另一侧主气管向外侧过度分开,而气管分叉处(指隆突)多固定在锥体上,在这种动与不动剪切力的作用下,容易使一侧主支气管裂伤或横断。80%～86%发生在主支气管离隆突 2.5cm 左右。右主支气管损伤较左侧为多。学者还遇到因钝性闭合性损伤造成的右上叶支气管及左上叶后段支气管横断和裂伤,造成呼吸困难,张力性气胸和低氧血症,经放置 1～2 根胸腔闭式引流管后,大量气泡仍不断外溢,氧合饱和度仍不能维持正常,行急诊开胸探查,证实为右上叶支气管断裂及左上叶后段支气管完全断裂,并发现胸腔内的气体和血液,随着自主呼吸或呼吸机的节律活动,在破裂口来回进出,而当手挡住破口阻断反常呼吸时,氧合饱和度立即升至正常。创口出血颜色由暗红变鲜红。在吸尽破裂口血性内容物后,行修补、吻合术,伤员术后恢复顺利很快就痊愈出院。

【诊断分析】

颈段开放性气管伤的诊断并不困难。如听到气体进出破口嘶嘶声或以导尿管试插进入气管后可立即吸出血痰或出现咳嗽反射即可确诊。而闭合性者,由于损伤程度和病理变化的差异;症状、体征、X 线表现又无特异性,又多有严重合并伤的掩盖,故闭合性颈胸段气管、支气管伤的诊断则多较困难。有的学者统计:伤后 24h 内确诊不到 1/3,1 周内确诊仅增加 15%～25%,1 个月内确诊约 50%,6 个月以上,尚有 10%难以确诊,甚至有伤后 15 年在手术探查时才确诊的。在诊断时不仅要明确有无气管、支气管损伤,可能的合并伤和并发症。而且要确定损伤的部位、手术时机,如何麻醉及插管,切口的选择,可能的术式及风险。根据伤员就诊的早晚临床诊断时常把气管、支气管伤分为急性期(早期)和慢性期(晚期)及其手术探查指征。现分述如下:

1.早期(急性期)诊断和手术探查指征

(1)有严重颈、胸部外伤史和张力性气胸表现,经 1 或 2 管胸腔闭式引流,仍有持续大量漏气及低氧血症难以改善;或加负压吸引因对侧气道的有限气体也被吸出而呼吸困难加重,甚至发生窒息,断裂破口愈大愈易发生,应立即停止负压吸引;或经引流管注入亚甲蓝由气道咳出。应即做双腔健侧气管插管,行伤侧或正中切口急诊手术探查。

(2)早期纤维支气管镜检查,是诊断气管、支气管损伤最有效的方法。既可了解损伤的部位、程度和管腔通畅或阻塞情况,决定术式、切口径路,又可提供止血、吸痰排除健侧气管阻塞内容物,还可在内镜外套上气管插管,并在内镜引导下进行健侧麻醉插管保证气道通畅,减少因头、颈过度后伸加重脊髓损伤的危险,了解声带功能,避免因盲目插管推移气管下断端扩大损伤。但纤支镜检查有一定风险,最好在手术室中进行,以便随时做气管切开和紧急开胸手术。

(3)放射学检查是提示和补充诊断气管、支气管损伤的重要参考和依据。胸片、断层片可见有以下直接征象:①颈深部、椎旁、纵隔气肿,单侧或双侧气胸,经闭式引流后难以消失;②气管、支气管壁影的延续突然中断或有含气或血凝块阴影;③伤侧肺萎陷、不张、咳嗽、深吸气、加压通气也不能复张,并下垂于肺门以下,又称"肺坠落征",是诊断气管、支气管完全断裂的重要依据。结合有受伤史、难治性气胸,应当确诊和手术。尚难确定时,宜尽早做纤支镜检查和手术探查。

2.晚期(慢性期)诊断及手术适应证

由于伤员就诊较晚或急性期损伤较轻,裂口小于 1cm 或横断周径不超过 1/3,或气管远端、支气管两断端被血凝块、分泌物或周围组织封堵,远端为肺不张、肺炎、感染实变,断端局部瘢痕、狭窄,甚至气管横断,两断端收缩,其间形成软组织隧道通气,也可在短时间内艰难地维持平静的呼吸,一旦活动量大,即可出现吸气性呼吸困难和喘鸣。

我们认为气管、支气管损伤的晚期手术适应证如下:

(1)气管、支气管外伤后确认有吸气性呼吸困难或喘鸣;气管镜和断层片发现有肉芽、瘢痕或软组织狭窄,影响正常呼吸者。

(2)支气管外伤后,断端远端堵塞并发肺叶或全肺不张或感染实变完全失去肺功能并成为感染源者。前者即使时间久远,只要在直视下插入导尿管反复灌洗,彻底清创,绝大多数均可复张,将断端,清创吻接,预后多较良好。后者应作切除,这种情况少见。

(3)胸外伤后出现进食尤其饮水很快有呛咳,或口服亚甲蓝即有气管咳出蓝色痰液,又能除外喉返神经损伤,再以内镜和造影确诊内瘘部位,方向、大小,诊断为外伤性食管、气管、支气管瘘者,必须行手术切除和食管、气管修补手术。

二、气管、支气管异物伤

气管支气管异物是一种常见的危急重症,多发生于小儿。当呼吸道吸入异物后,可以并发急性喉炎、哮喘、肺炎、肺脓肿、支气管扩张症、肺气肿、自发性气胸、甚至脓胸。体积较大的异物,突然阻塞声门、气管或主支气管会引起呼吸困难,严重者会引起窒息死亡。本病一旦发生,多数病例需在支气管镜下将异物取出。对于一些异物形状特殊者,表面光滑、异物嵌入支气管腔内过深者,经气管镜难以取出,往往需要施行剖胸手术,切开支气管摘除异物,如阻塞远端肺组织已感染实变,需行肺叶或全肺切除术。

【病因和发病机制】

吸入的异物按性质可分为三类:①金属类如缝针、大头针、安全别针、发夹、注射针头、鱼钩、硬币或钢珠等;②动植物类如花生米、黄豆、蚕豆、玉蜀黍、瓜子、胡桃、骨片等;③塑料和玻璃类如塑料圆珠笔帽、瓶塞、玻璃串珠、纽扣等。

由于异物的大小、形状、性质以及阻塞部位不同,对病人产生的影响也不相同。小而光滑的金属性异物吸入支气管腔内,仅产生轻微的黏膜反应,不会引起呼吸道的阻塞,随着时间的推移、金属会氧化生锈,有时还会穿透支气管壁进入肺实质。但动、植物类异物可产生支气管部分性或完全性梗阻,并引起异物周围严重的局限性炎症。大的异物可以早期引起完全性的气管、支气管阻塞、产生呼吸困难、急性肺不张、纵隔移位,进一步发展为阻塞性肺炎、支气管扩张症及肺脓肿。值得提出的是,小儿气管支气管异物绝大多数为食物壳仁或塑料玻璃类玩具,因此,小儿应避免玩这类物品,以免发生意外。

异物存留的部位,可能在喉部、气管或隆突处,但以进入左、右主支气管及其远端多见。右侧支气管异物的发生率较左侧高,这是由于右侧主支气管比左侧粗、短、直,偏斜度较小,而左侧主支气管较细、长、斜,加之隆突位于中线偏左,因此异物容易落于右侧。异物停留的部位,多在主支气管和下叶支气管,落入上叶及中叶的机会极少。

异物落入支气管,可以产生部分性或完全性阻塞,两者均可导致不同程度肺通气功能减退。部分性阻塞时,异物的阻塞或刺激产生的局部炎症反应肿胀导致形成活瓣机制,空气可以吸入气道远端,但无法呼出,引起阻塞性肺气肿,受累的肺组织过度膨胀,产生纵隔移位,呼吸困难。肺内压力的增高甚至可以产生自发性气胸。完全性阻塞时,由于异物的嵌入,加之黏膜肿胀、炎症、腔内分泌物潴留,最终使支气管腔完全阻塞,导致阻塞性肺炎、肺不张、支气管扩张症及肺脓肿。

【临床表现和诊断分析】

由于吸入异物种类、大小、形状不同,症状也不同,从无任何呼吸困难症状到严重缺氧、窒息而致死亡。本病发生常有明确的吸入异物病史,并出现相关临床症状,表现为呛咳、咳嗽、咳痰、呼吸困难、咯血、发热。如果发现小儿在进食或口含物品玩耍时发生呛咳、哮喘、甚至呼吸困难、发绀等,要考虑有吸入性异物的可能。根据异物停留时间的长短,临床上分为三期:①急性期(24h)有黏膜刺激症状和呼吸困难,并伴有胸痛、少数病人出现发绀及发音困难;②亚急性期(2~4周)由于异物产生呼吸道局部炎症反应,伴随有支气管黏膜刺激症状,出现黏膜溃疡、软骨坏死及蜂窝组织炎等;③慢性期(1个月以上)此时异物反应轻的病人可无症状,如出现较大支气管的完全性或不完全性阻塞,则可出现与局限性肺气肿、肺不张或肺化脓症及脓胸相应的症状。最常用方法是纤维支气管镜检查,少数病例还需支气管造影、断层扫描、CT 检查等。

【治疗要领】

1.误吸异物家庭互救的方法

(1)立即以示指或拇指突然按压颈段(环状软骨以下至胸骨切迹处)气管,刺激病人咳嗽反射,将异物咳出。

(2)可立即抓住婴幼儿双踝部使倒立位,并行原地转圈,迅速加快,由于离心力作用即可使异物排出。

2.经纤维支气管镜检查和异物摘除

气管支气管异物能自动咳出的占 1%～2%,因此,应积极治疗,以免延误病情,发生并发症。气管支气管吸入异物后,多数均可通过镜检顺利取出,但也有少数病例取出困难,或者出现窒息等并发症。

3.剖胸手术

适应证较为局限,仅适用于下列情况:①经支气管镜摘除困难或估计摘除过程中有很大危险时;②异物已引起肺部明显化脓性感染。在摘除异物的同时需行肺及胸腔手术。应注意作好术前准备,以确定异物形态、性质及停留部位,手术当天应复查胸片,以防止异物移位给手术带来的问题。对于球形、光滑的支气管异物,为预防由于体位变动或操作时异物滑入对侧支气管,可采用双腔管或单侧支气管插管。手术方式有两种:支气管膜部切开术和肺叶或全肺切除术。支气管膜部切开术时,切开胸膜、显露支气管膜部,在该处扪及异物,纵向切开膜部,取出异物,然后间断缝合膜部切口,并以胸膜覆盖。肺叶或全肺切除术,由于异物停留时间长,已引起严重的肺部不可逆感染或化脓,患部肺功能难以恢复时。

第六节　心脏、大血管损伤

心脏大血管伤是胸部创伤病死率最高、死亡速度最快的损伤之一。"时间就是生命"对这类伤员更具现实意义。应该从受伤现场、运输途中及送达医疗救治单位时,成为急诊科、胸心外科优先抢救的重点。要求简要了解受伤史和检查生命体征后,迅速建立通畅的呼吸道和静脉通道,进行快速输液和减压引流、回收回输自体胸血、腹血抗休克,果断地实施专科探查手术止血。现就损伤的分类原因、部位和严重心脏、大血管伤的诊断分析、治疗原则等介绍如下:

一、穿透性心脏、大血管损伤

穿透性损伤心脏大血管,平、战时均有发生,以战时居多。常见原因有低速性利器伤,如刀、钻、锥等异物戳伤;高速性枪弹、弹片、弹片炸伤等,在平时其发生率有增多趋势。50%的刀刺伤和15%～20%枪弹伤伤员,可以送到医疗急救机构,如能迅速诊断和行抢救手术,其成活率可达85%～97%。有关专家认为有50%～85%的心脏穿透伤死于院前,如能送达医院并经正确诊断和处理者,预后则惊人满意,并且引证一组52例心脏刀刺伤报道,存活率高达98%。有些濒临死亡的心脏伤员,在急诊科或手术室如能迅速诊断、紧急手术探查,屡有成功获救报道。这就提示我们,对心脏大血管伤的抢救应采取积极态度,争取非常满意的结果。

穿透性心脏损伤最易损伤的部位是右心室,占55%,因为右心室紧贴胸骨及有肋软骨后面,所占面积最大,依次是左心室占20%,右心房及胸内大血管各占10%,腔静脉占5%,偶见有冠状动脉、室间隔、瓣膜及乳头肌、传导束损伤,胸内大血管伤包括胸主动脉各段、无名动静脉、锁骨下及颈总动脉颈内静脉、胸廓内及肋间动静脉、上下腔及其静脉,双肺动、静脉等损伤。除造成上述急性心脏压塞外,最多见的症状和体征就是出现严重进行性出血和休克,短时间内可因循环血量丢失1/3～1/2而发生心搏骤停,此时只需根据纵隔范围有异物穿透伤病史加严重出血,休克表现,就应在确保呼吸道畅通的条件下快速建立双通道输入晶、胶体;经叩、听诊和胸腔试穿确认有中等量以上胸腔积血时,立即放置低位胸腔闭式引流,完全回收和回输自体胸血,方法是先用500mL生理盐水瓶,在无菌操作下倒去300mL,保留200mL,以便稀释,回收的300mL胸血以防血凝,按常规采用滤网的输血器直接给伤员回输,开始回输时加压快速进行,直至心跳减缓120次/min以下,血压回升80～90mmHg,使伤员恢复到正常代偿状态,再调整回输速度,此时也不宜过量补充循环血量。如果减缓输血速度,休克又复加重;或明确有急性心脏压塞、活动性内出血、心跳减弱、减慢低于正常,有骤停趋势时,在征得家属签字同意后,应当机立断,行气管插管全麻,但在扩肺前应快速补充200～300mL胸血,以防回心血量骤减而发生心搏骤停等风险。并立即开胸探查止血或短时间(如20～30min以内)阻断降主动脉或直视下行心脏挤压、复苏。

虽然外伤史和临床症状、体征是诊断穿透伤最重要的根据,而急诊手术是抢救心脏压塞和进行性胸内出血最主要的手段。如果一般情况稳定,生命体征尚无明显变化,应争取对伤员作进一步监测和检查。其中包括:①留置导尿管观察每h尿量,以了解血容量和内脏器官的灌注情况;②留置中心静脉插管(CVP),以便快速扩容和监测中心静脉压,以判断血容量和心脏功能;③拍摄床旁立位后前位全胸片,以了解异物、伤道、胸壁骨折,尤其是心包及胸腔积血、纵隔宽度、肺膨胀、膈肌情况;④心包及胸腔B超,以明确有无积极血或上腹部肝、脾破裂的可能性,如可疑有心内结构损伤最好争取经食管腔内行B超检查,可以提示血流动力学变化;⑤血管造影。能够显示大血管损伤的范围,内膜撕裂、动脉堵塞,以及假性动脉瘤等,对冠状动脉造影了解有无损伤有重要意义,以便急诊吻接,否则易发生心肌梗死,威胁伤员生命,尤其对左右冠状动脉主干及重要分支更加重要,对主动脉穿透伤的检出率也不高。只有在伤情稳定情况下才可以选择性进行;⑥对室间隔损伤早期听诊不易察觉,只有经心导管检查,证实心内分流在分流大于2∶1才考虑手术修补。

在诊断穿透性心脏、大血管伤时,必须明确两个问题:①有无穿透性心脏、大血管伤及损伤程度(定性诊断)。以决定能否作进一步检查?还是首先在急诊科或手术室作急诊开胸探查手术;②确定损伤部位(定位诊断),以选择手术切口,分析损伤范围和预后。

手术指征:①胸外伤后心搏骤停;②心脏压塞伴重度休克;③进行性血胸伴难治性休克;④腹腔活动性出血伴难治性休克。

(一)诊断分析与处理要领

根据受伤史和致伤原因分析。凡伤口位于心前区(指前正中线至双侧锁骨中线,上达下颈部,下至剑突下),心后区(指后正中线至双侧肩胛骨内侧缘),无论是非贯通伤或贯通伤,都应考虑有心脏、大血管伤的可能性。根据损伤原因和损伤机制,判断伤性轻重。高速枪弹伤多为贯通伤,出口多大于入口,伤道及其周围伤害严重,多因大出血、重度休克难以控制而死于院前,当然也有少部分可送达医院。低速利器伤,根据戳口深浅和大小,异物留置或拔除与否,可刺破胸壁、心包、心肌、心腔及其心内结构而出现不同程度的临床症状和体征,可出现以下三种情况。

1.伤道未进入心腔或大血管内膜

穿透胸壁、心包及心肌或血管外膜和肌层,尚未穿破心脏或血管内膜,利器未被拔除时,引流到心包或胸腔的血液量,可因伤道内异物的挤压、肌肉或血管的收缩,血凝块的形成而并不太快,也不太多,有的还可自行停止。

2.伤道深达心包及心腔

心包裂伤较小或血凝块已堵塞心包,特别在异物尚未拔除时,虽可造成较严重的心脏压塞,甚至有50mL即可出现心脏压塞症状,150mL也可导致死亡,但进入心包内的血液,大部分可以向心腔内分流,其预后较好。有人报道穿透性心脏伤伴心脏压塞,经及时诊断和手术,存活率可达73%,不伴心脏压塞者仅有11%存活。

3.伤道深达心腔、大血管内膜

甚至为贯通伤时,由于心脏、大血管不停地舒、缩活动和内压较高,自凝和堵塞的可能性很少,即使破口很小出血量都较大,有效循环血量多在短时间内丢失到纵隔、胸腔或经胸壁、开放性伤口外流,造成进行性胸内大出血和重度休克,如不能立即开胸止血,多在短时间内危及伤员生命。尤其在异物已经拔出后,危险性就更大。

针对以上情况,如果属第3种,应根据受伤史和伤道部位及临床体征,经积极抗休克快速扩容抢救,失血、休克仍不能改善者,检查证实胸腔大量积血或急性心脏压塞,应当机立断,行急诊抢救止血手术;如属1、2种,出血速度不快,出血量不大,休克不严重,伤情尚属稳定,应抓紧时间进行必要的检查。内容包括:①胸部摄片:根据伤情争取摄立位,站立困难时取坐位或健侧卧位、后前位及伤侧侧位全胸片。可以很快明确血胸、气胸、血气胸的有无及量和部位;心包大小;异物有无、异物位置、大小及伤道情况等。对纵隔血肿或心包压塞还可作CT检查诊断更加确切;②胸腔穿刺及胸腔闭式引流:既是诊断又是改善肺及心脏大血管受压症状最简便和最有效的手段。特别通过闭式引流可以准确了解出血量,并且可以在无菌操作下进行胸血自体回收回输,便于输血、补液、抗休克。B超或超声心动图。优点是无创性检查,甚至可以进行床边检查,不仅可以了解血胸、心脏压塞情况,还可对心内结构和血流动力学进行评估。如将B超探头放入食管腔内,更能准确查出心内各结构的异常;③心包穿刺术对单纯心脏压塞患者具有诊断和减压治疗的双重作用。

(二)诊断分析与处理要领

正常心脏,位于胸骨及双侧肋软骨之后,食管、气管之前,两肺之间的前、中纵隔内,心底紧贴膈顶之上偏左位置;出入心脏的大血管,包括升、弓、降、胸主动脉及其属支,上、下腔静脉及构成肺循环的双侧肺动、静脉,多位于前上纵隔或椎体两侧。右心房、右心室紧贴胸骨后及其右缘,左心室位于胸骨中下部并向左缘延伸,下界达左锁骨中线第5肋间。作用于上述心脏、大血管区的直、间接暴力,特别是异物穿透性损伤(包括来自膈下剑突下区及背部脊柱两侧的损伤),都应考虑伤及心脏、大血管的可能性。

Karral,R统计1802例心脏贯穿伤的伤员,心脏各部位伤发生的概率如下。右心室有765例(占42.45%),左心室有594例(占32%),贮存器心房有277例(15.37%),左心房105例(占5.83%),心包内大血管61例(占3.38%),其中同时伤及两个以上心腔者近1/3,右左心室伤共有1359例(占75.41%)大于2/3。

定位诊断:穿透性心脏、大血管伤伴难治性休克者,最好的治疗方法是急诊手术探查。定位诊断的目的是选择最佳手术探查切口。选择手术切口的有:①尽量贴近伤口,便于直视下手术操作;②探查发现新的情况便于延长切口;③操作快捷,尽量减少组织损伤。具体手术切口的选择有:

1.左或右前外伤切口

经第4或5或3肋间进胸。优点:①可以仰卧位,左右或侧肩部垫高30°,在失血及缺氧的情况下,对肺和心脏的影响较少;②必要时可以横断胸骨向对侧或向后外侧延伸切口,以探查和处理对侧或阻断降主动脉。是处理心搏骤停的开胸复苏、心脏压塞、左、右心室、心房、腔静脉、左、右肺门血管损伤,奇静脉均较方便。

2.胸骨劈开正中切口

可作为心脏、大血管损伤时尚难作左、右明确定位的探查性切口。其优点显露心前区最直接,上可延伸至颈部,向下可延伸达上腹部,探查和处理左右心脏,前上纵隔外主动脉等大血管损伤,必要时需要心脏停搏进行体外循环手术均较方便。缺点是多需胸心外科专业医师并需专科器械才能进行,对心脏后壁的组织和器官显露不便。

3.后外侧切口

对处理和阻断降主动脉、心包内处理肺动静脉血管可作为首选切口。

二、心脏压塞

正常心包膜为一层坚韧的纤维结缔组织和一层浆膜相互愈着而成,浆膜除衬垫心包内壁外还覆盖心脏表面和大血管的起始部,并在心包与心脏之间构成一间称心包腔,其间有少量浆液20~50mL,起滑润作用,以减少心脏搏动时的摩擦,一旦心包、心脏损伤,心包内出现少量积血而未发生症状者称血心包。当心包积血突然超过50mL可出现症状,150mL以上可危及伤员生命。此称心脏压塞。

急性创伤性心脏压塞的诊断并不困难。可以根据受伤史(包括近期作 CVP 或心导管检查者)和受伤部位,结合明确的典型的临床症状和体征多可确诊。

典型症状和体征是指 Beck 三联征:①静脉压高:常见颈静脉怒张,CVP＞15cmH$_2$O。②动脉压低、脉压小、出现奇脉(指病人在吸气时,脉搏减弱、减慢或短暂消失)。正由于动脉端缺血、缺氧,表现面色苍白、呼吸困难、躁动不安呈现休克状态;而静脉端(如颈静脉)则充盈、怒张,周围静脉穿刺并不困难。这种奇特的体征在临床上一旦出现,应首先想到心脏压塞的可能;③叩诊心界扩大听诊心音遥远,主要是心包积血扩大的结果。

临床统计 Beck 三联征,在心脏穿透伤伤员中,仅有 60％出现。还有 40％伤员因大量失血只出现低血压、低静脉压和重度低血容量性休克表现,丢失的循环血量可循穿透伤口流至体外或聚积在胸腔、纵隔内,不仅有低血容量休克表现,还有因大量胸腔积血造成心、肺、腔静脉受压、扭曲而迅速加重循环、呼吸功能衰竭,致心跳呼吸骤停。对胸部创伤特别是穿透性心脏、大血管伤引起的心搏骤停,在复苏时,只能在快速扩容同时,作紧急开胸止血和开胸心脏按压,而闭式胸外挤压是禁忌的。否则生命是不能挽回的。

对于尚难确定心脏压塞的诊断时,如伤员条件允许尚可作进一步检查。包括摄胸部摄立位后前位全胸片,以了解心包和胸腔、纵隔积血增宽、心脏影扩大,各弓影消失;心包和胸腔 B超检查,了解有无积血。必要时可行心包和胸腔穿刺,既是诊断血胸、心脏压塞的简便方法又可作急救减压手段,但不能代替开胸探查,止血和预防并发症。因为出血的原因不进行手术探查,处理,心包积血不彻底清除,特别有血凝块形成时,不仅易导致穿刺"阴性",占 15％～20％,还易误伤心壁血管和因血凝块机化、晚期形成缩窄性心包炎,增加手术难度。有人统计穿透伤所致的心脏压塞者约有 60％伤员已有血液凝固。

三、钝性(闭合性)心脏、大血管损伤

钝性心脏、大血管损伤,平时多见。致伤原因多见于严重交通事故,高速冲撞、挤压、急速减压、高处坠落、塌方、重力打击、剧烈爆震等直、间接暴力引起,常伴胸骨、肋骨、锁骨挤压骨折,骨折断端刺伤或挤压心包、心肌及心内结构以及进出心脏的各大血管及胸壁血管及胸壁血管损伤。既往认为闭合性心脏损伤并不多见,但根据近期临床资料表明,在因车祸死亡的尸体解剖病例中,有 15％～75％伴有心脏损伤。特别要引起我们警惕的是:由于严重多发伤和合并伤的掩盖,在死亡前多未能确诊和开胸探查,应引以为戒。以下就心肌挫伤、心脏破裂、心内结构伤及胸主动脉损伤的诊断问题作一介绍。

(一)心肌挫伤

凡钝性暴力造成的心脏损伤,如未发现心脏破裂和心内结构损伤者,统称为心肌挫伤。约占严重胸部钝性伤员的 25％,有人认为临床统计与尸解发现并不一致,其实际发生率后者要高于前者,与仔细认真的临床检查成正比。虽然多数心肌挫伤并非致命,但也不容忽视。

【病理改变】

心肌挫伤主要病理改变是心肌表面呈灶性或广泛的出血斑灶,轻者水肿、充血肿胀,多可自行吸收,重者出血、挫伤灶、暗红色软化、坏死区,类似心肌梗死的病理改变。可以被肉芽组织充填、替代形成瘢痕,偶可发生坏死区破裂、大出血和严重心律失常而危及生命。如左前降

支损伤还可发展成巨大左室室壁瘤。

【临床表现和诊断分析】

轻者可无自觉症状,重者常有心前区类似心绞痛样疼痛不适,但不能被扩血管药所缓解。易发生心律失常,心排出量减少,甚至发生心功能明显下降,类似心源性休克表现。

有明确的胸前挤压的外伤史,局部可见伤痕。自觉有胸骨后疼痛或胸闷、不适。检查有心动过速,低血压,呼吸困难,心律不齐。此外还应检查:

1.心电图监测

轻者早期可以无变化,但12~24h后可有Q波异常,ST段移位,T波低平或倒置、房性或室性早搏,严重者可见心房扑动,房颤、频发室性早搏甚至室颤。

2.X线检查

此类伤员常有胸部严重多发伤或合并伤存在,如心包积血、血气胸等应常规作胸部摄片。

3.血清酶检查

虽无特异性,但可作重要参考,如乳酸脱氢酶、同工酶、谷草转氨酶(SGPT)等可有显著升高。

4.核素扫描

不仅对定性诊断有重要意义,对诊断心肌挫伤的部位范围都有独特作用。常采用核素^{99m}Tc焦磷酸锡扫描,最好在1~3d进行,即使轻微心肌挫伤也可显示。

【处理要领】

除非继发心肌破裂、心脏压塞或后期发生缩窄性心包炎外,一般不宜手术,可根据症状和体征对症处理。

(二)心脏破裂

钝性心脏破裂多由于严重交通事故伤急速减压造成,诊断比穿透性心脏伤困难,尤其在合并多发伤时,往往被忽视,多在尸解时才发现,有人报道在546例非穿透性心脏伤中有64%为心脏破裂。死亡原因仍是难以控制的大出血和心脏压塞。由于现代院前运送时间的缩短,抢救心脏破裂的机会增高。相对而言心脏破裂伴心脏压塞特别伴心内分流时抢救成功率增加,如心包同时破裂者因不能阻止活动性出血多死于院前。(1983)Tenzer、(1985)Kumar等报道左房是最容易发生破裂的部位,因为它正对着脊柱,损伤机制是伤员在突然遭受钝性暴力时往往反射性的声门关闭,胸腔内压骤然升高,致前、后的作用力聚集于胸内脏器而发生。

【诊断分析】

诊断原则同穿透性心脏伤,只是因无伤道可循而易被延误。因此,凡胸部严重挤压伤伴胸内进行性出血、休克或发现颈静脉怒张(静脉压高)、心音远、动脉压低的典型Beck三联征时,辅助检查会延误抢救时间,危及伤员生命,只有伤情允许,可疑有心内结构损伤难以定性定位时,可作胸部摄片、B超、心电图或血管造影等进一步检查。

【治疗要领】

应急诊开胸探查,可选用胸骨正中劈开径路,多数情况下不需体外循环即可修补,心房止血可用无损伤血管钳,但不要全齿夹闭,只需夹到不漏血为度,心室止血可用手指轻压。必要时可以短时间阻断上下腔静脉血流作一期缝合。对心包、胸腔积血应同步进行自体回收回输。

只有严重心脏破裂伤,出血难以控制,或预计修补出血时间不能在 30min 完成时才考虑采用体外循环下进行。

(三)胸主动脉损伤

在诊断胸主动脉损伤时,Kirsch、Mattox 等提出:凡因交通事故和高处坠落、急速减压运动时都应考虑有主动脉损伤的可能性。大约有 50% 的主动脉撕裂伤者,体表并无明显损伤,但常合并有肋骨、胸骨、长骨骨折、闭合性颅脑损伤、心肌挫伤和腹腔脏器伤。

统计表明能送到医院救治的仅占主动脉损伤伤员的 10%～15%,在医院自然病死率还不断增加,其中 50% 在 48h 内死亡。尸解表明主动脉损伤部位通常有三处,即外主动脉、主动脉峡部(左锁骨下动脉远侧的动脉韧带处)和降主动脉水平。峡部发生率约占 50%,而能送到医院者中有 97% 为峡部撕裂伤,这是因为周围组织限制了出血速度易形成血凝块或假性动脉瘤,可因主动脉内压力增加而向外膨出扩大,随时都有再破裂大出血的可能。降主动脉和升主动脉,通常都因大出血而死于现场或途中,升主动脉的近心端损伤可因心包反折部分的缓冲而多存活一段时间,但可因急性心脏压塞而致死。鉴于以上延缓出血的机制,对于已确诊主动脉损伤者,应先用降血压和减弱心肌收缩的药物,以减缓出血速度,为根治性手术争取时间。自20 世纪 50 年代起,由于麻醉、体外循环、心胸手术和诊断技术的提高,抢救成功全动脉损伤的概率已大大增加。有的报道成功率高达 90%。

【诊断分析】

胸部正侧位平片是诊断胸主动脉损伤的主要依据。出现下列征象都应考虑。上纵隔影增宽、主动脉弓轮廓消失、第 1、2 肋骨骨折、右肺尖帽形阴影、左侧血胸、气管或食管被推移等。有 25% 的主动脉损伤早期胸片并无异常,应于 12～24h 复查。如果仍不能确诊,可行主动脉造影,胸部 CT、MRI 等检查,也有人认为造影也有阴性、CT、MRI 也不敏感。以下影像学表现可和大血管伤、纵隔血肿相联系:①上纵隔增宽,>8cm;②左主支气管受压,>140;③主动脉弓消失;④鼻胃管,气管插管右移;⑤左或右胸顶血肿;⑥大量血胸;⑦主动脉钙化分层;⑧主动脉双影;⑨第 1、2 肋骨骨折;⑩多发肋骨骨折;⑪胸骨、锁骨、肩胛骨骨折;⑫胸椎骨折、脱位;⑬主、肺动脉窗消失(侧位);⑭气管前移(侧位)。

【处理要领】

创伤性主动脉破裂的处理原则应积极进行手术探查。探查前应作一些基本预测。

1.切口选择

根据损伤部位、手术风险和术式、短路或转流方式以及可能,产生的并发症(如截瘫、肝、肾功能损害等),通常多选用胸骨正中劈开切口,如确认为降主动脉水平以下,应采用左后外侧切口。

2.术式选择

(1)如破口较小,出血不多或已自凝,预计可以直接修补或吻接,在麻醉降压后可在破口两端过带或上钳备用,暂不阻断,以无损伤血管钳夹持侧壁破口基底部,以带垫片无创针线直接缝合修补或断端边缘外翻缝接。一旦发生大出血,再收紧备用带或阻断钳,以控制出血,保证缝合,并争取 20～30min 内完成手术并开放阻断血管带、钳。

(2)如预计 30min 内不能完成血管手术操作,则采用两断端阻断肝素结合的塑料

（TDMAC 肝素）进行搭桥分流或采用左房——阻断血管远端动脉旁路分流。再作断端吻接或破口修补。

（3）如无多发伤口，还可在体外循环下手术。肝素化后易造成多发伤口出血。

（四）锁骨下、无名动脉损伤

锁骨下动脉和无名动脉损伤可发生上肢缺血、脉搏减弱、血管杂音、血管周围血肿、胸膜顶血肿、上纵隔影增宽等症状和体征。血管造影可确诊。前者可取伤侧前外侧第 3 肋间切口，可先阻断近断端锁骨下动脉，控制出血，必要时切除部分锁骨进行修补、吻接或将远端直接再就近的颈总动脉行端侧吻接。后者宜选择胸骨正中切口，阻断无名动脉近端，控制出血，直接修补或吻接，如显露困难还可切断无名静脉直视下手术。

第七节　食管损伤

食管自下咽至贲门上方，全长成人平均约 25cm，直径约 2cm，分颈段、胸段及腹段，后壁深居锥体前沿，前壁紧贴气管膜样部及心脏、大血管之后，在颈段两侧为颈血管鞘，胸段两侧为纵隔胸膜和双肺之间。因直、间接暴力损伤食管的概率很少，仅占胸部损伤的 0.6%，占食管损伤的 20%，而内源性食管伤约占 80%，近年来文献报道有增多趋势。由于合并伤多，容易被漏、误诊，延误了宝贵时间。可造成极其严重的后果，特别在食管穿孔、破裂时，由于胸腔负压的抽吸作用，消化液很容易溢漏，导致对纵隔及一侧或双侧胸腔等周围组织的化学性腐蚀，自身消化、感染、大出血，一旦破入胸腔可造成腐败性脓胸、张力性气胸等，救治困难，病死率很高，平均达 34%，如能在 24h 内彻底清创手术引流修补，病死率可降至 5%。因此早期诊断手术修补，显得尤为重要。对可疑食管伤者口服亚甲蓝，并由纵隔或胸腔内穿刺或闭式引流引出即可确诊，是最快捷、最可靠、最简单、最经济的定性诊断方法，应予推广。再结合受伤史，作食管镜检查，口服泛影蒲胺摄片见分流征象即可定位诊断和选择手术切口和术式。

一、医源性损伤

文献报道因器械造成也可分内源性和外源性两类。平时以内源性较多，多由于食管内镜检查误伤，例如将食管憩室或隐窝误认为食管腔而穿破，对贲门失弛缓症，食管瘢痕、狭窄，使用不断增大的食管探子扩张时而破裂，食管肿瘤或外伤，在置管和放置记忆合金支架时损伤或将小的损伤下断端推移造成更大破裂者；临床上最多见的还是食管癌患者在行食管与胃肠吻合时缝线切割或张力过大或缺血坏死，在食管内压突然升高（例如胸胃在咳嗽时突发破裂者）。

二、食管异物

食管异物是常见的临床急症之一，在误吞或误吸异物中，约 20% 进入呼吸道，80% 进入消化道。一般以小儿及老人发病率高，单纯食管异物的诊断和治疗并不困难，主要问题在于异物所致的并发症。若处理不及时、不适当，常可导致死亡。

【病因】

食管异物发生的原因是多方面的，因素相当复杂。食管异物多发于小儿及老人，这是与这两个年龄段的个体因素有关系，小儿白齿发育不全，咳嗽反射迟钝，喜将物品含于口中或容易将未咀嚼的食物囫囵吞下。或在口含物品时哭笑、惊骇时，误将物品吞下。而老人牙齿缺如，口腔感觉及反应能力差，佩戴义齿和牙托，也易将义齿等吞下。其次睡眠、昏迷、醉酒或全身麻醉时容易将口内异物吞下。习惯于"狼吞虎咽"的人，喜吃鱼类、家禽的人，患食管狭窄及食管运动功能障碍的人，精神失常及有自杀企图的人均易发生食管异物。此外，光滑圆润的异物外形，也容易坠入食管。

食管异物按其性质区分为四大类：金属性、动物性、植物性和化学性。其中金属性异物最为多见，约占58.6%，按形状可以分为七类：①长尖形如鱼骨、缝针、枣核等；②扁圆形如硬币、纽扣等；③球形如玩具、石子、花生米等；④圆柱形如笔帽、竹筷等；⑤不规则形如义齿、手表、刀片等；⑥弹性不规则形如安全别针、发夹等；⑦质软体积大者如肉块、橘瓣，异物可以停留在食管的任何位置，但最易停留在食管的三个生理狭窄处，即环咽肌食管入口处，主动脉弓及左主支气管的食管压迹处，和膈肌食管裂孔处。其中以食管入口处的发生率最高。

【发病机制】

食管异物的病理改变及临床转归，与异物大小、形态、嵌留时间及食管病变有关。表面光滑的异物，除非体积太大或食管有原发病变，易于下移进入胃肠道。锐性异物，如骨片、金属片、铁钉等，在咽下过程中往往造成食管壁擦伤甚至裂伤。异物若滞留于食管腔内时，易造成管腔严重梗阻，食管黏膜不同程度的充血水肿炎症。轻度炎症在去除异物后可自行消退，若异物长时间嵌留，可因炎症及压迫导致食管壁坏死穿孔。小的食管穿孔可造成局部食管周围炎或局限性食管周围脓肿，经食管穿孔处向腔内引流，病情得以缓解，假如穿孔大或感染严重，将造成颈部或纵隔的严重感染，沿组织间隙扩散、形成脓肿、穿破胸膜，形成脓气胸，表现呼吸困难及全身中毒感染症状，感染也可侵及邻近器官，形成食管气管瘘、食管支气管瘘、支气管扩张、肺脓肿，食管-大血管瘘等。食管壁的广泛损伤及穿孔，愈合之后可形成瘢痕狭窄及狭窄上端食管扩大。

【临床表现】

1.病史

询问病人吞入异物的病史十分重要，要问清异物的形状、大小、性质，有无疼痛、呕血、发热及胸腔和肺部并发症症状。一般成人和大多数儿童对吞咽异物的病史都比较明确。有些病人，特别是上段食管异物者，开始常有气哽、恶心、呕吐或呛咳，继之出现异物梗阻感；而胸段食管异物，除非发生并发症，一般自觉症状不明显。

2.疼痛

由于异物对食管壁的擦伤和刺伤，常有隐痛或刺痛，疼痛在吞咽时加剧，并可向胸骨上窝、胸骨后或背部放射，颈部活动或体位改变时，疼痛症状加重，一般颈段食管异物疼痛症状明显，并常有颈部压痛，胸段食管异物疼痛较轻。

3.吞咽困难

因异物导致食管腔机械性梗阻及炎症、水肿、食管痉挛，发生吞咽困难，严重者滴水难咽。常伴呕吐，可致脱水、酸中毒。

4.分泌物增多

多见于儿童，疼痛及食管梗阻为唾液腺分泌增多的主要原因，小儿除流涎外，更有哭闹不止,拒绝吃奶,成人检查时见梨状窝大量唾液或脓性分泌物储留。

5.呼吸道症状

食管异物出现呼吸道症状、有以下四方面原因:①误吸;②气管受压迫;③炎症反应所致喉头水肿;④食管气管瘘:症状包括咳嗽,气急、发绀、声音嘶哑,多见于异物较大且嵌于环咽肌外,小儿表现尤为明显。

6.呕血

异物造成食管黏膜损伤,出血量一般较小,常处于咽下而不被发现,或仅在呕吐物中带少量血液。

7.长期无症状

约占食管异物的10%。

8.食管穿孔症状

食管异物可以穿透食管壁,破入纵隔、颈部、胸膜腔、心包腔、大动脉、导致化脓性炎症、脓肿、脓气胸、心脏压塞、大出血等。

【诊断分析】

根据咽下异物病史、临床症状体征,结合 X 线及食管镜检查,诊断多无困难。对小儿、精神失常、企图自杀的病人及咽入异物时间太长遗忘病史时,有时给诊断带来一定困难。

颈段食管异物,病人饮水时,会表现出痛苦的面部表情及下咽费力,头由前下方向后上方移动的特殊表现,颈部局部肿胀、触痛、颈下部出现皮下气肿,往往提示食管穿孔。早期呕少量鲜血,多为食管黏膜的损伤,延期少量呕血,常为食管大动脉瘘大出血的先兆。

颈部及胸部正侧位 X 线检查,可以查明不透 X 线的异物的形状及位置,侧位片对检查种类,肉骨等较小异物更有意义,可以避免遗漏,并可以观察气管与脊柱间的间隙大小,从而提示食管的水肿或周围脓肿。部分可透过 X 线的异物,平片不易显示,可以做食管吞钡造影或棉球浸钡吞服食管造影,有助于非金属异物的定位诊断。怀疑有食管穿孔或出血先兆时,不宜应用钡剂检查,而应改用可以吸收的泛影葡胺造影。食管镜检查作为首选方法一般用于临床和 X 线检查仍不能肯定诊断的病例。

【治疗要领】

食管异物治疗方法很多,大体可归纳为药物治疗、内镜下取异物及外科手术治疗三种。应根据异物的性状、嵌留部位、嵌留时间及有无并发症确定。不可盲目探取或刺激催吐。

如误吞异物引起卡喉窒息,首先应施行 HeimLich 手法急救。即用一手握拳另一手加在握拳的手背上冲压剑突下及上腹部,反复冲压直至内容物呕出。小儿只用双手中示指冲压上述部位即可。

药物治疗开展较早,主要是应用蛋白溶解剂以软化肉团异物,多采用稀盐酸、胃蛋白酶、胰蛋白酶、木公素等,该疗法有一定的效果,但可能产生食管穿孔等严重并发症,对于病程超过36h,怀疑食管穿孔,X 线检查肉团中有骨片的病人不宜采用。

经内镜取出异物包括直接喉镜法及食管镜法。直接喉镜法主要用于食管开口上的异物,而多数情况下食管异物均可在食管镜下取出,如果异物巨大并嵌顿很紧,需要外科手术治疗。食管镜检查越早越好,在颈椎疾患,主动脉瘤、严重高血压及心脏病或有先兆性大出血时应慎重考虑。异物外形光滑,体积不大,食管无梗阻时,可以短期观察,部分异物可进入胃内,由肠道排出。

食管异物一般均能在食管镜下安全取出,少数伴有严重纵隔、胸腔并发症或经食管镜取出失败的病例,可考虑外科手术治疗。手术适应证:①异物引起食管穿孔,并发颈部、纵隔、胸膜腔感染和脓肿形成;②异物嵌顿紧密,食管镜取异物失败,临床表现有穿孔可能;③异物巨大:形态为多角、带钩、带硬刺或边缘锐利镜下取出困难,作者曾处理过 1 例男性 33 岁口服刮须刀片自杀病人,刀片嵌顿于主动脉弓的狭窄处,考虑刀片锋利内镜取出风险较大,决定经左前外侧第 3 肋间切口进胸,探查刀片位置后,轻压固定,在其上方纵向切开食管前壁约 0.6cm,以血管钳插入腔内夹持固定刀片,另入 1 钳将刀片中间折断并将两片被折刀片一起夹持,避开锐刃划破食管壁,小心取出折断的刀片,观察无出血,修补食管切口,1 周后痊愈出院。但是以下情况时应慎重选择手术:①晚期穿孔感染局限,正在愈合时;②穿孔小,体征不明显;③某些食管腔内引流通畅的颈部食管穿孔。手术途径及方法:应根据食管异物及并发症情况而定。术式有:①颈部食管切开异物取出术;②经胸腔食管切开异物取出术;③胸段食管穿孔修补术;④食管壁内脓肿经食管镜切开内引流术或颈部切开外引流术。

三、食管异物合并胸内大动脉-食管瘘

食管异物刺破食管壁,致消化液外漏、纵隔感染,造成胸主动脉或胸内大动脉食管瘘引起大出血,病死率高达 97.2%。本症救治困难,是临床上急待探讨的课题之一。

【发病机制】

1818 年,Dubreuil 首次报道本病 1 例,1980 年,Ctercteko 等收集文献报道 89 例,除自己及 Yonage 各治愈 1 例外余均死亡。有专家收集国内资料 75 例,除治愈 1 例外也无存活。本病所以救治困难,预后险恶,和以下发病机制有关:①食管损伤、穿孔并刺破血管形成内瘘;②消化液外溢侵蚀及异物存留致食管、纵隔、大血管组织炎症、感染,有的形成脓肿,使病情更趋复杂;③大动脉高压,致反复呕血或形成血栓、血肿、假性动脉瘤,但异物、血栓脱落,血肿、假性动脉瘤破裂,可造成难以控制的大出血。一般多有典型的出血过程。伤后早期多有"信号性出血";继后异物、血栓突然脱落大出血;术中误切包膜大出血及缝合修补后感染再出血,常常是致命的直接原因;④上述的食管损伤、内瘘、异物、感染及大动脉高压出血,可相互影响使病情加重;也可因损伤程度、瘘口部位、大小、就诊早晚而影响本病的转归。

【治疗要领】

有学者统计经非手术治疗的 14 例病人无 1 例幸存。本组非手术治疗的 2 例均死于再出血。1980 年前,国外已有 2 例手术成功的报道,1982 年以来,国内也有 3 例经手术抢救存活的报道,治疗方式上,近些年来不少作者不主张以胸外科急诊手术为主的治疗原则。手术的关键是控制血流及防止消化液外漏,处理好大动脉及食管瘘口,彻底清创,去除异物,控制感染。

1.手术适应证的衡量

在未发生"信号性出血"之前,特别是伤后 24h 内,感染尚未发生前,是最佳手术时机。3～5d 后已经造成感染,首次出现呕血,是危及病人生命的紧急时期,应争取急诊手术。具体手术指征有:①有明确的误吞异物史及临床症状;③出现"信号性出血";③纤维食管镜下见到刺出管外的异物或 X 线胸片示纵隔阴影增宽或钡餐、碘油造影有分流或挂棉球现象。凡以上 3 项

中具其 2 项者,就应当机立断做急诊开胸探查。

2.主动脉瘘口的处理原则

(1)阻断血流:控制出血是探查和处理瘘口的第一步,是避免术中大出血的重要保证。可采用瘘口两端套带法、阻断钳钳夹法、梯形无损伤钳瘘口侧壁钳夹法。如阻断时间过长,宜采用低温、降压、插管架桥,必要时可采用体外循环转流的方法。如未阻断血流就对瘘口探查或修补造成大出血的教训累有报道。本组早期也有二例术中大出血的教训。

(2)结扎法:建议结扎前应试行阻断血流 30~60min,如供血区色泽、温度无明显变化方可实施,如条件允许也可加用自体或人造血管旁路的方法。

(3)修补法:如瘘口小、炎症轻,修补成功是可能的。本组例 4 尸解所见,降主动脉瘘口仅0.5cm,炎症已消退,如采取手术修补是有可能成功的。如瘘口周围炎症明显,应切除至达正常管壁,修补愈合才有可能。

(4)切除、封闭与旁路手术:对瘘口大、炎症重、管壁脆弱、修补困难或有严重狭窄时,可采用炎症大动脉切除至达正常管壁,残端封闭,在远离感染血管壁作自体或人造血管旁路手术。Yonaga 报道,先经右胸做降主动脉旁路手术。再经左胸做降主动脉病变切除,两残端缝闭,覆盖加固获得成功。相关专家提出为保证移植的血管不在感染区内,将移植吻合口缝合在膈下腹主动脉并以大网膜包裹,以避免术后吻合口感染再出血。

3.食管瘘口的处理原则

对瘘口小、炎症轻或分流不明显者,去除异物采用修补及局部组织覆盖缝合而获成功。本组例 5 拔除异物后食管端未作处理而自愈。如瘘口大、炎症重,应果断采用食管切除、改道或外置,争取二期手术,术后应重视抗感染,采取禁食、食管外营养、纵隔及胸腔引流措施。

4.纵隔炎症的处理原则

在有异物残留、组织坏死、感染严重时应彻底清创,反复冲洗、引流;局部及全身大量有效抗生素的应用;带蒂大网膜或肌瓣转移,促进肺膨胀均至关重要。

四、自发性食管破裂

自发性食管破裂是一种比较少见的急性危重病症。它是指非直接外伤、非异物、非食管及邻近器官疾病引起的食管全层破裂,又称 Boerhaave 综合征,也有称呕吐性食管破裂、压力性食管破裂及非损伤性食管破裂等。发病以中年男性在暴饮暴食引起的呕吐后容易发生。

【病因和发病机制】

自发性食管破裂有 90% 以上是由于剧烈呕吐时腹内压突然升高而引起。也发生于腹部用力过度时,如分娩、癫痫抽搐、哮喘,用力大便等使腹内压升高,迫使胃内压突然增高,当胃内充满食物时,此时病人又主动屏气调节、致双肺过度膨胀,胃幽门及食管入口紧闭,胃内压力升高更为明显,胃底无法抵抗升高的压力,致贲门开放,压力突然传导至食管腔内。呕吐时,环咽肌收缩,食管内压力无法缓冲,食管壁压力过大,导致食管壁肌层首先裂开,随后食管黏膜破裂。由于中下段食管肌层以平滑肌为主,肌层薄,缺乏纵行肌的扩张缓冲,又处于负压的胸腔内。周围又缺少包裹组织,因此最容易发生破裂,体外食管腔内加压实验及临床病人的食管破裂几乎都发生在食管下 1/3 的一段,多见于左侧,呈纵向,长 2~8cm。颈段及腹段食管破裂极为罕见。

自发性食管破裂病理改变的轻重,取决于发病时间的长短和外漏胃内容物的多少,就诊时间越长,暴饮暴食后,食管及纵隔的化脓性炎症越重。新鲜裂口有时像剪开一样整齐,由于漏出胃酸的强烈刺激和消化液自身消化,可立即或短时间内出现下胸、上腹部剧痛,数小时后裂口边缘炎性肿胀、糜烂、坏死,愈合能力下降。破裂至纵隔者,气体、胃液、食物侵蚀纵隔组织引起感染,并出现纵隔气肿,向上发展可出现纵隔皮下气肿,形成液气纵隔。如果破裂一开始即穿破纵隔胸膜,则纵隔炎症不明显,而胸腔因受化学刺激及细菌污染,产生化学性和细菌性胸膜炎,导致严重呼吸、循环功能障碍;并出现中毒感染症状及水电失衡,甚至发生休克可危及生命。

【临床表现】

1.胸腹剧痛

食管破裂常发生于呕吐之后,尤其是饱餐和酒后,病人突然感到胸部难以忍受的持续性剧痛有时则表现为上腹痛,疼痛可以向肩部、背部、季肋部放射。疼痛常位于破裂的一侧,用止痛剂难以奏效,病人常呻吟不止,表情痛苦,躁动不安,甚至休克。随着时间延长,疼痛可能部分缓解。

2.呼吸困难

往往与疼痛同时发生,呼吸短促、频率逐渐加快,有时出现发绀。是由于食管破裂后张力性气胸及大量胸腔积液所致。

3.恶心呕吐

多在食管破裂前发生,食管破裂后多会消失,但部分病人仍有呕吐,或呕少量血性胃内容物,呕大量鲜血者极少见。

4.气胸及胸腔积液

包括明显呼吸困难,患侧胸部呼吸动度及呼吸音明显减弱。气管及纵隔向健侧移位,胸部叩诊上鼓音或下实音,此类症状、体征,有时早期并不明显,随着破裂时间延长而明显加重。

5.纵隔及皮下气肿

摄胸片时发现纵隔气肿,颈部及上胸部皮下握雪感。约20%的病例,听诊可闻及类似心包摩擦音的嘎扎音,称为Hanlmell征,纵隔积气、心脏搏动挤压产生的声音。

6.急性感染中毒症状

由于急性纵隔炎症及胸膜腔感染,可出现发热、气促、脉快、躁动不安,白细胞计数及分类增高及电解质平衡紊乱等。

【诊断分析】

根据典型病史与体征,例如暴饮暴食,饮酒呕吐后出现剧烈的胸、腹痛与呼吸困难,气胸及皮下气肿,应高度怀疑本病,选择以下检查,尽早明确诊断。

1.X线检查

如病情允许,应取站立位透视或胸部平片,可以发现纵隔影增宽、纵隔气肿、液气胸、皮下气肿的表现,个别破裂入心包者,尚可发生心包腔积气征。食管造影最好先选用可吸收的碘液,如泛影葡胺,见造影剂外溢入纵隔和(或)胸腔,可以确诊。最好摄斜位片显示清楚。必须注意食管造影检查的阳性率在75%以下,X线造影阴性时不能排除本病。此外,X线检查见破裂口的大小,往往与实际情况有较大偏差,这些现象主要是与食管破裂口被食管及凝血块堵塞,及检查体位、技术有关。

2.胸腔穿刺术

这是一种简单易行的方法,既是诊断方法,也是急救手段,可以缓解张力性气胸症状。抽出的胸液常混浊或脓性,呈酸性、淀粉酶明显升高,而血清淀粉酶升高不明显。可以与急性胰腺炎鉴别。可在穿刺前10min口服亚甲蓝2mL+温开水20mL。如果在胸液中出现,也可明确诊断。

3.胸腔闭式引流术

如发现引流液中含有食物或口服的亚甲蓝,则可确诊。

4.其他

急性期危重病人,通常不作食管镜检查,只有当对诊断产生怀疑或发病已久,周身情况稳定时才可考虑检查,以确定裂口部位、长度和炎症程度。在临床工作中,本病误诊率很高,主要是对本病的发病机制及病理生理过程认识不足,而未按食管破裂进行检查。本病的临床表现类似某些胸腹部疾病。需要鉴别诊断的疾病有:出现上腹剧痛、腹肌紧张应该鉴别的疾病有消化性溃疡穿孔、急性胰腺炎、肠穿孔等;表现为胸痛、呼吸困难的疾病有自发性气胸、主动脉夹层动脉瘤、急性心肌梗死、食管黏膜撕裂症。特别要警惕把本病误诊急性胃肠道穿孔而错误地行剖腹探查手术。

【治疗要领】

本病一经确诊应急诊手术治疗,越早越好。非手术治疗难以奏效,且无法控制病情恶化。术前准备包括:应用止痛镇静药物,胸腔闭式引流,禁食及放置胃管行胃肠减压;大剂量抗生素、备血、纠正水电解质平衡等。

发病6~12h的破裂,及时开胸行裂口修补,多可奏效。发病超过24h的裂口,由于局部的严重污染及炎症反应,裂口愈合能力差,如果全身情况可耐受手术,可选用切除下段破裂食管及食管-胃吻合,胸腔闭式引流术。也有报道发病48h后作破裂口修补,用膈肌瓣。胃底、胸膜、肺、大网膜包埋裂口取得成功的报道。发病时间长,局部炎症重,严重营养不良者,尤其是合并远端狭窄时,可采用T形管置入食管腔内,并从胸壁引流,唾液及反流胃液,待窦道形成后再拔除T形管。

对于危重病人,可以采用分期手术。先行颈部食管外置,胸段食管拔脱,关闭贲门,胃造瘘或空肠造瘘维持营养。待情况好转后,再用结肠或经胸骨后隧道重建食管。

五、食管化学性灼伤

食管化学灼伤是因为误吞各种化学腐蚀剂所引起的食管意外损伤,伤后如果得不到及时处理,病人常死于早期或晚期并发症,后果严重,处理困难和复杂。

【病因和发病机制】

食管化学灼伤的原因,小儿常为误吞,成人也有寻求自杀而伤害。强酸和强碱溶液是常见的化学腐蚀剂,在我国家用做面食的苛性钠(火碱或烧碱)溶液为最常见的致伤原因。

食管化学灼伤的程度、病理改变和转归,主要决定于腐蚀剂的种类、性质、浓度、剂量及其与组织接触时间。液体腐蚀剂较固体更易引起食管的广泛性灼伤,因固体不易咽下,却易吐出,酸类腐蚀剂对食管损伤较轻,但因为胃液也为酸性,缺乏中和作用,因此胃损伤较严重,酸类吸收后可引起全身严重酸中毒。强碱腐蚀剂具有强烈的吸水性,使脂肪皂化及蛋白溶解,因而有较强的组织穿透力,使黏膜坏死穿孔。除了强酸强碱外,吞服其他腐蚀剂一般很少引起食管严重的瘢痕狭窄。食管灼伤的程度与食管的生理性狭窄及吞咽生理有关,一般上段较轻,下段最重。

食管灼伤的病理过程与人体其他部位灼伤是相似的,轻度灼伤,病变仅累及黏膜及黏膜下层,愈合后无瘢痕狭窄。中度灼伤深达肌层,可引起轻重不等的瘢痕狭窄,重度者侵及食管全层及邻近组织,引起坏死、穿孔,甚至全胃坏死。依病理变化过程,可以分为三期:①急性坏死期,伤后食管全层炎症水肿,伴感染、出血及黏膜下血栓形成,食管受刺激后痉挛及严重水肿,造成食管梗阻,持续 7～10d;②溃疡形成期,由于急性炎症消散,坏死组织脱落可致出血,肉芽生长而瘢痕尚未形成,吞咽困难症状可以部分缓解;③瘢痕狭窄形成期,烧伤 3～4 周后,食管肉芽组织机化,胶原结缔组织收缩,引起管腔狭窄,并且逐渐加重,导致吞咽困难症状再次加重,持续约半年,有人认为,此期食管相当脆弱,应用激素及食管扩张时应倍加小心。

【临床表现】

依据食管化学性灼伤后食管的病理生理改变过程、吞咽困难等症状也有一定变化规律。

1.急性期

一般在吞服腐蚀剂后,立即感觉口、唇、舌、咽、喉、颈及胸骨后剧烈疼痛,可放射到上腹部,唾液分泌增多,有时呕吐混有血液的胃内容物。如属轻度灼伤,全身症状不明显,也无其他不良后果,中等度灼伤除持续疼痛外,并逐渐出现感染、肺炎等并发症。吞服强酸者可出现全身性酸中毒及肾脏损害,胃也明显灼伤,吞服碱液者则局部症状明显,全身中毒症状较轻,症状持续约 1 周。重度灼伤者,不但食管损害严重,口腔黏膜及咽喉、食管周围组织常严重破坏,伴高热、休克和昏迷等明显全身中毒症状,并可出现纵隔炎、食管穿孔、食管气管瘘、肺脓肿和大出血等致命并发症。

2.隐性期

食管灼伤后 1～2 周急性炎症逐渐消退,体温平复,吞咽困难缓解,可能恢复正常饮食,故称为无症状期,一般持续 3～4 周。

3.狭窄期

食管灼伤 3～4 周后,开始瘢痕性愈合,吞咽困难症状逐渐加重,可发展至汤水难以下咽。食物及唾液贮于狭窄段食管上方,引起食管扩张,或反流入呼吸道导致肺炎。并出现脱水、营养不良、消瘦及恶病质。一般认为食管烧伤后瘢痕形成过程持续约 6 个月。此后无吞咽困难症状者,狭窄发生率不超过 1%。

【诊断分析】

根据吞服腐蚀剂病史。口咽部灼伤及有关症状,诊断一般可以确定,必须进一步检查灼伤范围及程度,以便制定治疗措施。虽然食管化学灼伤时口颊部都有灼伤,但是口颊部灼伤并不完全代表食管有灼伤。

胸部 X 线检查可以了解有无食管穿孔及肺部并发症。

食管造影检查简便而有价值,急性期检查可显示食管节段性痉挛,及黏膜破坏,但是却很难准确地反映病变的程度及范围,有时还可能造成一些假象,一般主张急性期不宜做食管吞钡造影检查,待进入隐性期后则需定期复查,如发现狭窄征象,应早期行扩张治疗。

近年来不少学者主张在灼伤后 24～48h 进行食管镜检查,是确定灼伤范围的主要手段。检查发现黏膜正常者,则无需治疗;若发现浅表损伤,则需治疗并作密切随访。早期食管镜检查容易穿孔,危险性较大,因此,检查中如发现食管环形深度灼伤,应立即中止食管镜检查。也有学者认为食管镜检查于灼伤 1～2 周后开始施行,一方面可以确定诊断,另一方面可根据情况作扩张治疗。以下情况不宜作食管镜检查:①咽喉部Ⅲ度灼伤;②呼吸困难;③休克;④有食管穿孔的表现。

食管灼伤的并发症分为全身及局部两种,全身并发症包括吞强酸者出现酸中毒、休克、全身重度感染;局部并发症在灼伤早期主要是大出血。胃灼伤、幽门梗阻、食管穿孔、食管气管瘘。喉头水肿、纵隔脓肿、急性精神病、肺炎、肺水肿等,晚期则可发生食管狭窄、支气管扩张、牵引型裂孔疝、食管瘢痕癌变。

【治疗要领】

1.早期急救及治疗

病情危重时就立即进行抗休克治疗,止痛、解痉、镇静、保暖、强心、利尿、禁食、输液,纠正脱水及水电解质平衡紊乱。服用中和剂和黏膜保护剂,对于吞服酸性腐蚀剂者可口服 2% 氢氧化铝或镁乳,对于吞服碱性腐蚀剂者可口服稀醋酸、稀盐酸、醋、橘子水、柠檬汁等,黏膜保护剂包括牛奶、蛋清、橄榄油、十六角蒙脱石粉等。注意吞服酸者忌用苏打水中和,以免产生过多气体,导致食管或胃穿孔;中和剂应早期应用,迟于 2h 才应用几乎无任何治疗效果;一般不用催吐剂,以免腐蚀剂反流加重食管损伤,且呕吐可能诱发穿孔。如果出现喉头水肿,呼吸窘迫,应当气管切开,小儿尤其应当注意。病情稳定后应留置胃管、鼻饲,以免食物污染创面。还可以减少创面粘连,为日后食管扩张作准备,该管可保留 3 个月以上。不要即刻行胃造瘘术,重度食管灼伤病人病情稳定后,一般先作空肠造瘘维持营养,以利于二期利用胃重建消化道,如果术中发现胃或食管坏死穿孔,可以作食管胃切除,一期吻合、急性期还应当用大剂量抗生素,以控制感染。

2.预防瘢痕狭窄

皮质激素预防瘢痕狭窄的效果是肯定的,但剂量、应用时间仍无定论,必须早期(48h 内)开始,并与大剂量抗生素并用,开始剂量较大,以后逐渐减量。灼伤早期插入胃管或较粗塑料管,对保持食管管腔通畅有一定作用,急性期可以抽吸胃液,防止胃液反流。溃疡愈合后,又可经胃管饲食维持营养。在灼伤早期,经口吞入一根丝线或尼龙丝,其头端系一个光滑的小纺锤形金属物,以便定位,当施行胃造瘘时,可将此线由腹壁引出,作为食管扩张的引导线,甚为方便。食管扩张术可以在灼伤 2～3 周后开始,在食管镜明视下认清食管腔,可在事先吞下的丝线引导下进行,较为安全。开始每周扩张 1 次,逐渐加大扩张器的号码,延长扩张间隔时间。食管腔内早期置支架管是近年来开展起来的技术,有助于食管腔在开放状态下上皮生长,可以代替部分食管重建术。

3.晚期治疗原则

食管灼伤的晚期治疗主要针对食管瘢痕狭窄,其他还有支气管扩张症牵引型裂孔疝等。

对于短而软的食管狭窄,食管扩张仍为首选的治疗方法,可以经食管镜扩张,也可以采用丝线导引法扩张,如果狭窄范围广,程度重,或已经食管扩张无效,宜进行手术治疗。手术时机应选定为食管灼伤至少6～8个月后,否则手术方式选择可能失当,造成再次狭窄。术式选择应根据病变部位、范围、程度而定。少数单一短节段性食管狭窄,可行局部纵切横缝,食管成形手术或局部切除,对端吻合术。对于食管狭窄范围较广者,可以行转流术,食管部分切除食管胃吻合术,结肠或空肠代食管等手术。

第八节　漏斗胸

前胸壁胸骨中下部与其两侧肋软骨异常向后弯曲凹陷呈漏斗样畸形,称之漏斗胸。漏斗胸是胸廓发生变形的一种畸形,脊柱、肋骨、肋软骨及胸骨均有异常。该畸形在出生后1年内发现的占80%。随着年龄的增长,漏斗样畸形日益明显,并影响心肺功能及精神情绪。漏斗胸约占出生婴儿0.1%,男与女之比为3～4：1,成人患者较少,不足5%。有些婴幼儿前胸壁凹陷呈反常呼吸,在2～3岁自行消失,被称为假性漏斗胸。故手术治疗不宜在3岁以前进行。

【病因】

漏斗胸与家族遗传有关。早在1594年,德国Brauhinus首先报道7岁男孩患漏斗胸并具家族史之病例。迄今,已发现父子或兄弟姐妹均可发生本病者占20%～37%。一般认为是下胸部肋软骨及肋骨过度发育,胸骨代偿性向后移位所致;也有人认为是膈肌的胸骨部分发育过短,胸骨向后移位而形成本病。漏斗胸患者合并其他先天性畸形者占10%。所有先天性心脏病伴前胸壁畸形者占0.17%,在胸壁畸形患者中伴先天性心脏病者1.5%。

【发病机制】

漏斗胸的胸骨中下部与相邻的肋软骨极度向后下方凹陷,使胸骨与脊椎之间隙大为减少,胸腔与纵隔脏器受到压迫,除外观受到较大影响外,其心肺功能也可由此发生障碍。患者双侧膈肌明显下降,影响肺内气体交换,为易引起呼吸道感染的原因之一。肺功能检查见肺活量减低,最大通气量下降。肺容积虽无改变,但残气量增加,运动耐量试验也有所增高。同时导致通气与弥散比例异常。凹陷的胸骨压迫心脏和大血管,临床上可于胸骨左缘闻及Ⅱ-Ⅳ级收缩期喷射样杂音。心脏被凹陷胸骨挤压而向左偏,心轴旋转,可出现心律不齐或传导阻滞。右室压力曲线升高,与缩窄性心包炎相似。同时由于心脏前方受到胸骨向脊椎之压迫,引起室腔或二尖瓣环明显畸形,部分患者可出现二尖瓣脱垂。

【临床表现】

漏斗胸较轻者可无明显症状,变形较重者则严重影响外观,压迫心、肺,产生呼吸循环系统症状,并可影响患儿的正常发育。呼吸功能障碍主要表现为肺活量减少,残气量增加,反复出现呼吸道感染症状。由于心脏受压,心排血量减少,患儿可出现活动后心慌、气促,甚至出现心前区疼痛。部分患者可见心律失常,胸骨左缘可闻及收缩期杂音。

漏斗胸的症状多随年龄的增长而逐渐加重。漏斗胸发生在学龄前儿童大多为对称性凹陷,心肺等脏器受压易于耐受,无明显症状,但易经常发生上呼吸道感染,反复发生肺炎者达

80%,多见左下叶或右中叶,严重者有咳嗽,短暂性缺氧和反常呼吸,但伴哮喘者少见。12~15岁患者,因年龄增长使前胸壁凹陷日益明显,多为不对称畸形,右胸凹陷时,胸椎右突和腰椎左突的脊椎侧突占26%以上,患者除前胸壁凹陷畸形外还可伴有凸肚,颈肩部前冲,背突体型。部分患者常因胸廓变形产生自卑感,从而导致精神消沉孤僻,个别人因精神忧郁而最终精神失常。

【诊断分析】

漏斗胸通过观察外观即可确诊。一般均呈典型的胸廓畸形,主要是胸骨、肋软骨及一部分肋骨向脊柱呈漏斗状凹陷,多从第3肋软骨开始到第7肋软骨向内凹陷变形,在胸骨剑突的上方漏斗凹陷最深,剑突的前端向前方翘起。后胸部多为平背或圆背状,颈肩前倾,年龄稍大者多有脊柱侧弯。胸廓上下变长,前后径变小,肋弓部向外突出。不对称性漏斗胸女性患者,可能有凹陷侧的乳房发育不良。体检时,应对凹陷的部位、程度、脊柱侧弯情况及精神状态做出全面的评估。

1.漏斗胸凹陷程度评估

(1)盛水量:即以仰卧位注入漏斗部的水量来表示凹陷的程度。用橡皮泥于漏斗部塑形后,放入盛水的量杯中,察看增加的水量数,可较容易地测出凹陷的容积。严重者可容水200mL以上。

(2)胸脊间距:根据X线胸部侧位片测算,胸骨凹陷深处后缘与脊椎前缘间距表示漏斗胸畸形的程度。>7cm为轻度,5~7cm为中度,<5cm为重度。

(3)漏斗胸指数:即根据前胸壁与凹陷畸形大小的比例测定所得的数据。近年来,有人以漏斗胸指数来表示凹陷的程度,但测量的误差可导致计算所得的指数,不够精确。相关医学学者提出的指数为:

$$F_2I=(a×b×c)/(A×B×C)$$

a:漏斗胸凹陷部的纵径.b:漏斗胸凹陷部的横径;c:漏斗胸凹陷部的深度;

A:胸骨的长度;B:胸廓的横径;C:胸骨角至椎体最短距离。

凹陷程度的判断标准为:$F_2I>0.3$ 为重度;$0.3>F_2I>0.2$ 为中度;$F_2I<0.2$ 为轻度。

此外日本学者等应用体表波纹图形显示漏斗胸的胸壁变异形态。该方法利用光源和格子的投照方法,并应用计算机计算凹陷部的容积。这一方法能够较为准确地评价畸形的程度及手术的效果,但需特殊设备。

2.胸片X线摄片及CT扫描检查

胸部后前位片示心脏左移与主动脉,肺动脉圆锥一起同脊椎形成狭长三角形。心脏右缘与脊椎相齐,两下肺清晰度增强。侧位片示肋骨呈前下方向倾斜与体轴成锐角,胸骨体凹陷,胸骨后与脊椎前间隙距离明显缩短,严重者几乎相接触。膈肌下降,活动减少,胸廓纵轴增加。

胸部CT扫描能够清楚地显示胸壁凹陷程度及心脏移位情况。

3.心电图检查

典型漏斗胸的心电图改变具有一定的特征。由于前胸壁凹陷、心脏左移及右心室受压,心电图可见 V1 导联的 P 波呈倒置或双向,QRS 波呈 rSR 型,T 波倒置。如治疗及时,心脏复位良好,这些异常改变可能逐渐消失。

4.呼吸功能检查

幼儿进行呼吸功能检查不易做出准确的测定,成年病人的漏斗胸凹陷程度越大,则肺活量减少及残气量增大的情况越严重,主要是限制性呼吸功能障碍。近来的研究表明,虽然术后患儿的症状明显地改善或消失,从肺功能可看出术前的限制性通气障碍已消失,但小气道气流受阻仍然存在。

5.心功能检查

漏斗胸患儿超声心动图检查可见射血分数(EF)及左室短轴缩短率(FS)较正常儿童明显降低,这一状况在 6 岁以上患儿中更加常见。胸壁畸形矫正后,心功能异常可在短时间内得到改善。

6.心导管及心血管造影检查

多数左室舒张末期压力明显上升。左室造影常可见二尖瓣脱垂;主动脉造影见主动脉瓣环扩大;冠状动脉造影见右冠状动脉的走行向后方弯曲。

【治疗要领】

1.手术适应证

轻度漏斗胸无须处理,中度以上的漏斗胸均应手术治疗。手术的目的不仅为了美容及防止产生心理负担,更主要是防止和纠正心肺功能障碍。漏斗胸胸壁畸形随年龄增长而逐渐加重,年龄较大的患儿常合并有脊柱侧弯,手术效果不佳。同时,最近的研究证实,部分漏斗胸患者的小气道可发生不可逆的改变,从而术后肺功能无法得到完全的恢复。因此,此类患儿应尽早实施手术治疗。由于幼儿中存在假性漏斗胸的可能,一般认为手术年龄以 3～10 岁为宜。

2.手术方法的选择

漏斗胸手术方法很多,大致分为胸骨抬举术和胸骨翻转术两大类。胸骨抬举术最初采用胸骨抬高而无支撑架的方法,此方法复发率高,术后易出现反常呼吸及扁平胸等,目前已基本不被采用。改良的胸骨抬举术包括应用金属支架等,治疗效果有所改进。胸骨翻转术是目前国内外应用较为广泛的手术方法,主要包括无蒂胸骨翻转术、带血管蒂胸骨翻转术及带腹直肌蒂胸骨翻转术等。

第三章　胃肠疾病

第一节　贲门失弛缓症

贲门失弛缓症又称贲门痉挛,是以食管下括约肌(LES)张力增高,食管体部正常蠕动消失及食管下括约肌在吞咽时松弛障碍为特征的食管运动功能障碍性疾病。它的主要表现为贲门非器质性的阻塞,同时并有近段食管的扩张现象。

贲门失弛缓症是一种少见病,在我国缺乏该病的流行病学资料,在欧美国家,该病的发病率为 5/10 万,发病存在地域差异,但无种族和性别差异,任何年龄均可罹患,但以 30～50 岁为最多见。约占食管疾病的 5% 左右,是仅次于食管癌的需要外科治疗的食管疾病。

【病因和发病机制】

本病的真实病因迄今尚无定论,临床上常发现本病多继发于感染、严重的情绪紧张、机体严重创伤以及过度肥胖节食引起的体重剧减等,近年的研究提示基因遗传、病毒感染及自身免疫可能与发病有关。

贲门失弛缓症的发病机制有先天性、肌源性和神经源性三种学说。目前被广泛接受的是神经源性学说,该学说认为贲门失弛缓症不是食管下括约肌本身的病变,而是支配食管下括约肌的肌间神经丛中松弛食管下括约肌的抑制性神经减少或缺乏引起。该抑制性神经元为非肾上腺能非胆碱能神经元,主要由氮能和肽能神经元构成,氮能神经释放的一氧化氮和肽能神经释放的血管活性肠肽等共同调节食管下括约肌的松弛。上述神经元或神经纤维的缺失是贲门失弛缓症的最重要的病理基础。另外,人们已注意到贲门失弛缓症在食管下括约肌、食管体、迷走神经以及吞咽中枢均可出现神经病理改变。

【病理】

由于食管下端不能作共济性的弛缓,故食物不能顺利通过贲门进入胃内,但贲门并无痉挛性的收缩现象。起初上段食管将增加收缩力,以致逐渐形成食管的肥厚。当病症逐渐进展、食管逐渐丧失其张力时,由于食物及分泌液的积滞,上段食管将逐渐扩张,并同时增长。食管壁的肌肉逐渐萎缩,弹性纤维也逐渐退化,整个食管的肌层被纤维组织所代替。随着病程的进展,扩张的食管可以有不同的形态:初时呈梭形,以后呈瓶状,最后可成 S 状。扩张的部位最显著的是在下端,但慢性病例其扩张变化可高达颈部。由于食物淤积,慢性刺激食管黏膜,引起黏膜充血、糜烂、溃疡、疤痕形成、上皮增生,可在少数病人诱发癌变。

【症状】

患者早期的症状大都不显著,多属间歇性的,故很少就医。随着病程的进展,症状逐渐变得显著,且呈持续性。主要症状有下列几点:

1.吞咽困难

几乎是经常的现象。吃固体食物时常感胸部有哽噎的感觉,而且在平卧时几乎不能咽下任何食物。

2.胸骨后疼痛

疼痛的部位常在胸骨后近下端处。初期的疼痛比较剧烈,是因食管肌肉非共济性地收缩之故。后期的疼痛比较缓和,是由于食管的扩张所致。早期的疼痛多发生在吞咽的时候,而晚期的疼痛以在食管被充盈时为甚。

3.食物反胃

病的早期往往在食后不久就反胃,但量不多;至后期则往往在食后要隔相当时间才有反胃现象,呕出的量甚大,且可看到二、三天前所吃的食物,有时甚至在空腹时也能有多量的唾液反出。这种反胃一般不伴有恶心及嗳气,向前弯腰或躺下时更易发生,而口臭则是经常的现象。

4.患者经常体重减轻。

贲门失弛缓症可以发生下列并发症:

(1)食管黏膜发生溃疡而出血、急性穿孔、憩室形成。

(2)发生吸入性肺炎、肺不张、肺脓肿、支气管扩张、胸膜积液等;有时并可引起心脏及大血管的压迫症状。

(3)营养障碍,特别是 B 族维生素、维生素 C 缺乏。

(4)中毒性或风湿性关节炎。

(5)偶然可以引起食管下端或胃底癌。

【诊断】

除上述的典型症状外,诊断的最后依据是靠 X 线吞钡检查、食管测压和食管镜的检查。

1.X 线检查

检查前应将食管灌洗抽吸干净,然后吞入钡剂进行 X 线检查。可以看到食管有显著扩张,但在横膈部分胃食管交界处则逐渐变得细小,像一个鸟嘴状,其黏膜光滑整齐。在透视时可以看到钡剂至贲门部有突然停滞的现象,以后虽然有少量钡剂可以进入胃内,但钡剂常在食管中滞留至数小时之久。有贲门失弛缓症典型症状的患者,其正位胸片上纵隔内双重条影和侧位片上后纵隔气液平面,对诊断有重要价值。

2.食管测压检查

贲门失弛缓症食管测压检查的主要表现有:①体部中下段缺乏推动性蠕动波;②食管下括约肌松弛率明显降低;③食管下括约肌静息压明显升高;④出现低幅同步收缩波。

3.食管镜或胃镜检查

可以进一步除外食管的器质性病变及并发症如癌变、溃疡或食管炎等。

【治疗】

迄今尚无任何治疗手段能够恢复受损食管的平滑肌动力,故贲门失弛缓症的治疗着重于松弛,从而缓解临床症状。可以有下列 4 种不同的疗法:

1.药物治疗

包括:①柔软无渣滓而多营养的食物,特别需富含维生素的;②精神神经的治疗;③各种解痉挛药物的应用,如亚硝酸戊酯或阿托品等。这些疗法在早期可能暂时有效,但对慢性病例则多无效。

2.肉毒毒素注射治疗

肉毒毒素是肉毒梭状杆菌产生的外毒素,是一种神经肌肉胆碱能阻断剂。它能与神经肌肉接头处突触前胆碱能神经末梢快速而强烈的结合,从而抑制平滑肌收缩起到治疗作用。可在内镜或超声内镜下分 4 点注射到食管下括约肌区域。治疗后 6 个月内症状缓解率可达 65%,几乎没有任何并发症,比较适合于高龄、高危或拒绝扩张和手术治疗的病人。但远期疗效明显差于扩张治疗。

3.扩张疗法

扩张治疗是治疗贲门失弛缓症首选的非手术治疗方法,可采用水、气或水银扩张器,目前大多采用气囊扩张。通过扩张,使食管下括约肌发生部分撕裂,解除食管远端梗阻,使患者症状缓解,一般应扩张到 3.5~4.5cm,多数人主张一次扩张,也有人主张逐渐加压,多次扩张。目前倾向于采用逐步增加气囊直径的方法。在进行扩张以前必须经过 X 线及食管镜的检查,食管下端有溃疡者即不能应用扩张疗法。扩张治疗的有效率为 65%~80%,低于手术治疗,其远期疗效也不如手术治疗。扩张治疗后的并发症发生率较低,约 6%,主要并发症有食管穿孔、出血及吸入性肺炎等。其中穿孔最为严重,发生率为 1%~5%,发生穿孔后一般需手术修补,偶尔可采用保守治疗。而下列情况则通常是扩张疗法的禁忌证:①贲门失弛缓伴有巨大膨出性食管憩室或食管裂孔疝者,扩张疗法易引起穿孔、出血等并发症;②贲门部有溃疡或疤痕形成者;③不能排除恶性肿瘤可能者;④病员以疼痛为主要症状者。

4.手术治疗

约 30% 的病例需用手术治疗。有下列情况者为手术适应证:

(1)晚期病例食管已有严重的扩大,甚至已呈瓶状或 S 状者,用扩张疗法有损伤或者穿破的危险。

(2)婴儿或孩童不适用扩张,或者扩张有危险者。

(3)不能除外有癌变的可能者。

(4)采用扩张治疗失败——气囊不能通过贲门进入胃内,或者扩张效果不显著者。

贲门失弛缓症的手术方法的基本术式为食管贲门肌层切开术(Heller 手术),原先描述的手术方法是同时行前部和后部括约肌切开,现已改良为仅行前部括约肌切开术,即改良 Heller 手术。该手术可通过经腹或经胸途径完成,并使 85%~90% 的患者症状得到长期缓解。其主要并发症为胃食管返流性疾病。大多数学者认为经腹行改良 Heller 手术需加作抗返流手术(Dor 或 Belsey 式胃底部分折叠术),因为经腹手术破坏了膈食管韧带,使得食管抗胃返流的屏障受损,导致术后食管返流性疾病的出现,而经胸手术无需行抗返流手术。

食管贲门肌层切开术(改良 Heller 手术):本法最为简单安全。手术的原理与先天性幽门狭窄的 Ramstedt 手术相似,均为一种黏膜外的肌肉层单纯切开术。

①患者取平卧位,作上腹部左侧旁正中切口。

②用盐水纱布将大肠和小肠隔开。将胃向下拉,同时将肝左叶的冠状韧带切断,即可将肝左叶向右侧牵开,以暴露食管的腹腔段及胃贲门。

③将食管上的腹膜沿折向横膈的地方横行切开约 5cm,然后交互使用钝性或锐性的分离法将食管四周都游离出,并用一根带子围绕食管,备作向下的牵引。注意保存迷走神经的完整性,左(前)迷走神经可以在分离后把它向右侧牵开,免使受伤。

④将食管向下牵引,在食管的前壁和贲门的狭窄处作纵形切口,长 7~8cm。这个切开必须十分小心地单切开肌层而勿伤及黏膜,然后将肌层小心拨开,使下面的黏膜逐渐从肌层的切口中突出。在食管的肌层已经切开、黏膜已经突出后,切口就可以向下延长到胃壁上,同样将肌层切开,并使胃黏膜突出。这样整个切口长 10~12cm,约 8cm 是在食管上,约 4cm 是在贲门和胃壁上。

必要时可以先在胃的前壁切开一个小口,并伸一个手指通过贲门到食管中,然后在这个手指的衬垫下切开食管和胃的肌层,可避免伤及黏膜。

在肌层切开后,常可在黏膜上见到有细小的血管。这些小血管必须予以结扎切断,然后方能使黏膜很好地突出。万一有黏膜的破伤,可以用细丝线将伤洞缝合,一般不至发生意外。

⑤手术完毕后最好将胃稍加拧挤,使胃内的空气和胃液挤向食管,以确认黏膜并无破损,否则即应小心予以缝合修补。

⑥最后缝合腹壁各层。腹腔无须引流。

本手术也可以通过一个经胸的切口进行,但经腹的切口暴露也很满意,故经胸切开似非必要。手术的疗效一般良好,但 X 线的检查结果不如临床症状改善显著,食管往往仍有扩大现象。

近年来腔镜技术的迅速发展使贲门失弛缓症的治疗发生了巨大变化,目前经腹腔镜或胸腔镜行改良 Heller 手术的技术已日趋成熟。这种微创性手术的疗效与开放性手术相似,且创伤小,缩短了手术和住院时间,减少了手术并发症。与传统手术相似,一般认为经腹腔镜手术需加作抗返流手术,其疗效略优于经胸腔镜手术。有报道经腹腔镜行改良 Heller 术加 Dor 胃底折叠术治疗 142 例贲门失弛缓症的 5 年缓解率达 90%。

食管胃底吻合术(Heyrovski 法):对手术后因括约肌切开不彻底而复发,或巨食管术后食管仍难排空者,可考虑行食管胃吻合术(Heyrovski 或 Gron-dahl 手术)。

①~②与 Heller 手术相同

③将食管下端充分游离后,可以将它拉入腹腔达 8~10cm。用丝线将它缝固在横膈腹膜上以防止其缩回胸腔。将胃底的内侧壁和食管下端作一排间断的丝线缝合,为双层缝合的后层。这层缝线应该缝住肌层,但不应该穿入胃腔内。

④在上述缝线的两旁各作切口长约 6cm。将食管和胃壁的全层用 0 号丝线作连续的锁线缝合,至前壁用 Connell 缝合法将前壁作内翻缝合。最后,前壁应再缝一道丝线的间断缝合予以加固,同样的只缝肌层而不缝住黏膜。上、下两个转角的地方,可以再用二针内翻的褥式缝合予以加强。

食道胃吻合术(Grondahl 法):为 Heyrovski 手术的一种变式。其唯一的不同是在于食管上的切口经过贲门后再弯向胃底部,整个切口呈 U 形,其他的操作步骤与 Heyrovski 法完全相同。

Heyrovski 或 Grondahl 食管胃吻合术一般也能获得满意的结果。但据文献报道有较多发生并发症的可能,如反胃、食管炎、食管下端溃疡、吻合边缘溃疡,及因此而引起的吻合口狭窄等,均有报道。相比之下,Heller手术既简单而更有效,故后者现已成为贲门失弛缓症的典型术式。

第二节　先天性幽门狭窄

先天性幽门狭窄是因幽门括约肌的肥厚及痉挛,致食物不能通过幽门而产生的一系列临床症状的疾病。在婴儿出生后的最初几周内发生持续性的呕吐、顽固性的便秘;同时并可看到胃的蠕动波和摸到幽门的硬块。若没有及时诊断和正确治疗,病儿将发生严重的营养障碍而迅速衰竭死亡。除了胃与十二指肠溃疡和胃癌以外,本病是胃的病变中较常见的一种。在婴儿出生以后的最初儿周,这是需要外科治疗的最常见的病变。

本病的发病率各医院的报道不一,难于肯定,大概在0.5%。患此病者以男婴为多,两性之比例为(4~6):1,而且往往家庭中的第一个男孩更易罹患此病。不少外科专家曾经报道同一个家庭中先后有几个婴儿曾患此症。

【病因】

先天性幽门狭窄的基本病因何在虽有不少理论试图予以解释,然而至今尚无定论。目前有三种学说:

1.遗传因素

有家族发病倾向。单卵双胎多于双卵双胎。目前认为是一种多基因性遗传,临床上表现为幽门的环状肌有先天性肥大,致幽门的内腔变得狭窄。

2.胃肠道激素紊乱

免疫组化研究提示在幽门环肌层中脑啡呔、P物质及血管活性肠肽等肽能神经纤维明显减少或缺如,同时患者血清胃泌素水平明显增高。胃肠道激素紊乱可能造成幽门括约肌松弛障碍,括约肌痉挛。

3.幽门肌间神经丛发育异常

因括约肌的神经肌肉丛发育不全,致括约肌不能弛缓,而引起幽门肌肉的代偿性肥大。

看来,括约肌的先天性肥大和继发性的痉挛现象都是存在的,因为有时婴儿出生时即能摸得肥大的幽门肿块,甚至早产儿也幽门肥大;而括约肌痉挛的现象也是客观存在的,例如不少患儿应用阿托品后有效,同一个患儿在不同时期的梗阻程度有差异,手术时患儿在麻醉后往往肿块会消失,均说明括约肌除了真正的肥厚以外还有痉挛现象存在。但在不同的个体中,肥厚与痉挛所占的成分则可能有所不同。至于括约肌何以会肥厚与痉挛的原因,则迄今尚未能做出满意的解释。

【病理】

最突出的现象是幽门括约肌、特别是它的环状肌的肥厚增生,较正常的括约肌厚2~4倍,使整个括约肌硬得像一块软骨,形如橄榄。整个括约肌的肿块常突出到十二指肠腔中,如像子宫颈突出到阴道中的样子。病变初期括约肌多呈粉红色,后期多呈白色,在病理上并无炎症的现象,但有时可以有程度不同的水肿。胃则常有扩大现象,且常有一定程度的胃炎存在。

幽门部的黏膜,常因外层括约肌的收缩而形成纵行的折皱,致使内腔极度狭窄,有时仅能勉强通过一个探针。但当外层的环形肌切断以后,其黏膜常能张大突出至切断的肌层以外。最后的愈合是靠浆膜和黏膜下层的纤维组织的逐渐收缩,大约 3 个月以后胃和幽门即能恢复正常。但如先天性幽门狭窄患者采用胃空肠吻合术来治疗,有学者曾发现此肿大的幽门括约肌可持续至成人以后;也曾有报道在胃空肠吻合后,随访 37 年发现幽门括约肌肿大的情况仍然存在。

【症状】

患此病的婴儿,多数在出生时是属正常。症状的出现多数是在出生后的第二周或第三周,甚至可迟至第十周或更久。偶尔也有在出生后几小时或一、二天内即发病者。所有症状都是因幽门发生阻塞后产生的,包括下列各项:

1.反胃和呕吐

通常是本病的第一个也是最重要的症状。开始时一般仅是一种轻度反胃,多半发生在喂乳以后,因此很容易被认为是喂乳过多的原因。但以后呕吐得越来越明显,从经常的少量呕吐发展到历时较久的大量呕吐,而且呕吐的性质也逐渐从单纯的反胃发展到喷射性的呕吐;直至病的末期,胃运动机能极度减退时,呕吐又从喷射性再度变为无力的返流。这种呕吐一般不像肠梗阻那样伴有疼痛,患儿也没有啼哭和屈腿的现象。患儿的胃口一般很好,特别是在刚呕吐以后往往更加拼命吸乳,只在将要呕吐以前,患儿的食欲始有所减退。喷射性的呕吐是本病最常见的症状,90%～96%的患者有此现象。呕吐物中不含胆汁,可与十二指肠的先天性闭塞相鉴别。

2.便秘或腹泻

约90%的患儿有明显便秘,其余10%的大便可以正常。但有时可以有腹泻,表示患儿的肠道有感染存在。大便量少而呈绿色,且多黏液。

3.脱水和消瘦

因患儿反复呕吐,体重迅速减轻。脱水现象也很严重,如皮肤干燥、弹性消失,面容灰暗、额上发皱、鼻尖削而颧骨高,嘴角瘪而眼眶陷。体重减轻愈多则情况愈加严重。患儿一般没有酸中毒而反出现显著的碱中毒现象,有时甚至会出现搐搦症。

4.腹部膨隆

在体检时常可见上腹部有明显的膨隆,而下腹部则多平坦柔软。

5.胃蠕动出现

典型的胃蠕动波可见其自左侧肋缘部开始,横过上腹正中而消失在右腹直肌的外缘部。蠕动波发生的部位表示胃的位置,而其消失的部位就是幽门的所在。75%～85%的患儿可以看到有胃的蠕动波;在喂乳以后或者轻轻叩击左腹直肌时,蠕动波更加显著。

6.幽门肿块

肿大的幽门括约肌一般是可以摸到的。据统计 95%～100%的病例可以摸到幽门,但这并不是说肿块是经常可以摸到或者很容易摸得的。胃胀满时肿块可能摸不到,触诊时如手法不当或者不细致耐心也很难摸到。婴儿刚吐过以后,或者在胃蠕动波最明显时,肿块一般能摸得最清楚。如症状疑是先天性幽门狭窄,经反复检查均不能摸到肿块时,应在患儿被麻醉后再作最后的检查。

【X线检查】

如能摸到肿大的幽门,X线的检查非属必需。但如临床诊断不能肯定时,则X线的检查有时能提供有价值的诊断依据。通常平片的价值不大,如遇疑难的病例需要钡餐,但需注意避免发生吸入。在幽门梗阻时,X线吞钡检查主要有下列表现:①胃的扩张;②间歇性的蠕动亢进;③幽门管异常增长。正常的幽门仅长2~3mm,在有幽门括约肌肥大时幽门管可长达6~7mm;④胃的排空时间迟缓,如在钡餐后3小时仍有75%的钡剂滞留胃内者有梗阻现象。如在6小时后仍有大部分滞留时,应即插入胃管将钡剂抽出,以免呕吐时有被吸入肺的危险。

【诊断】

先天性幽门狭窄的诊断,首先依靠能摸得肿块,因为这是婴儿的其他疾患所没有的特征。如有呕吐、便秘和胃蠕动波的出现,再加摸到肿块时,诊断应该更加肯定。有时需要与下列情况鉴别:

1.幽门痉挛

呕吐呈间歇性,时发时愈;且症状能因内科解痉疗法而迅速缓解,也不会摸到肿大的幽门环。

2.十二指肠闭锁

症状在出生后立即发生,在开始哺乳时即有呕吐现象;因闭锁部位大都是在十二指肠降部,呕吐为非喷射性,且呕吐物中常混有胆汁。腹部不能摸得肿块。X线检查,不但胃有扩大,且十二指肠的上段也有扩大。

3.食管闭锁

在每次哺乳后立刻有呕吐,呕吐非为喷射状而为反胃样。X线检查能决定诊断。

4.其他

胃炎或哺乳不佳,内疝或小肠扭转等,有时可能引起诊断困难。

【治疗】

总的说来,先天性幽门狭窄的诊断一经确定,手术治疗是唯一有效的疗法。但有时也可以进行内科的保守疗法。

1.保守疗法

如诊断可疑,不能摸得橄榄样的肿块,梗阻有可能是由于单纯的幽门痉挛时;或者症状比较轻微,不但症状发生得较晚,在出生后第10~12周后始发生呕吐现象,而且梗阻是不完全性的,患婴的体重可以维持甚至稍有增加者,可以进行保守疗法。

保守疗法包括饮食的调节,适当的洗胃,注射生理盐水,以及足量的解痉药物等。不少文献曾报道应用阿托品,特别是用硝酸甲基阿托品后有良好的效果。

2.手术疗法

凡幽门梗阻的症状较为显著而保守疗法无效者,或者腹内能摸得肿块者,应即进行手术治疗。由于术前准备的日趋完善,操作技术的日益提高,目前手术的死亡率已不超过1%~2%。术后的疗效也极为显著,病儿能很快地正常进食,因而能迅速地恢复体力和增加体重。因此手术疗法应该是先天性幽门狭窄的根本疗法。

手术死亡率所以能迅速下降,大概是由于下列原因:

(1)手术的早期进行:病症拖延得越久、体重减轻得越多,则手术的死亡率越大。故早期诊断和早期手术是必要的。

(2)充分的术前准备:先天性幽门狭窄的患儿虽然需要早期手术治疗,但决不应该进行紧急的手术治疗,更不应该进行无准备的手术治疗。只有在患儿已有了充分的术前准备以后(通常需3~4d),包括水分的补充、适当的输血、胃的减压和适当的保暖等,才能安全地进行手术。

(3)常规地施行 Fredet 和 Ramstedt 的幽门环状肌切断术。按在手术疗法以前患儿大多应用内科疗法时,死亡率约为80%。既往在施行其他的手术疗法时,幽门切除术的死亡率为100%,幽门成形术的死亡率为80%,胃空肠吻合术的死亡率为50%~60%,只有 Fredet 和 Ramstedt 的手术最为简单而安全可靠,其死亡率早年约为10%,现在为1%~2%,是目前最为理想的手术方法。腹腔镜下施行幽门环状肌切断术可达到传统手术同样的疗效,且手术创伤小,术后恢复快。但对手术操作技巧的要求较高。

(4)术后的妥善护理,对患儿的康复也有重大的意义。应在小儿内科医师和专职护理人员的密切配合下,进行保暖、饮食、维持生理平衡、防止各种并发症等各项护理工作。

幽门环状肌切断术(Fredet 和 Ramstedt 法):手术目的是在于纵行切开幽门的环状肌而不切伤黏膜,然后分开切断的肌肉环使黏膜从创缘中突出,从而使幽门的内管以扩大而梗阻获得解除。其手术指征为先天性幽门狭窄患者,有梗阻的现象并有肿块可摸得者,均为手术适应证。

①平卧,肢体用布裹住,仅露出腹部手术野。作上腹部的右旁正中或经腹直肌切口,长约6cm。

②进入腹腔以后,应注意防止小肠的脱出,以免增加手术的麻烦。将肝脏向上牵开,找到胃以后就可沿着胃壁追踪到幽门,于是可用左手的拇指和示指夹住幽门将它提出创口以外。

③用尖头刀将浆膜和肥大的括约肌小心层层切开,直至黏膜自肌层的切口中突出为止;同时用一个小的蚊式钳将切开的肌层轻轻分开,更可以使黏膜向外突出。整个切口长1.5~2.5cm,近端始自幽门静脉,远端略弯向下,而分开后的宽度应至少有1.3cm,方能使幽门部的黏膜充分突出。应该注意把所有的肌纤维完全切断,否则梗阻将不能解除;同时又应小心不要切破黏膜,特别是在幽门肿块和十二指肠相交接的部位,十二指肠壁很像一个穹隆,最容易被切破。

④在肌肉环已被适当地切断分开后,为了要证实幽门是否已经通畅,可以把留置在胃内的胃管隔着胃壁慢慢把它推进十二指肠腔中,如此即可证明幽门已经通畅。Fisher 主张在胃的前壁作一个小切口,然后用一把弯血管钳探入胃内通过幽门,也可以更确切地证明幽门的畅通程度;至于血管钳拔出后留下的一个小孔,可以很容易地用双层荷包缝合线把它缝闭,不至于发生任何不良影响。然而作者认为这一步骤通常是不必需的。

⑤十二指肠的黏膜是否有破伤也应十分注意。通常如黏膜有切破时,会立即看到有几滴血性液体溢出;但最好把胃壁挤压一下,如有黏膜破伤时,会有气体溢出的嘶声。此时应该立即用细丝线将它缝住,这样就不会引起任何不良的影响,否则会发生腹膜炎。

⑥切开的创缘用热盐水纱布卷压一下就可止血。若已经肯定幽门是通畅的,创缘并无流

血,十二指肠黏膜也无穿破,即可将幽门放回腹腔。腹壁用丝线分层缝合。

第三节 急性胃扩张

急性胃扩张是一种胃的急性极度膨胀现象,胃内有大量的积气和积液,并伴有溢出性呕吐,进行性的脱水和少尿或无尿及电解质紊乱,偶尔可有搐搦,最后可因衰竭而死亡。早年文献报道手术后急性胃扩张的死亡率高达 75%,近年来由于对急性胃扩张的病理生理有了进一步的了解,早期诊断后及时适当的治疗可使死亡率接近为零。但暴饮暴食所引起的急性胃扩张死亡率仍可达 20%左右。

【病因】

急性胃扩张叫以在多种情况下发生。约 70%的病例是继发于腹腔手术后,也可发生于其他部位手术的患者,如头面部、肢体及泌尿系的手术等。在吸入麻醉后固然常见,但即使是在局麻后也可发生。其他非手术的疾病如急性传染病(肺炎、伤寒、败血症等)或慢性消耗病(如结核、糖尿病、慢性肾盂肾炎等)也可发生此种现象。甚至在正常分娩或暴饮暴食后,也偶可见到有这种病况。

由此可见,急性胃扩张的病因是多方面的。它可能是由于下列任何一种或几种原因所引起的:

(1)无论是对躯体神经或内脏神经的强烈刺激,均能引起胃壁的反射性抑制,造成胃壁的弛缓,并进而形成扩张。

(2)在腹部手术或任何其他手术时,甚至在分娩时,可以引起胃的迷走神经的过度抑制和交感神经的刺激,造成胃扩张。

(3)某些疾病所产生的毒素以及低血钾等,也能造成上述结果。

(4)麻醉过程中面罩加压给氧或吸入大量空气。

(5)胃的扩张有时也可以伴有十二指肠近端部分的扩张。在这种情况下,十二指肠第三部分的被压迫可能是一个重要原因。

总之,在胃有急性扩张时,不论其诱因如何,自主神经的不平衡现象是肯定存在的。由于胃原发性的麻痹和胀满,可将横结肠和小肠挤向下方,致小肠系膜紧张而肠系膜上动脉将对十二指肠的水平部发生持续性的压迫,或者胀满的胃直接压迫在十二指肠横部通过脊柱的部分,结果均可同时造成胃和十二指肠降部的急性扩张现象。

【病理】

胃有极度扩张时,几乎可以占据整个腹腔,胃壁则变得极薄且十分脆弱,其黏膜也变得很平,完全丧失了它的皱折,黏膜上并有无数细小的出血点或溃疡。胃内则有大量的积气和棕黑色的液体。到后期可因胃壁缺血而导致坏死和穿孔。

少数病例的扩张是至幽门为止。但在多数的病例,则可见扩张直到十二指肠的横部,该处即是肠系膜上动脉横过的部位。有时也可看到空肠的上段同有扩张的情况,对这样病例,则显然肠系膜上动脉的压迫不再是发病的原因。

胃内的大量积液被认为是由于某种毒素的催分泌作用所引起,但显然胃肠的吸收机能也已发生障碍;此种吸收障碍究竟是因神经血管机能的紊乱所造成,还是十二指肠被肠系膜血管急性压迫的原因,没有定论。

【症状】

大都发生在术后的第 2 或第 3 天,但也可能在手术的时候或紧接着手术以后发生,或者迟至手术后 2 或 3 周以后发生。最显著的症状有腹胀、呕吐、脱水及电解质紊乱等。

1.腹胀

可以不自觉地逐渐发生,也可以突然发生。开始时先有上腹部膨胀及恶心,然后可波及整个腹部。因为这种胃胀是麻痹性的,所以不伴有蠕动和肠鸣,也无显著的腹痛。如胃中仅有胀气,则腹部和左下胸均可呈鼓音,而心脏会被推向上且有受压迫现象。如胃中胀满的是液体,则上腹部或者整个腹部的叩诊将呈实音,振水音阳性。

2.呕吐

为一种频繁的、不自主的、无力的呕吐;一般不伴有腹痛,也不作喷射状。所呕出者主要是大量的液体,但同时也会嗳出大量的气体。呕出物最初是无色的,以后多混有胆汁,最后则常为黑褐色或咖啡色,但不会是粪液样的。口角嘴唇则常被呕出物浸渍得有异样的酸臭感觉。

3.脱水和电解质紊乱

若病人未获及时诊治,病情继续发展将出现脱水、中毒症状等。病人面容苍白、眼眶凹陷、皮肤厥冷、虚汗淋漓。体温低降不升、脉搏快速微弱,呼吸则浅速而呈胸式。由于出汗及呕吐频繁而有多量之体液丧失,故小便量少而浓,且感口渴难禁。此时血液检查常可发现有严重的碱中毒现象,血氯则降低。

【诊断和鉴别诊断】

若手术后早期发生上腹部的膨胀,无力地呕出大量棕黄色或咖啡样的液体,腹部振水音阳性,但没有肌紧张和蠕动波,胃肠减压时胃内可抽出大量的液体和气体,病人迅速发生脱水和中毒的现象,腹部 X 线平片上可见左膈下有明显扩张的胃泡和液平,或侧位片上有充气扩大十二指肠,以及腹部 B 超示胃腔大量积液时,则应该考虑急性胃扩张的诊断。但需与下列疾病作鉴别:

1.肠梗阻

除了有腹胀以外,肠绞痛和肠蠕动的亢进是一种显著的症状。其呕吐常呈喷射状,且呕吐物常带粪臭。在术后肠梗阻患者,腹胀最明显的部位是在腹中部,而急性胃扩张的腹胀主要是在上腹部。

2.急性腹膜炎

有时急性腹膜炎本身就可以引起急性胃扩张,急性胃扩张伴胃壁坏死穿孔也可导致腹膜炎。但如急性腹膜炎患者不伴有急性胃扩张时,则二者之鉴别应无多大困难。急性腹膜炎患者的呕吐不如急性胃扩张患者那样剧烈,呕吐物也不多,而发热和白细胞增多则属常见。并有明显的腹部压痛、腹肌紧张和反跳痛等腹膜刺激征。

3.肠麻痹

鉴别比较困难,然而肠麻痹主要是累及小肠下端,故腹胀是以腹中部最为明显。在肠麻痹患者,胃内不会有大量的积气和积液,抽空胃内容物后患者也不会有多大的好转,而这些正是急性胃扩张的特点。

【预防和治疗】

急性胃扩张一旦发生,自行痊愈的机会极少,如不及时治疗,患者几乎都将死亡,治疗不得法的病例死亡率也很高。然而,目前由于处理恰当,以及术前准备及术后护理措施的改进,手术操作方法的进步,特别是术前常规插胃管进行减压,急性胃扩张的发病率也已大为减少,疗效也明显改观。

既往单纯的药物治疗者死亡率高达 93%,用各种手术治疗者(如胃造瘘、胃肠吻合术等),其死亡率约为 72%,用洗胃的方法治疗者死亡率为 50%,平均死亡率当在 65% 以上。而目前的死亡率则几乎是微不足道的,主要是因为采用下列综合疗法:

1.抽吸和冲洗

将胃内的液体和气体完全抽空,以后再每隔半小时用温盐水予以冲洗,直至 24～48 h 后胃的情况恢复正常为止。并予持续胃肠减压。情况好转时可以看到抽出的液体将逐渐减少,颜色逐渐变淡,臭味也逐渐减轻,至完全恢复正常。

2.纠正脱水、电解质及酸碱失衡

由于呕吐和出汗而引起的严重脱水现象,应以静脉注射生理盐水的方式补充,同时并应输入 5%～10% 的葡萄糖溶液维持水分的平衡,必要时输入适量的胶体溶液或血浆等,以保持正常的尿量。定期监测血电解质和血气分析,及时纠正电解质紊乱和酸碱失衡。

3.位置疗法

单纯的抽吸和冲洗无效者,应即辅以位置疗法。病人取俯卧位,并将身体下部抬高,可以减轻小肠系膜的紧张并防止十二指肠的压迫。这个体位有其一定的价值,但病人在腹部手术后往往不耐俯卧,头低脚高的位置且会使呼吸循环受到进一步影响;故除非十二指肠横部有显著的受压现象,否则并不必需。

4.胃切开术

暴饮暴食后胃内有大量食物积滞而又不能自胃管抽出时,或已发生胃壁坏死穿孔者,须考虑及时手术治疗,行胃切开术。术后继续胃肠减压或予胃造瘘术。

第四节　胃扭转

胃扭转偶见于 X 线钡餐报告,多数不需要手术处理,临床上应对此有所认识。

【病因病理】

胃扭转按发病的急缓分为急性和慢性两类。

急性胃扭转与固定胃的解剖结构异常有关,如较大的食管裂孔疝、膈疝、膈膨出、内脏下垂、胃大小弯的韧带过长、十二指肠外侧腹膜过松等。而剧烈呕吐、急性胃扩张、胃巨大肿块、胸腔负压的急剧改变等则是急性胃扭转的诱因。

慢性胃扭转多继发于膈、胃本身及上腹邻近器官病变,如穿透性溃疡、肝脓肿、膈创伤等造成的粘连可将部分胃壁固定于异常位置而形成扭转的形态。

按扭转方向的不同,胃扭转可分为系膜轴及器官轴两型。前者较常见,胃以从小弯中点至大弯的连线为轴心(横轴)发生扭转,造成胃前后壁对折,使胃形成两个小腔。器官轴型则胃以从贲门至幽门的连线为轴心(纵轴)扭转。两种类型的扭转程度一般在180°以下。

【诊断】

1.临床表现

胃扭转的症状和体征决定于发作为急性还是慢性,扭转程度为完全性还是部分性。急性胃扭转三联征(Borcherol 三联征)为上腹局限膨胀性疼痛、重复性干呕和不能将胃管插入胃内。腹部体征包括上腹可见胀大的胃型,压痛明显,可引出振水音。病情进展急剧,脉搏快速,呼吸急促,可很快陷入休克甚至死亡(有文献报告急性胃扭转的死亡率可高达30%)。慢性胃扭转则可无任何症状,或有类似于胃十二指肠溃疡或慢性胆囊炎的症状,往往有多次反复的急性发作史。

2.X 线检查

急性胃扭转时的 X 线片常可见宽大气液平面的胃泡阴影,有时可见左膈升高(膈膨出、膈疝等),吞钡检查见钡剂停留于食管下段而不能通过贲门。慢性胃扭转可在钡餐检查时偶然发现。系膜扭转型的 X 线特征是两个有液平面的胃腔以及幽门和贲门在相近平面。器官轴扭转型则见胃大小弯倒置,胃底液平面不与胃体相连,胃体变形,幽门向下。有时尚可发现与扭转有关的相应病变。

【治疗】

偶然发现的无症状或症状很轻的慢性胃扭转一般不需手术治疗。

急性胃扭转或慢性胃扭转急性发作时应先试行放置胃管。若能置入胃内,则将胃内大量的气、液体吸出,急性症状缓解后再进一步检查确定治疗方案。若不能插入胃内,则应及早手术。

手术方式:若能肯定引发胃扭转的病因,则针对病因处理。如胃病变的胃部分切除术、粘连索带的松解分离术、膈疝的修补术等。胃固定术适用于非此类病变所致者,视术中情况将胃分别固定于前腹壁、肝圆韧带或横结肠系膜等处。最简单的前腹壁固定法为胃前壁置管造口术。

第五节　胃下垂

由于胃支持韧带的松弛,或者是因胃壁的弛缓,致在直立时胃的下端(大弯)位于髂嵴间线下方5cm 或更下的位置,同时伴有排空缓慢的情况者,称为胃下垂。

【病因】

胃下垂有先天性或后天性的。先天性的胃下垂大都是内脏全部下垂的一种表现,主要是由于腹内脏器支持韧带的松弛所致。后天性的胃下垂可能是因严重消瘦或腹肌张力消失后继发的,其结果是胃不能固定在原有位置上,以致直立时有下垂现象。

胃壁本身的弛缓也是一个重要因素。因为在胃壁的运动功能方面,它具有张力及蠕动两种性能,均受自主神经系统的调节。Schle-singe 曾按照胃壁的张力情况将胃分为四个类型。若胃壁的张力减低,则整个胃将呈鱼钩形,胃的低位部分将因纵行肌及环形肌的弛张而显得异常扩大,其下缘常坠入盆腔中。

【病理】

下垂的胃其排空常较缓慢,有时甚至会出现明显潴留。由于食物潴留的结果,常会发生食物发酵和继发性的胃炎变化。

【临床表现和诊断】

胃下垂可能不出现任何症状,而仅在检查病人时偶然发现。另一些病例则会发生若干综合病症,与胃溃疡颇为相似。患者常感心窝部沉重、食后饱胀、嗳气或呕吐;呕吐物的量很大,常含陈旧的食物残渣,并时带发酵的酸气。振水音有时也很明显。便秘、消瘦也常是患者的主要症状。

确定诊断有赖于 X 线检查。在进钡餐后可见胃呈鱼钩形,其上端细长,两壁较靠拢,而下端则显著膨大,下缘常在髂间线以下数厘米处。胃内常有较多量的残余液体,而排空时间则有显著的迟缓。

【治疗】

绝大多数的患者宜用内科疗法。加强营养和一般的强身疗法,如打太极拳,大多可以收到良好疗效。同时进行肾囊封闭或针灸治疗,也可以加强胃的张力;必要时还可以应用腹带或胃托。

上述的保守疗法不能收到预期疗效时,极个别的也可考虑行外科治疗——胃固定术。但应该强调指出:这种手术基本上是非生理的,也很少能获得良好的效果,只有在保守治疗完全无效而症状又极度严重时方可试行。

胃固定术在过去曾经有多种方式。Beyea 法是用间断的丝线将胃的小网膜折叠缝起,使它缩短,因而将胃吊起使之不致下垂。

Perthes 法是利用肝圆韧带在胃的肌层中穿过,然后缝固在前腹壁上将胃吊起。

胃下垂并有慢性胃炎或胃与十二指肠溃疡者,也可以考虑胃部分切除术。

第四章 肝胆胰疾病

第一节 肝损伤

在腹部创伤中,肝损伤较为常见,占腹部外伤的 25%。肝脏是腹腔最大的实质性器官,质地脆而缺乏弹性,周围韧带的固定限制了它的退让余地,尽管位于右侧膈下和季肋深面,受到胸廓和膈肌保护,仍可在肋骨无损伤的情况下发生肝创伤。人自高处坠落,暴力虽未直接伤及肝脏,但仍可因惯性的反冲及应力作用,使肝脏发生严重的撕裂伤。在肝脏因病变而肿大或变性时,受外力作用更易受损伤。

肝损伤后常伴有严重的出血性休克,因胆汁漏入腹腔引起胆汁性腹膜炎和继发感染,如处理不及时或不当,后果严重。据报道其总死亡率为 10%,严重肝外伤死亡率高达 50%。因此,严重肝外伤的处理仍是一个重要课题。

一、肝外伤分类

(1)根据致伤的原因不同可将肝损伤分两大类:①开放性损伤:因锐性外力如利刃、枪弹或弹片贯穿胸腹壁而损伤肝脏;②闭合性损伤:多因钝性外力如打击、挤压、车祸、爆震或高处跌伤等原因使肝脏受到间接冲力作用而损伤。

(2)根据肝脏损伤的情况判断、治疗方法、预后及疗效的评定进行分类,目前尚无统一公认的标准。按临床所见我们将肝外伤分为下列五度:Ⅰ度为肝包膜撕裂和实质破裂深度不足 1cm;Ⅱ度为肝实质破裂深度在 1~3cm,包膜下血肿不超过 10cm 或肝周围型穿通伤;Ⅲ度为肝实质破裂深度 3cm 以上,包膜下血肿达 10cm 或更大,或为中央型穿通性伤;Ⅳ度为肝-叶损坏,或较大的中央型血肿;Ⅴ度为肝后腔静脉破裂,广泛的肝双叶损伤。

(3)根据临床需要,将下列情况定为严重肝损伤:①肝破裂有重大肝实质破坏长 10cm,深 3cm 以上;②多发性中等度破裂,有或无血肿;③星状破裂;④肝静脉和肝后腔静脉损伤。

二、病理

肝外伤的主要病理改变是肝组织破裂出血、胆汁外溢和肝组织坏死。大量出血导致循环量减少,出现不同程度的休克。呼吸动作可以加重创伤组织撕裂出血。胆汁外渗引起腹膜刺激症状和继发性胆汁性腹膜炎。大量血液和胆汁积聚于第三间隙,引起脉速、电解质紊乱,可能有代谢性酸中毒,肾功能衰竭和休克肺等。肝中央型破裂系中央的实质破裂,肝表层组织损伤不明显,因此可以形成巨大的肝内血肿,造成较广泛的肝组织坏死和创伤性胆道出血。肝包膜下血肿大小不等,有时可容纳 2000~3000mL 血液。

一般而言,肝右叶遭受创伤的机会较左叶高出 5~6 倍。因右肝膈面向前上方呈穹隆状,且右肝的表面积和体积均较左肝叶大,下胸及上腹部受挤压伤时,右肝呈向上的折力,下胸部肋骨骨折或前腹壁创伤时,肝右叶首当其冲。在所有的肝损伤中,右膈顶部占 38%~42%。

三、临床表现

肝损伤之临床表现取决于肝损伤的病理类型及范围。损伤程度及病理类型不同,肝外伤的临床表现也不尽一致,主要病象是腹腔内出血和腹膜刺激症状。

肝表浅裂伤出血和胆汁外渗不多,甚至无胆汁明显外渗,在短期内多能自行停止,临床上一般仅有上腹部疼痛,可随时间推移症状减轻或消失。

中心型肝挫裂伤或贯通伤,多有广泛的肝组织碎裂和肝内较大的胆管及血管断裂,腹腔内较多的出血和胆汁,病人可有不同程度的休克、腹部剧痛、腹肌紧张、腹部压痛,同时常伴有恶心、呕吐、脉速、面色苍白等。这些症状如不处理,可随出血量的增多、胆汁外溢增加而加重。

严重肝脏裂伤或合并有大血管损伤时,由于大出血,伤员往往在伤后短期内即出现严重休克及意识不清,腹壁逐渐膨隆、脉速、呼吸困难等,如处理不及时常因失血过多而死亡。

肝包膜下血肿和中心型破裂因血液和胆汁局限在肝包膜下或肝实质内,无腹肌紧张,有时可触及右上腹局限性压痛包块,肝大变形。叩诊肝浊音界扩大,伤员呈进行性贫血。如血肿与胆道相通,可表现为胆道出血。如因肝包膜张力过大而突然破裂,可出现急性腹痛和内出血等症状。如血肿出现继发性感染则出现肝脓肿的临床表现。

肝外伤的同时可伴有右下胸皮肤擦伤和皮下淤血,也可能因肋骨骨折产生皮下气肿。

体格检查时,除有失血性休克外,腹部有不同程度的肌紧张、压痛和反跳痛、肝区叩击痛,以及肠鸣音减弱或消失等腹膜刺激症候群。如腹腔内有大量出血和胆汁,可有明显的移动性浊音。血液、胆汁刺激膈肌可引起呃逆和右肩牵涉痛。腹腔内大量积血时,直肠指检直肠膀胱陷窝饱满和触痛。

在注意肝外伤的同时,要注意检查其他合并伤,否则因漏诊而延误治疗,导致严重后果。

四、诊断

开放性肝损伤的诊断多无大困难。闭合性肝损伤伴有严重的腹腔内出血及腹膜刺激征,只要想到有肝损伤的可能,诊断一般也不难。程度较轻的包膜下出血有时与腹壁挫伤较难鉴别。特别当闭合性肝损伤合并有胸、腹部严重复合伤时,由于伤势重,病情复杂,往往不易确定有否肝损伤的存在。因此应结合受伤的情况、临床表现和各种必要的诊断辅助方法迅速作出判断,以便制定紧急治疗方案,避免延误病情。

1.腹腔穿刺

腹腔穿刺是目前临床上最常采用的一种安全、有效和操作简易的诊断方法,诊断阳性率可达90%左右。如为闭合性损伤包膜下出血或腹腔内出血量少时,腹腔穿刺诊断可能有困难。

2.腹腔穿刺灌洗术

Elering 和 Fischer 积极主张采用腹腔穿刺灌洗术,尤其是对少量腹腔内出血者在诊断上很有帮助。其方法是用 18 号粗针在腹直肌外侧,腹部四个象限内穿刺。如能抽出不凝固血液,即为阳性。如抽不出血液,则用细导管经穿刺针插入腹腔内,进行抽吸。如仍抽吸不出,则用无菌等渗盐水经导管注入腹腔内(每次用量按 20mL/kg 体重计算),适当摇动伤员腹部,使溶液均匀散布腹腔,2～3min 后,再将液体吸出,进行检查。若液体完全澄清为阴性。若红细胞 $>0.1\times10^{12}/L$,胆红素 $>2.73\mu mol/L$,白细胞 $>0.5\times10^{9}/L$ 者为阳性,说明腹腔内出血可能。诚然,灌注法阳性,少量的腹腔内出血,仅为一种判断方法,并不是手术适应证,是否有手术适应证还需结合外伤、临床表现和其他检查的综合分析而定。

3.B 型超声波检查

对于肝包膜下血肿、中央型肝挫伤和腹腔内积血积液的诊断有较确定的价值。

4.实验室检查

定时检查红细胞计数、血红蛋白和红细胞压积容积等。在肝损伤早期,红细胞计数、血红蛋白和红细胞压积容积可能接近正常,但随着病情的发展,腹腔内出血量增多会逐渐下降。白细胞早期即可升高,损伤后 10h 内,可升高 150%～300%。血清 GPT、GOT 值在损伤后几小时即可升高,因 GPT 选择性地在肝内浓缩,损伤后大量释放出来,所以 GPT 较 GOT 更具有特殊诊断意义。

5.X 线检查

对肝损伤的诊断不如腹腔穿刺迅速、简单、直接、可靠,但有些疑难病例,如发现右下胸肋骨骨折、右侧膈肌抬高,肝脏阴影增大弯形,升结肠阴影向内侧移位,均提示肝损伤内出血的可能。

还有一些特殊的检查方法,如选择性肝动脉造影、放射性核素肝扫素、CT、MRI 等,对危重伤员不能采用,但对休克不明显、全身状况较好或损伤后有并发症者有一定帮助。如肝内血肿、膈下感染、肝组织缺血坏死、胆道出血、肝脓肿等,常需要借助这些方法作进一步的检查及病灶定位。

对某些病情复杂的伤员,高度怀疑有肝破裂时,应采取积极态度,及时施行剖腹探查,

肝外伤伴合并伤者,可增加诊断上的困难,死亡率也高。Madding 报告肝钝性伤伴有合并伤者占 65%,而穿通性伤者仅有 5%,因钝性伤暴力较大,损伤广泛,虽然其他器官损伤的表现可掩盖肝外伤,而事实上常因其他器官损伤行剖腹探查手术时,可发现肝外伤。反之,有肝外伤者也不能忽略其他器官的合并伤。

五、治疗

(一)复苏

肝外伤休克的发生率为 15%～16%,因此严重肝外伤治疗的首要步骤是积极复苏。

1.补液

是治疗严重肝外伤的重要措施之一,给林格乳酸盐溶液,经中心静脉或大的肢体静脉输入,因肝外伤可合并下腔静脉损伤,故输液通道以选择上肢静脉为好。由于低温不利于凝血,手术室准备温篮,使液体经升温至 40℃,然后输入,待血型确定后再输入全血。

2.输血

无疑是治疗肝外伤出血休克的重要措施,由于紧急补血量大,一般常用库血;可以引起输血有关凝血病,大量输库血是凝血机制缺陷的主要原因,成分输血或间断地给予新鲜冰血浆,监测凝血酶原时间和凝血激酶时间,使之维持在正常范围。

3.急诊剖胸阻断降主动脉术

早在 10 多年前已被大力推广应用,开始用于胸部穿通伤的临危病例,逐渐扩大应用于出血性腹部外伤,严重肝外伤大量失血。此种术式对于抢救因大血管出血处于垂危状态的病例是合理的。①使有限的血容量再分配至上半身,改善心脏和脑的灌注;②减少进行性失血;

③提供无血的手术野,易于显露腹部出血的血管。

尽管由于这类病例抢救的成功率低,不少人对采用这种手术持批评态度,但大多数作者经实验和临床研究,证实急诊剖胸阻断降主动脉对出血抢救手术的肯定价值和长期效果。但必须严格掌握手术适应证。

急诊剖胸阻断降主动脉的操作方法与注意事项:Elerding认为急诊室初步复苏失败,应经左侧第五肋间剖胸,于膈上暂时阻断降主动脉,直至补足血容量。必要时可分两组进行手术,一组有经验的外科医师负责腹部显露,另一组剖胸阻断降主动脉。止血后放松主动脉钳是一项临危的操作,放钳前应恢复充足的血容量,以免促发心搏骤停。但是主动脉阻断补给过多液体,将使左心室或右心室过度扩张,影响协调收缩,同时要认识到防治低温、酸中毒和凝血病,与血管修补止血同样重要。

遇外伤性血腹病例,如未行剖胸,收缩压在10.67kPa以下,可于横膈主动脉裂孔处,先触扪并压迫腹主动脉,直至血容量得到改善。

(二)手术治疗

严重的肝外伤必须施行手术治疗,抢救肝外伤的基本原则是:加强复苏;立即手术止血;清除失去活力的组织;积液、积血和胆汁的通畅引流;术后的支持处理。其核心是手术。

Pachter把手术归纳为7个处理步骤:①暂时压迫外伤处以迅速止血,直至酸中毒和低血容量得到纠正;②阻断肝门三联;③指捏法显露肝损伤深部;④直视下结扎和修补损伤的血管和胆管;⑤清除失活的肝组织;⑥必要时用有活力的带蒂大网膜堵塞肝损伤无效腔;⑦广泛而通畅引流。

1.切口选择

手术切口最好能避开开放伤口,另作切口进入腹腔,以保证伤口一期愈合。一般多采用右上腹旁正中或上腹部正中切口,以便于处理右肝损伤,可作经右侧第七或第八肋间的胸腹联合切口。上腹正中切口的优点,可以直接向盆腔延长,也可向上延长,必要时沿胸骨中线劈开胸骨,以更好地显露膈上及肝后腔静脉等。

2.手术处理

(1)探查:开腹后首先吸尽腹腔内积血和胆汁,搜索出血来源,必要时剪开镰状韧带、三角韧带,甚至冠状韧带。在未判明肝伤口前,切忌牵拉或翻动肝脏,否则可使填压在下腔静脉或肝静脉撕裂口上的凝血块脱落或因翻动暴力撕大裂口,导致难以控制的大出血。手术时若肝创面已无出血,仍应探查裂口,因在这些裂口中可能有肝组织碎块、血凝块、深部有活动性出血或胆管的损伤,若不处理,就可能发生一些严重的术后并发症。另外裂口周围有些肝组织是否已失血供,也需将裂口敞开才能查清。发现有活动性出血,可以在吸引器帮助下寻找出血血管,钳夹或缝合止血。如视野不清,可用纱布垫压迫暂时止血或暂时迅速阻断肝门,使手术野清晰以利探查。如阻断肝门后出血仍不能停止,要考虑有肝静脉或腔静脉的损伤,且病人濒危于休克状态,应急速地阻断上腹腹主动脉(腹腔动脉平面以上)。如见有大量静脉出血应阻断下腔静脉,准备进行全肝血流阻断后血管修补或肝切除术。

(2)伤缘整齐的浅刺伤、切伤或浅裂伤:已不出血者仅放置引流即可。如有活动性出血,用单纯间断缝合或间断褥式缝合将伤口闭合止血,一般较浅的肝损伤,均能达到止血目的。

(3)深裂伤:伤口深度在 3cm 以上者称为深裂伤,此深度常累及 Glisson 氏系统管道的三级分支。单纯缝合常不能奏效,缝合后看来表面出血停止,但深部常遗有无效腔,极易继发性聚积血液、胆汁,形成人为的中心型爆炸伤,术后可能并发感染和胆质血症。如果腔内有较大的血管和胆管断裂而未处理,血液经无效腔进入胆道,便可在临床上发生常见的周期性胆源性消化道出血,给术后的治疗造成极大的困难。深裂伤应在暂时阻断肝门控制出血的情况下,清除失活的肝组织及凝血块,敞开伤口,在直视下将较大血管、胆管一一结扎止血,然后再将伤口对口缝合。为了消灭无效腔和压迫小血管的出血,伤口内可用带蒂的大网膜松松填塞固定。我们更多推荐的是边缘缝合可用褥式或间断方式缝合,伤口敞开,不必对合,腔内放置橡皮管引流,可防止无效腔的形成和减少感染发生。如直接止血困难,尤其在较大的星芒状裂伤病例,可试行阻断肝动脉,如能控制出血,则可结扎相应的肝固有动脉或其分支(左、右肝动脉),达到止血目的,再以带蒂大网膜松松填塞或将肝伤口分边缝合。

关于肝动脉结扎术,Aaron 结扎肝动脉治疗肝外伤 60 例取得较好效果,随后 Flint 在 540 例肝外伤治疗中,采用肝动脉结扎术 94 例(17%),失败 15 例,死亡率达 47%。肝动脉结扎对低血压的病例,可引起肝灌注减少,导致肝缺血,产生肝坏死或脓毒症。因此不少人并不支持肝动脉结扎术,近年来热衷此手术者已减少。但是对中心型肝破裂和深部穿通性伤,一般止血方法效果不好时,仍可考虑选用选择性肝动脉结扎术。

暂时阻断肝门(Pringle 法)即阻断肝门三联来控制肝实质的大出血,在肝损伤手术处理中有很大的实用价值。阻断肝门可以作为一种寻找出血来源的方法,又可作为在控制肝实质出血下进行无血手术操作的有效措施,目前也广泛用于一般性肝切除手术。阻断肝门最简单的方法是以示指、拇指压迫,也可用导尿管、止血带或腔静脉钳。常温下,阻断肝门时间 15～30min 是安全的。究竟能阻断多长时间是公认安全的,目前还不清楚。有的认为其安全期可达 1h 以上。Feliciano 治疗肝外伤 30 例,平均阻断肝门三联 30min,其中超过 th 的 3 例,术后肝功能提示异常,但均于几天内恢复正常,未发生肝衰竭。但值得一提的是,有不同程度肝硬化病变者,则需据情而定。

(4)隧道状贯通伤:这种损伤的处理,构成外科的特殊问题,入口或出口常位于肝脏的后面、上面或裸区。首先要显露出口、入口。小口径的枪弹损害较小,手术时出血多已停止或有少量血液、胆汁渗出。除出口处明显的失活肝组织应切除止血外,弹道内勿需清创,用吸引器吸去陈旧血块及胆汁后,如无大出血或溢胆汁即证明未伤及大血管及胆道,只需在弹道两端(出、入口)各放入引流管,充分引流,在肝周再加引流即可。如出血不止,且血管较多,应打开无效腔或隧道进行直视下止血或结扎相应的血管,或行肝叶切除术。总之,隧道状贯通伤以引流为原则,不得填塞或表浅缝合,以免遗留无效腔,增加术后并发症的机会。

(5)肝断裂伤或粉碎性肝挫裂伤:这种肝损伤在临床上并不少见,肝损伤后常因巨大裂口,所剩肝连接部并不多,易于作肝切除,但必须明确切除的目的是为了止血或去除失活的肝组织,切面不需经过正常的肝组织。因而常采取非典型肝叶切除术,严格地说应该称为清创切除术,即切除失活组织,止血,通畅引流。

此类肝损伤伤员,常在外伤、失血、休克的沉重打击下,机体状态差,难以承受较大手术负担,因此手术尽量避免再次大的创伤,采取克制性手术,只要能达到清创切除术的目的即可。

事实上,有些肝叶切除术完全可以肝动脉结扎来代替,然后进行清创处理,包括肝桥切断去除,充分引流肝周区。

(6)肝包膜下血肿:肝包膜下小的血肿虽然可以吸收,但也有扩大或破裂出血的危险,而且如不切开,难以估计肝实质的损伤程度和范围,所以,肝包膜下血肿不论大小,均应切开。表浅者用温盐水纱布垫压迫后,渗血可止,难以压迫止血的创面,可用电凝止血,表浅出血一般效果较好;深部裂伤,可按肝深裂伤处理,首先清除失活组织,在直视下结扎止血,缝合创面或创面直接引流。

(7)中心型破裂:剖腹后可见肝脏局部凸起或一叶、一段肿大变形,常合并有包膜下血肿或无,借穿刺造影或术中 B 超证实诊断。如有无效腔存在或肿大变形仍在发展、消化道出血等,应切开探查,在直视下止血,缝合血管和胆管后,以带蒂大网膜充填或敞开后置橡皮管引流。如止血困难,可行肝动脉结扎,仍不能止血时,有必要作肝切除术。

(8)肝门损伤:肝门的肝动脉、门静脉撕裂伤常发生威胁生命的人出血,切开腹膜后即有人量血液及凝血块涌出,往往在尚未弄清情况前,伤员情况已迅速恶化。在此情况下应停止一切程序性腹内操作,迅速用左手经肝下小网膜孔控制肝十二指肠韧带阻断血流,吸尽腹腔内积血后可用静脉钳、导尿管或止血带阻断,阻断时间不超过 20min,间歇 2~3min,重复阻断,加速输血,待伤员情况好转后判明损伤部位进行处理。如为肝动脉出血,可直接结扎;如为门静脉出血,尽可能予以修补,血管移植或肠系膜上静脉-门静脉吻合。近年来已有报道急性结扎门静脉成功的病例,成活率约 80%。一般情况下我们并不推荐此种方法。肝外胆道损伤,一般性裂伤可置"T"管引流,缝合后经"T"管注水检查其他损伤遗漏的胆管。断裂伤时可作胆肠吻合术,重建胆汁的正常排泄出路。

(9)肝静脉和肝后腔静脉撕裂伤:肝静脉和肝后腔静脉损伤可引起致命的出血,这些大静脉壁薄,且被肝组织包绕,止血和修补均很困难,肝外伤伴下腔静脉损伤的死亡率高达 60%~100%。

这些大血管损伤的诊断并不困难,当阻断肝门时,若大出血仍持续不止,应考虑到腔静脉或肝静脉的创伤。为显露肝静脉和肝后腔静脉,有人在直视下钳夹肝上、下腔静脉,此法对于已处休克状态的病员不利于静脉回流,心脏充盈,可引起心律失常和停搏。也有人采用单纯腔内分流维持心脏静脉回流,但难以控制出血。近年来人们采用肝后腔静脉气囊分流术,即先用纱布填塞压迫出血处,阻断肝门,迅速游离右半结肠、十二指肠及胰头,向内侧牵拉,暴露并游离出肾静脉以上的下腔静脉,在该处置止血带,在两条止血带间纵向切开下腔静脉,将预备好的顶端有 30mL 气囊的硅化分流塑料导管沿切口向上插入下腔静脉,顶端置于膈上水平,气囊内充气或注入生理盐水 30mL 以阻断下腔静脉近心端和压迫附近破裂肝静脉,另一端置入下腔静脉内远心端,收紧止血带,至此,即阻断了全部肝血流,身体下半部的静脉血经腔静脉内的分流管回入右心。也可以经大隐——股静脉插气囊导管至肝后腔静脉,导管(24Fr)内径为 4.8mm,外径为 7.9mm,经动物实验证明,此种方法右心房排出量仅减少 30%,气囊导管法是有效的。但此类操作复杂,费时久,出血多,患者难以忍受。有人仍主张采用清创后填塞法,待患者情况稳定后,再改用腔静脉钳钳夹出血处,然后修补损伤血管。

(10)填塞止血法:采用填塞方法用于肝创面止血已有 60 多年的历史,因纱布填塞止血违反外科清创引流原则,虽可达到暂时止血目的,但因纱布容易与创面肉芽组织交织,取出时易出血,取出后遗留下来的空腔又是积液储脓的无效腔。在填塞过程中及凝血变硬后可导致周围组织压迫坏死,造成胆瘘、感染及再出血等,故受到许多学者的反对。但临床上至今仍因有些难以止住的出血用纱布填塞治疗取得较满意的效果。我们提出下列情况适用填塞疗法:①肝切开或选择性肝动脉结扎后有渗血;②肝叶切除后有渗血;③广泛性肝包膜下血肿;④广泛性双叶肝损伤;⑤医生的肝手术技能水平及医院的设备条件差。

(11)肝外胆道减压引流术:严重肝损伤破裂时采用肝外胆管减压术,如胆总管"T"管引流或胆囊造瘘术,作为手术处理中的一项原则,以防止胆瘘、胆汁性腹膜炎和继发性的延迟性出血。其理由是肝组织清创时只能将主要的胆管结扎,损伤本身,术后咳嗽、呕吐或使用止痛剂如吗啡等均能引起奥狄括约肌痉挛,使胆道内压力增高,可使未结扎小胆管胆汁溢出,形成胆汁性腹膜炎、胆瘘等。同时还可以通过"T"管注水(用肠钳阻断胆管远端)检查肝伤面有无遗漏未结扎的胆管,可以防止术后胆瘘或胆道出血等严重并发症。而"T"管也可作为日后了解肝胆内部情况的一个造影检查途径。特别要提及的是,肝外伤对口缝合后,最严重并发症是术后胆道出血。主要是创面较大的胆管未结扎,对口缝合后又形成无效腔,血块堵塞的血管因血块液化再次出血流入无效腔经过漏扎的胆管进入消化道,形成周期性出血。因此,经"T"管加压注水检查创面胆管是一种有效的方法。

(12)引流问题:肝外伤的引流问题已争论80多年。反对者认为凡引流者其肝周感染发生率高,肝外伤常规放置引流管是不适当的。但是在大量的临床病例中,我们发现除表浅的轻度肝外伤缝合后无明显渗血者不需放置引流外,一般重度肝破裂均需闭式引流。肝损伤放置腹腔引流是肝损伤手术处理死亡率明显降低的重要因素之一,可以减少渗出血液、胆汁在腹腔内聚积所致的感染,可以减少无效腔的形成。引流管以橡皮胶管为宜。烟卷引流只能维持24h有效容易堵塞。双腔管负压过大,管壁塌陷,腹腔内组织堵塞内孔,常常效果不佳。引流管在术后3~4d无渗出物时拔出,

3.肝损伤的术后处理

除周围性肝浅表裂伤外,肝深部裂伤、断裂伤、广泛肝挫伤而行广泛的清创切除术、肝动脉结扎术、肝叶切除术或纱布、大网膜填塞术后,都有不同程度的代谢紊乱和肝功能损伤,凝血机制也会出现不同程度的障碍。这些与创伤程度,肝切除范围,失血量多少,休克时间长短和术后并发症有直接关系。

代谢紊乱在术后5~7d内最严重,一般在3周后才基本恢复。因而术后5~7d内应积极进行护肝治疗,防止出血、休克、感染、肠麻痹和肝功能衰竭。每天给予200~250g葡萄糖,即由静脉输入10%葡萄糖液2000mL和5%葡萄糖盐水500mL,每1000mL液体中加入维生素C 1g,每日肌注维生素K 10~15mg和维生素B_1 100mg。给予广谱抗生素防止感染,持续胃肠减压,减轻腹胀,密切观察引流液中有无血液、胆汁。必要时补充血浆白蛋白、血浆或鲜血,有利于肝功能恢复,注意水、电解质平衡,尤其要防止缺钾症。术后尽量避免给予有损害肝脏的药物。对有出血倾向或渗血严重伤员,除术中创面仔细止血和及时输血外,术后要给大量维生素K和止血药物,必要时可输新鲜血和纤维蛋白原,以增加凝血作用。对有肝昏迷早期症状的伤员,应给予谷氨酸钠、谷氨酸钾或精氨酸并控制蛋白的入量。肝动脉结扎及肝叶切除伤员术后要持续给氧。

第二节 肝脓肿

一、病因

阿米巴肝脓肿的发病与阿米巴结肠炎有密切关系,细菌性肝脓肿的是由于细菌侵入而引起,细菌经由各种途径感染肝,引起炎细胞浸润及肝组织坏死液化,即形成细菌性肝脓肿。细菌可以下列途径进入肝。①胆道:细菌沿着胆管上行,是引起细菌性肝脓肿的主要原因;②肝动脉:体内任何部位的化脓性病变,细菌可经肝动脉进入肝;③门静脉:已较少见;④肝外伤:特别是肝的贯通伤或闭合伤后肝内血肿的感染而形成脓肿。

二、临床表现

1.病史及症状

不规则的脓毒性发热,尤以细菌性肝脓肿更显著。肝区持续性疼痛,随深呼吸及体位移动而增剧。由于脓肿所在部位不同可以产生相应的呼吸系统、腹部症状。常有腹泻病史。因此,应详细讯问既往病史,尤其发热、腹泻史,发病缓急、腹痛部位,伴随症状,诊治经过及疗效。

2.体征

肝多有增大(肝触痛与脓肿位置有关),多数在肋间承隙相当于脓肿处有局限性水肿及明显压痛。部分病人可出现黄疸。如有脓肿穿破至胸腔即出现脓胸,肺脓肿或穿破至腹腔发生腹膜炎。

三、诊断

1.血常规及血培养

白细胞及中性粒细胞升高尤以细菌性肝脓肿明显可达$(20\sim30)\times10^9/L$,阿米巴肝脓肿粪中偶可找到阿米巴包囊或滋养体,酶联免疫吸附(ELISA)测定血中抗阿米巴抗体,可帮助确定脓肿的性质,阳性率为$85\%\sim95\%$。肝穿刺阿米巴肝脓肿可抽出巧克力色脓液;细菌性可抽出黄绿色或黄白色脓液,培养可获得致病菌。脓液应做 AFP 测定,以除外肝癌液化。卡松尼皮试可除外肝包虫病。

2.X 线透视和平片检查

可见右侧膈肌抬高,活动度受限,有时可见胸膜反应或积液。

3.B 型超声波检查

对诊断及确定脓肿部位有较肯定的价值,早期脓肿液化不全时,需与肝癌鉴别。

4.CT 检查

可见单个或多个圆形或卵圆形界限清楚、密度不均的低密区,内可见气泡。增强扫描脓腔密度无变化,腔壁有密度不规则增高的强化,称为"环月征"或"日晕征"。

四、并发症

肝脓肿可产生三类并发症,即血源播散、继发细菌感染及脓肿穿破。

五、治疗

肝脓肿诊断明确,应收住院根据其性质分别采取不同治疗。

1.病情较轻的阿米巴肝脓肿

可门诊服用甲硝唑或甲硝达唑 0.4～0.8g。口服 3/d,疗程 5～10d,或静脉滴注 1.5～2.0g/d。哺乳期妇女,妊娠 3 个月内孕妇及中枢神经系统疾病者禁用。氯喹:成年人第 1、第 2 天1g/d,第 3 天以后 0.5g/d,疗程 2～3 周。

2.细菌性肝脓肿

细菌性肝脓肿是一种严重的疾病,必须早期诊断,早期治疗。

(1)全身支持疗法:给予充分营养,纠正水和电解质及酸碱平衡失调,必要时多次小量输血和血浆以增强机体抵抗力。

(2)抗生素治疗:应使用较大剂量。由于肝脓肿的致病菌以大肠埃希菌和金黄色葡萄球菌最为常见,在未确定病原菌之前,可首选对此两种细菌有效的抗生素,然后根据细菌培养和抗生素敏感试验结果选用有效的抗生素。

(3)手术治疗:对于较大的单个脓肿,应施行切开引流,病程长的慢性局限性厚壁脓肿,也可行肝叶切除或部分肝切除术。多发性小脓肿不宜行手术治疗,但对其中较大的脓肿,也可行切开引流。

(4)中医中药治疗:多与抗生素和手术治疗配合应用,以清热解毒为主。

第三节　急性肝衰竭

急性肝衰竭是原来无肝病者肝脏受损后短时间内发生的严重临床综合征,病死率高。最常见的病因是病毒性肝炎。脑水肿是最主要的致死原因。除少数中毒引起者可用解毒药外,目前无特效疗法。原位肝移植是目前最有效的治疗方法,生物人工肝支持系统和肝细胞移植治疗急性肝衰竭处在研究早期阶段,是很有前途的新方法。

一、概念

1970 年,Trey 等提出暴发性肝衰竭(FHF)一词,是指严重肝损害后发生的一种有潜在可逆性的综合征。其后有人提出迟发性或亚暴发性肝衰竭的概念。最近 O'Grady 等主张将 ALF 分为 3 个亚型。

1.超急性肝衰竭型

指出现黄疸 7d 内发生肝性脑病者。

2.急性肝衰竭型

指出现黄疸 8～28d 发生肝性脑病者。

3.亚急性肝衰竭型

指出现黄疸 29～72d 发生肝性脑病者。"急性肝衰竭"一词应该是一个比较宽泛的概念,它至少应该包括临床上大家比较熟悉的暴发性肝衰竭和亚暴发性肝衰竭。

二、病因

1.嗜肝病毒感染及其他病原体感染

所有嗜肝病毒都能引起 ALF。急性病毒性肝炎是 ALF 最常见的原因,占所有病例的 72%,但急性病毒性肝炎发生 ALF 者少于 1%。

2.损肝药物

损肝药物种类繁多,药源性 ALF 的发生率有增高趋势。据报道,对乙酰胺基酚过量是英国 ALF 的主要病因;印度 4.5% 的 ALF 由抗结核药引起;日本 25% 的特发性 ALF 系服用托屈嗪(乙肼屈嗪,todralazine)所致。

3.毒物中毒

种类也很多,如毒蕈、四氯化碳、磷等。美国和法国报道,每年都有业余蘑菇采集者因毒蕈中毒引起 ALF 而死亡。

4.其他

如肝豆状核变性、Budd-Chiari 综合征、Reye 综合征、妊娠期脂肪肝、转移性肝癌、自身免疫性肝炎、休克、过高温及过低温等。

三、症状

早期症状缺乏特异性,可能仅有恶心、呕吐、腹痛、脱水等表现。随后可出现黄疸、凝血功能障碍、酸中毒或碱中毒、低血糖和昏迷等。精神活动障碍与凝血酶原时间(PT)延长是 ALF 的特征。肝性脑病可分 4 期:Ⅰ期表现精神活动迟钝,存活率约为 70%;Ⅱ期表现行为失常(精神错乱、欣快)或嗜睡,存活率约为 60%;Ⅲ期表现昏睡,存活率约为 40%;Ⅳ期表现不同程度的昏迷,存活率约为 20%。

四、治疗措施

ALF 的临床过程为进行性多器官功能衰竭,除中毒引起者可用解毒药外,其余情况均无特效疗法。治疗目标是维持生命功能,期望肝功能恢复或有条件时进行肝移植。

1.一般措施

密切观察患者精神状态、血压、尿量。常规给予 H_2 受体拮抗药以预防应激性溃疡。皮质类固醇、肝素、胰岛素、胰高血糖素无明显效果。抗病毒药未被用于治疗 ALF,近期有报道试用拉米夫定者。

2.肝性脑病和脑水肿

肝性脑病常骤起,偶可发生于黄疸之前。常有激动、妄想、运动过度,迅速转为昏迷。有报道氟马西尼至少能暂时减轻昏迷程度。Ⅳ期肝性脑病患者 75%～80% 发生脑水肿,是 ALF 的主要死因。提示颅内压增高的临床征兆有:①收缩期高血压(持续性或阵发性);②心动过缓;③肌张力增高,角弓反张,去皮质样姿势;④瞳孔异常(对光反射迟钝或消失);⑤脑干型呼吸,呼吸暂停。颅内压可在临床征兆出现前迅速增高,引起脑死亡,应紧急治疗。

过去常规从胃管注入乳果糖,但在 ALF 未证实有肯定疗效。新霉素可能加速肾衰竭的发展。甘露醇可提高 ALF 并发Ⅳ期肝性脑病患者的存活率,有颅内压增高的临床征兆或颅内压超过 2.7kPa(20mmHg)者,可用甘露醇 0.5～1.0g/kg(20% 溶液)静脉滴注,20min 内注完;如有足够的利尿效应,血清渗透压仍低于 320mmol,可在需要时重复给药。据报道 N-乙酰半胱氨酸(NAC)对所有原因引致的 ALF 都有效,它能通过增加脑血流和提高组织氧消耗而减轻脑水肿。

3.预防和控制感染

早期预防性应用广谱抗生素无效,而且会引致有多种抵抗力的细菌感染。部分(30% 以上)并发感染者无典型临床征兆(如发热、白细胞增多),应提高警觉,早期发现感染并给予积极治疗是改善预后的关键。

4.治疗凝血功能障碍

ALF 患者几乎都有凝血功能障碍。由于应用 H_2 受体拮抗药和硫糖铝,最常见的上消化道出血已显著减少。预防性应用新鲜冷冻血浆并不能改善预后,只有在明显出血、准备外科手术或侵入性检查时才用新鲜冷冻血浆或其他特殊因子浓缩物。血小板少于 $50000/mm^3$ 者,可能需要输血小板。

5.处理肾衰竭

约 50% ALF 患者发生少尿性肾衰竭。对乙酰氨基酚诱发的肾衰竭可无肝衰竭,预后良好。非对乙酰氨基酚 ALF 发生肾衰竭,通常伴有肝性脑病、真菌感染等,预后不良。常用低剂量多巴胺维持肾的灌注,但其疗效未得到对照研究的证实。血肌酐 $>400\mu mol/L$、液体过量、酸中毒、高钾血症和少尿性肾衰竭合用甘露醇者,要选用肾替代疗法。持续性血液过滤(动脉静脉或静脉-静脉)优于间歇性血液过滤。由于衰竭的肝合成尿素减少,血浆尿素监测不是 ALF 肾功能的良好观察指标。

6.处理心血管异常

ALF 心血管异常的临床表现以低血压为特征。其处理措施是在肺动脉楔压和心排血量监测下补液,如补液改善不明显要用血管加压药。肾上腺素和去甲肾上腺素最常用;血管紧张素Ⅱ用于较难治病例。尽管血管加压药有维持平均动脉压的疗效,但减少组织氧消耗,其应用受到明显限制(可同时应用微循环扩张药前列环素等)。

7.处理代谢紊乱

ALF 患者通常有低血糖。中枢呼吸性碱中毒常见,低磷血症、低镁血症等也不少见。对乙酰氨基酚过量代谢性酸中毒与肾功能无关,是预测预后的重要指标。

8.肝移植(OLT)

肝移植(OLT)是目前治疗 AFL 最有效的方法。OLT 患者选择非常重要,O'Grady 等根据病因提出的 ALF 患者做 OLT 的适应证,可供参考。OLT 绝对禁忌证为不能控制的颅内高压、难治性低血压、脓毒血症和成年人呼吸窘迫综合征(ARDS)。

9.辅助肝移植

即在患者自身肝旁置入部分肝移植物(辅助异位肝移植),或切除部分自身肝后在原位置入减少体积的肝移植物(辅助原位肝移植)。移植技术困难,术后并发症发生率高。

10.生物人工肝(BAL)

理论上启用人工肝支持系统帮助患者渡过病情危急阶段是最好的治疗方法。非生物人工肝支持系统疗效不理想。BAL 已试用于临床,疗效显著。

11.肝细胞移植

肝细胞移植治疗 ALT 是可行和有效的。需进一步研究如何保证肝细胞的高度生存力和代谢活力,并了解最适合的细胞来源(人、动物或胎肝细胞)和置入途径(腹腔内、脾内或经颈静脉的门静脉内置入)。

五、护理要点

(1)卧床休息,开始禁食蛋白质,昏迷者可鼻饲。注意脑水肿,心力衰竭,低血压。

(2)按昏迷护理常规进行护理,保持呼吸道通畅,给予氧气,必要时气管切开。

（3）密切观察 T、P、R、BP、神志及伴随症状、体征，记录出入量。

（4）观察治疗效果，药物的副作用。

（5）协助指导患者及家属了解与疾病有关的知识。

（6）抑制肠内细菌，口服新霉素、乳果糖、静脉滴注谷氨酸钾。

（7）防止出血，可静脉滴注止血药物、维生素 Ki 或新鲜血。

（8）必要时将病人放置隔离室，按消化道隔离处理。

第四节　肝移植

以手术方法植入一个健康的肝脏于已患终末期肝病的患者腹腔内，期望获得肝功能的良好复生，称为肝移植。临床上的通常做法是同种异体肝移植，即植入另一个人的肝脏，一般取自新鲜尸体，也有取自亲属活体。

临床肝移植有两种传统类型：原位肝移植与异位肝移植。前者是将整个病肝切除，在原来的解剖位置上，换上一个新肝；而后者则是将新的肝脏植入于体腔内另一位置上，保留病肝，两肝并存，所以又叫辅助肝移植。粗看起来，异位肝移植技术较简单，实际上，腹腔内并无多大的多余位置，植入肝后迫使横膈上升，易致呼吸衰竭；又因新肝的位置缺乏含有营养因子的门静脉血流，难以良好生长，又不适用于肝癌，而原位肝移植由于其效果比较优越，长期以来，成为国际通用的标准术式。但异位肝移植由于其特点，不必切除病肝，还可利用其剩余肝功能，植入肝存活不良可随时切除，也有其适应证，如作急诊肝移植治疗急性肝功能衰竭肝昏迷，则异位肝移植耗时少，技术简易，对全身干扰较轻，可为陷于严重垂危病例所耐受，在临床上仍在应用中。

一、适应证、手术时机与禁忌证

从理论上讲，一切肝病用所有疗法不能治愈，而预计在短期内无法避免死亡者，都可做肝移植。总的原发疾病可分两大类：肝恶性肿瘤和终末期良性肝病。在肝恶性肿瘤中首先是原发性肝细胞肝癌（HCC），局限于肝的转移性癌肿、肝门胆管癌（Klatskin 癌）、血管内皮肉瘤等。良性肝疾病有先天性胆道全闭锁、各种终末期肝硬化、慢性侵袭性肝炎、硬化性胆管炎、Budd-Chiari 综合征及一系列先天性肝代谢缺陷，后者包括肝豆状核变性（Wilson 病）、α-抗胰蛋白酶缺乏等，概括地来说，主要适应证在儿童是先天性胆道闭锁和肝代谢缺陷病，实际上都可划入肝硬化范畴；在成人主要也是各种终末期肝硬化的原发性癌。

1.良性终末期肝病

（1）终末期肝硬化：是现在首要的适应证，包括慢性活动性乙型肝炎肝硬化、原发性胆汁性肝硬化、坏死后型肝硬化和原发性硬化性胆管炎所致的肝硬化；肝硬化肝移植的最大困难是决定手术时机。对终末期的确切标准各家理解不一，但一致认为内科与移植外科双方的密切合作，共同商讨治疗方案是必须的。英国 Calne 认为：肝硬化患者，一旦内科医生认为其继续用保守治疗已无活着的希望，即是外科医生下决心作移植的时刻。德国 Pichlmayr 主张具体时机是：①肝功能失偿，预计会持续恶化，如血胆红素、γ-GT、碱性磷酸酶、血糖值同时上升，血胆脂酶、凝血酶原时间和凝血因子Ⅱ、Ⅴ同时下降；②复发性但尚可治疗的肝功能失常；③预后严重和不能治愈的并发症(脑病、顽固性腹水)的出现和发展;④高度危及生命的并发症(食管静脉曲张大出血)。目前普遍的看法是预计病人仅有半年到一年的生命,反复出现并发症,但仍处于肝功能代偿期,即"住院依赖期"中施行肝移植,即需抢在进入"监护病房(ICU)依赖期"之前施行为宜。

(2)急性或亚急性肝功能衰竭:急性肝功能衰竭是指肝功能急剧衰退,在6～8周内发展到Ⅲ期或Ⅳ期肝性脑病;而亚急性肝功能衰竭系指病程在8～26周发展至不可逆性损害。两种类型均无明显的慢性肝病史,可能系病毒感染、药物中毒所引起,预后均甚恶劣,有70%～80%的病死率。应用肝移植1年存活率达60%～70%。Munos1993年报道肝移植治疗暴发性肝功能衰竭18例,12例存活(66%),而同期内科治疗存活率仅33%。Starzl报告乙型肝炎肝昏迷作急诊肝移植,5年存活率达80%。急诊肝移植常选用亲属供肝。

(3)先天性胆道闭锁:肝移植适用于不能作肝门空肠吻合术(Kasai手术)的胆道全闭锁型,即先天性胆管消失症;也适用于曾行Kasai手术,但并无效果,肝功能进行性失代偿,患儿发育停滞,或并发门静脉高压症者。一般在患儿1～2岁,肝重iokg左右时施行移植,3年存活率一般可达80%～85%。

(4)先天性肝代谢障碍:这是一组少见的幼儿疾病,包括肝豆状核变性(Wilson病)、酪氨酸血症、α_1-抗胰蛋白酶缺乏症、神经髓鞘磷脂蓄积症(Niemann-Pick病)、半乳糖血症、糖原贮积症Ⅰ型和Ⅳ型、高脂蛋白血症Ⅱ型、新生儿先天性非溶血性黄疸(Crigler-Najjar综合征)、苯丙酮酸尿、海蓝组织细胞综合征、严重复合免疫缺陷、尿素循环酸缺乏症以及血友病甲或乙等。这一组先天性疾病最终将导致肝硬化、肝功能不全,威胁生命,而肝移植是能彻底纠正其缺陷的唯一治疗方法,疗效也佳。但这类疾病的肝移植也须掌握时机,如肝豆状核变性要在发生神经损害以前施行。如已有严重语言障碍、吞咽困难,则移植后难以口服药物,且易发生误吸而致肺部并发症。

(5)Budd-Chiari综合征:肝上、下腔静脉阻塞伴有进行性肝功能不全而无凝血功能障碍或骨髓增生症时,是此病肝移植的适应证,特别是发生肝静脉炎延至肝小叶,其预后甚差,生存期仅数月至3年。

2.肝恶性肿瘤

原发性(肝细胞性)肝癌,英文缩写名HCC,其移植手术时机是历来争论的热点。首先是早期,国外历经多年的争议后,现在基本统一,早期HCC标准是移植手术时机的关键,目前已统一于Milan标志,即①单个癌瘤直径<5cm;②癌灶不超过3个,每个直径<3cm;③不伴有血管浸润,无血管癌栓形成;④无肝外转移:查阅最近文献,早期肝癌肝硬化施行肝移植获得和单纯肝硬化肝移植相似的疗效,据Gonzalez-Uriarte(2003)报道,符合Milan标志的肝病肝移植患者1、3、5年移植生存率为85%、90%、71%,单纯肝硬化肝移植病例为94%、85%、71%,实际上无统计学上差异。其次是进展期或晚期肝癌,国际上统一观点是肝移植不适用,属禁忌证,但我国看法不同,认为肝移植肯定有较好的姑息治疗功能,因为,事实上有明显症状的晚期肝癌自然生存期仅2个月左右,而我国在20世纪70～80年代施行的52例中,有6例存活半年以上,华中科技大学附属同济医院有1例半年后能作太极拳运动,一般生活质量良好、安定、乐观,结果不亚于其他的根治性手术,而且在心理精神状态远较直肠癌术后带腹部人工肛门者为佳。此外,我国与国外的家庭伦理观念不同,肝癌到了晚期,社会上都知道是绝症,没有任何

治愈方法而肝移植可带来一般较好的姑息时间,作为病人的爱人、子女,充满着深情和孝心,不惜千金一掷,只求多活 1d 的愿望,在我国是极为普遍的。

一般认为,肝癌患者已有明显黄疸、腹水、腹腔内或肝外远处有广泛转移则为肝癌肝移植的禁忌证。严重的精神呆滞,不可控制的心理变态、心肺肾脑功能不全、酗酒者都不应做移植。没有并发症的糖尿病是相对禁忌证,HbsAg 和 HbeAg 均阳性者属禁忌证,单一 HbsAg 阳性者多数仍主张肝移植。

从免疫学角度出发,同种器官移植前应进行 ABO 血型、HLA 配型、淋巴细胞毒试验和淋巴细胞混合培养四项选配检查。对肝移植也需要,只是最后一种,由于结果分晓时间太晚,而不具有实用价值。因肝脏具有一定程度的免疫特惠性质,临床应用上主要是 ABO 血型,供受者最好同型,但也可以按照输血规律移植;HLA 配型仅属积累资料,供以后分析用,目前还看不出对效果的影响;淋巴细胞毒试验阳性不至于引起超急性排斥。据说,肝能立时产生可溶性 HLA 抗原,其量甚大,能够中和抗体和提供耐受诱导。

一般要求供者年青,不大于 50 岁,肝健康无病,HbsAg 阴性,无结核,非恶性肿瘤患者,无明显或潜在的感染灶,也没有累及到肝的全身性疾病,如高血压,动脉硬化。最好是"脑死亡"患者,临终前肝有充分的正常血流灌注,而非长期休克中死亡者。受者也要求年青,并且无任何明显感染灶,其他生命重要器官功能良好,还要注意体形,预计供肝宜和原肝相似或略小。

二、经典式原位全肝移植术

经典式原位全肝移植手术分两组进行,即供肝切取组和受者手术组。供肝切取组负责将供肝完整切下,作降温灌洗、低温保存,迅速运送,并在植入前作必要的修整。受者手术组则先切除病变全肝,然后即在原位植入供肝,吻合血管和重建胆道。

(一)供肝切取术

供者系脑死亡或非脑死亡的新鲜尸体。采取腹部大十字切口(直切口自剑突下至耻骨联合,横切口位于脐部水平)。现在都做腹部多器官(包括肝、十二指肠、脾、部分小肠和双肾)联合切取,进腹腔后迅速在肾动脉以下平面切开后腹膜,钝性分离出腹主动脉下段,用粗棉索线结扎远侧端,另一索线绕套近心端后,切开其前壁,插入前端带有气囊的多侧孔 18 号 Foley 导管至膈下处,用生理盐水 20mL 充盈气囊以阻断膈下腹主动脉,扎紧近心端索线,借重力迅速灌入 1~4℃ UW 液 2500~3000mL(非脑死亡尸肝热缺血时间不得超过 5min),水柱高度 0.8~1m,流速呈快速点滴但不成线。同时,迅速切断胃结肠韧带,显露胰颈部下缘,将肠系膜上静脉用弯血管钳钝性分离出来,切开其前壁,迅速插入 3mm 的硅胶管,其尖端的位置以略超过脾静脉汇入门静脉处为佳(术者可以左手食指伸入小网膜孔触摸管的尖端以判定位置),不可插入过深、过高,因为插入过高,灌洗液往往流向右半肝,以致左半肝得不到充分灌洗。随即在同一平面切下肝下下腔静脉,插管放掉血及灌洗液。经此冷灌洗后,肝及腹部所有器官的中心温度可降至 5~10℃。然后应尽快用 16 号粗针穿刺胆囊底部,抽空胆液作细菌培养,继而切开胆囊底部,置入蕈状导尿管,切口处环绕一粗线结扎固定,以同样低温溶液和同样方法,作整个胆管树的灌洗。

随着肝的降温灌洗,在第一肝门区切断肝胃、肝十二指肠韧带。术者左手食指伸入小网膜孔,摸清门静脉内的灌洗管作为标志,于其前侧显露并钝性分离出胆总管,此时胆总管多瘪陷无色,应与肝固有动脉区别清楚。

术者转向右侧横膈下方,紧贴肝剪断右肝叶的冠状韧带,直到剪断右侧膈脚,将肝左叶向右翻起,剪断左侧三角韧带,沿左冠状韧带环形切开左侧膈肌,直到切断左侧膈脚,剪开心包膜,用心耳钳于尽可能高处显露,并用宽萨氏钳阻断整个肝上下腔静脉,可能包括部分右心房组织,在心耳钳上缘切断。此时用左手在下腔静脉后壁由上向下作钝性分离。整个肝连同双肾便可搬出腹腔外。将双肾连同肾动、静脉切除,即可获得一个带有完整血管蒂和胆总管的低温全肝。

供肝的低温保存与快速运送:将供肝放入充满 1～4℃ UW 保存液(可安全保存活力达24h)或 Collins 类型的保存液(可安全保存活力 8h)的无菌塑料袋内,扎紧袋口后,再套上两个无菌塑料袋,分别扎紧袋口,放进保温轻便塑料箱中,袋周围放满冰屑或小碎冰块,以保持低温。随即用快速交通工具,直送受者的医院手术室内。

(二)病肝全切除

技术难度极大,特别是在伴有门静脉高压所致的广泛粘连和丰富侧枝循环患者。上腹双肋缘下"∧"切口,无须开胸。一般顺次游离胆或肝总管、门静脉、肝动脉直至肝总动脉 0.5cm处和肝下下腔静脉直到肾静脉平面。由于目前胆道重建多采用胆总管胆总管吻合术式,故可先切断胆囊管,在紧贴肝门处游离肝总管,尽可能保留十二指肠上段胆总管的血运完整。切断所有肝与周围的韧带,在第二肝门处,谨防撕破壁薄的肝静脉和肝静脉浅支。然后细心地用手分离肝后下腔静脉深面。在掀起分离右半肝时,需小心寻找肝实质掩盖的肝短静脉和右侧肾上腺静脉,予以结扎,以免撕断。全肝游离后,分别迅速结扎钳夹肝动脉、门静脉和肝下下腔静脉,分别予以切断。最后处理肝上、下腔静脉。为了防止其滑脱,最好是采用 2 次钳夹整个肝上下腔静脉横径的方法,然后用刀在萨氏钳和肝实质间切断,即可移去全病肝。后腹膜创面,必须在此时严密止血,因为新肝植入后遮住,无法再行缝合。

实际上,在全肝切除前,当门静脉和下腔静脉被完全阻断后,即进入无肝期。患者肠道和双下肢血液,不能再返回心脏,发生严重淤血,从而使病人全身循环血量锐减,发生血压下降,肾功能和肠道损伤。为了不发生这种瘀血,多年来,国际上在此期间多采用门静脉、髂总静脉腋静脉转流法,在全身不肝素化的条件下,通过一压力泵(平均流量 4L/min),将门静脉系统和下肢血液引回心脏,使全身血液循环恢复正常通路和流量。但以后陆续发现该泵有下列缺点,该机价格昂贵,泵每次使用耗时长,易发生局部淋巴肿,血小板聚集,凝血、血栓形成,甚至有可能诱发死亡。华中科技大学附属同济医院不应用转流泵,但提出下列注意点:阻断回流期间,加快输血,输液速度,维持血压 80/50mmHg,阻断时间≤1h,恢复血流前,先从下腔静脉放出高钾、酸性代谢物 150～200mL,即能平安渡过无肝期。

(三)供肝植入

前二者吻合完毕后,即可开放、恢复肝的血供,以尽早结束约历时 2h 的无肝期。也有先吻合肝下下腔静脉而后吻合门静脉者(Starzl),但最先吻合的必须是肝上下腔静脉,因其位置深、显露差,吻合技术上最困难,吻合后起固定肝的作用。宜先做 2 针角线,从左角开始作一层连续吻合,先前壁、后后壁,比较方便,一般可在 30min 内完成。接着用同法吻合门静脉,随即开放血液。此时必须首先将含有高钾和高酸性代谢物的最初 150～200mL 的经肝血流,从肝下下腔静脉开钳放掉,以避免这些高钾血液流突然直接涌入心脏,引起致命的心搏骤停。然后再夹住下腔静脉作吻合。肝动脉采用端端吻合,如血管口径不符,也可选用供肝的腹腔动脉或胃左动脉。如果供肝动脉有畸形,肝右动脉来自肠系膜上动脉或儿童,则可用腹主动脉袖片作吻合。胆道重建一般都采用胆总管胆总管端端吻合,并置 T 管于病人胆总管内,引出体外。在病人胆总管有病变时,则可行供肝胆总管和病人空肠段作 Roux-Y 式吻合。膈下置放引流,完成手术。如果供肝质量良好,近手术结束时,即有金黄色胆汁不断流出。

历来在作胆总管胆总管端端吻合术后,置放 T 管于吻合口或于受者胆总管引出体外,但对术后并发的胆漏、胆汁性腹膜炎后拔 T 管发生的胆管狭窄及其梗阻性黄疸和肝内胆管炎的原因分析,看法不一,有的认为是置放 T 管所引发,有的认为 T 管必须置放,但置放不当或缝合技术有误可引起上述并发症。目前各家观点不一,有的主张摒弃,但用微创技术改善吻合口的缝合,有的依然主张置放 T 管,但对置放与吻合口缝合技术,以及拔管时间作了改进规范。

三、临床常用肝移植的其他术式

由于全球性供肝来源缺乏,术式创制主要着眼于充分利用现有供肝或开拓供者渠道。

1.背驮式原位肝移植

即保留受者下腔静脉的原位肝移植。手术将供肝置于原位,其肝中、肝左静脉共干和受者所保留的同名共干作端端吻合,而供肝的肝下下腔静脉远端则予以缝闭。移植完毕,新移植的肝,外观如被受者下腔静脉驮着,故取该名。后来为了保证静脉回流畅通,又改行供受者的肝右、肝中、肝左共干相吻合,或者供受者肝左、肝中静脉共干残端予以整形扩大。但上述术式都有严重缺点,如供肝较小,静脉共干长,膈下空间大,可造成移植肝摆动或移动,发生静脉干和吻合口扭曲,导致静脉回流不畅,甚至完全阻塞,造成受者生命危险。为此,放弃供受者肝静脉共干间吻合,而改用直接吻合供受者的肝上下腔静脉。并且最好是两者的侧侧吻合(Belghiti 1993 首例),效果良好,1 年存活率达 93%(Hesse 2000),较传统背驮式 86% 为佳。

2.活体部分肝移植

自活体切取部分肝移植历来分 4 种类型(Tanaka):①传统左外叶Ⅱ、Ⅲ段;②左全叶Ⅱ、Ⅲ、Ⅳ段;③带或不带肝中静脉的扩大左外叶,即Ⅱ、Ⅲ部分加部分Ⅳ段;④右半肝(不带肝中静脉,Ⅴ、Ⅵ、Ⅶ、Ⅷ段)。我国香港玛丽医院(范上达)和台湾高雄纪念医院(陈肇隆)相继创制第 5 种类型,即含有肝中静脉的肝右半移植,称为扩大右半肝移植,可以切取供者肝的 60%～65% 的体积。活体右半肝移植施行时的注意点是切开肝实质必须用超声刀,功率不能过大,由通常 40W 减少到 30W,术中以超声定位,观察肝中静脉行径,在肝中静脉旁保留 0.5cm 肝实质。2001 年韩国 S.G.Lee 为了既保证供者安全,又提供患者足够供肝,创制第 6 种类型,从两个供者中,分别切取一个左外叶,移植给一个受者,已达 20 余例,并又开展新的改进,即联合切取两个供者肝不限于左外叶,也可以在一个供者中切除更多一点,如肝左全叶,或肝右叶等。Hashikura 与 Makuuchi(2002)报告全球活体肝移植已超过 2000 例次,日本 Shinshu 大学医院共施行 143 例,儿童受者 83 例,成人 60 例,病人存活率 1 年为 87%,3 年、5 年均为 85%。移植后急排用环孢素发生率为 57%,用 FK506 为 28%,血缘亲属供肝为 28.3%,提出该文报道全球活体肝移植 1 年存活率平均约在 90% 左右。

总之,活体肝移植有很多优点,可以掌握移植最恰当的时机,不受时间限制,供肝鲜活,功能较尸肝为佳,亲属配型接近,排斥反应少而轻,易防治,供肝的各种血管、胆管可在术前较精确定位。但活体肝移植切肝难度较大，必须由经验丰富手术者主刀，以保证供者安全，但到2002 年全球活体供者死亡已超过 10 例，必须引起高度警惕。

根据国际有关活体肝移植规定，血缘亲属间移植系指供受者三代以内的血缘关系，不包括此规定以外的远亲；非血缘间移植仅限于配偶，正式结婚并同居一年以上，严禁一切商业和变相商业行为，严禁有偿的器官捐献或器官买卖。如有违反者，即属犯法。活体供肝移植引起兴趣的事实是：亲属供肝，从移植免疫理论来说，供受者组织相容性较好，所以有较好的疗效，而配偶间供肝有着同样疗效，统计学证明无区别，如何加以解释呢？

3.减体积性肝移植

切取成人尸体部分供肝移植给儿童，故称减体积性肝移植。理论上，肝的 8 个段都可作为独立部分加以移植，但实际常用的是(按 Couinaud 分类)带血管蒂的左半肝(Ⅰ～Ⅳ段)、左外叶(Ⅱ～Ⅲ段)和右半肝(Ⅴ～Ⅷ段)。手术时，先将病肝全切除后，施行原位移植，植入肝可带与原位全肝移植时相同的血管：门静脉一级分支、肝动脉主干(也可带腹主动脉瓣)、肝后下腔静脉全段，均与受者同名血管相吻合。胆道则作供肝胆管和受者空肠 Roux-Y 型吻合。据Otte 报道此术式作择期性移植，其 1 年存活率为 85%，疗效与原位全肝移植相仿。

4.劈离式肝移植

将一个尸体供肝劈割成两半，同时分别移植给两个不同的受者，简称"一肝两受"，利用一个供肝做两个减体积性肝移植。通常分割成左半肝和右半肝，但也可分为右半肝和左外叶。右半肝通常带有与全肝移植时同样的血管和胆管蒂；而左半肝则因没有下腔静脉，此时，做病人病肝切除时，应保留肝后下腔静脉和肝左、肝中静脉共干，以备与左半肝或左外叶从肝相应的肝左、肝中静脉共干作端端吻合。胆道重建可作 Roux-Y 空肠吻合。劈离式肝移植是缓和供肝来源困难的极好方式，成人尸体的左半肝可移植给身材较供者小 1/3 的受者，左外叶肝则可供给小 1/10 的受者。

在具体病例中，上述术式常可混合应用，如 Lynch 采用原位肝移植，移植供肝的Ⅱ和Ⅲ肝段(减体积性)，受者切除原肝，但保留肝后下腔静脉(背驮式)共行儿童肝移植 41 例，其中 1 例为母亲活体供肝。其 1 年和 3 年存活率均为 62%。

5.再次与多次肝移植

其疗效有了提高，Starzl 组再次移植 68 例，已存活 1 年以上者 31 例，6 例 3 次移植者，已存活 2～3 年。此种移植都是急诊手术，发现初次植入肝功能急速变差时，即行准备再次手术，不可等到整个肝无功能后才寻觅供肝，那是来不及的。

四、术后免疫抑制治疗

已废弃只应用单一药物或实施硬性统一方案的旧观点，近年来大多采用三联疗效，即环孢素或普乐可复(FK506)加骁悉(MMF)加激素(泼尼松)，少数单位再加 OKT3 构成四联。目前，多数单位已首选普乐可复，已有单位试行用普乐可复的二联用药。如发现有肾功能不良或伴发糖尿病时可改用西罗莫司，或改用单克隆抗体如 Zenapax(赛呢哌)、Simulect(舒莱)。一般认为，如出现耐激素难治性排斥反应时，则改用 ALG 作冲击治疗或改用 OKT3。但任何方案必须尽早撤除激素或逐步减量，以防止激素引起的众多副作用，如免疫力降低，易发感染，高血压，充血性心功能衰竭、骨质疏松、骨折、消化性溃疡、库欣综合征、青光眼、白内障等。

第五节 急性胆囊炎

一、病因

胆囊系一盲囊,通过弯曲、细长的胆囊管与胆管相通。急性胆囊炎的主要原因是由于各种因素造成胆囊管梗阻、胆汁滞留和随之而来的细菌感染或化学性胆囊炎。少数病例未见有明显的胆囊内胆汁滞留现象,细菌感染似为引起急性胆囊炎的唯一原因。

1.胆汁滞留

这是引起急性胆囊炎的一个前驱的、基本的因素,其原因大致可分为两类。

(1)机械性梗阻:一般认为急性胆囊炎患者90%以上有结石嵌顿于胆囊颈或胆囊管,导致胆汁滞留;有作者认为,即使手术或尸检时胆囊内无结石发现,也不能证明在病变早期无结石存在,而可能结石已被排至胆总管。除结石外,胆囊管与胆总管连接部也可因角度较小,胆囊管本身过于曲折、畸形,或异常血管、周围炎症粘连、蛔虫钻入以及肿大淋巴结压迫等造成梗阻和胆汁滞留。

(2)功能性障碍:研究证实,胆道肌肉、神经功能紊乱,胆囊的正常排空活动受阻,可造成一时性的胆汁滞留。当腹内脏器有病变时,如胃、十二指肠溃疡、慢性阑尾炎或肾周围炎等,内脏神经受到病理性刺激冲动传至大脑皮质,引起皮质的功能紊乱,从而反射性地导致胆囊管括约肌和十二指肠乳头括约肌功能紊乱而造成痉挛,致使整个胆道系统胆汁滞留。胆囊内长期胆汁滞留和浓缩,可刺激胆囊黏膜,引起炎性病变,加上细菌感染,即可形成急性胆囊炎。

2.细菌感染

引起急性胆囊炎的细菌大约70%为大肠埃希菌,其他的有克雷白杆菌、梭状芽孢杆菌、葡萄球菌、伤寒杆菌、副伤寒杆菌、链球菌,还有肺炎球菌等。约50%急性胆囊炎病人胆汁细菌培养阳性。细菌入侵的路径一般多经胆汁或淋巴管,有时也可以经肠道逆行入胆道或血源性播散。总之,细菌到达胆囊的路径很多。

3.其他原因

临床上有少数病例既无胆汁滞留也无细菌感染而为其他的原因。主要见于创伤和胰液反流。创伤包括外科手术、灼伤等可导致急性胆囊炎。在创伤时,由于疼痛、发热、脱水、情绪紧张等可使胆汁黏稠度增加,排空减慢。此外,当胰、胆管共通管梗阻时,反流胰液中的胰蛋白酶被胆汁激活,与胆汁酸结合,也可激活磷酸酯酶,使卵磷脂转为溶血卵磷脂,这两者作用于胆囊壁,产生损害。

二、发病机制

当胆囊管或胆囊颈因结石突然嵌顿或其他原因而梗阻时,由于胆囊是盲囊,引起胆汁滞留或浓缩,浓缩的胆盐刺激和损伤胆囊引起急性化学性胆囊炎;同时,胆汁滞留和(或)结石嵌顿可使磷脂酶 A 从损伤胆囊的黏膜上皮释放出来,使胆汁中的卵磷脂水解成溶血卵磷脂,从而改变细胞的生物膜结构而导致急性胆囊炎。另外,在炎症的胆囊壁内含有高浓度的前列腺素,认为这也是引起急性胆囊炎的一种介质。如果胆囊管梗阻不及时松解,那么胆囊腔内压力不断增高,胆囊壁因血液和淋巴回流受阻而充血水肿引起缺血,缺血的胆囊壁容易继发细菌感染,从而加重急性胆囊炎的进程,终致并发胆囊坏疽或穿孔;对于老年,患有糖尿病和动脉硬化的患者更容易发生胆囊的缺血坏死。胆囊缺血、炎症加重、胆囊底部坏疽,临床上多见于发病的第 2 周,若不及时治疗,则很快会并发穿孔与腹膜炎。如单纯胆囊管梗阻而无胆囊壁的血供障碍和细菌感染,则发展为胆囊积液。

三、病理

根据炎症的轻重和病程长短,急性胆囊炎的病理表现可有很大的差别。

1.单纯性胆囊炎

属于最轻的一型。其特征是胆囊轻度增大、囊壁充血、黏膜水肿,囊壁稍增厚;肉眼观察胆汁较黏稠,略显浑浊或无明显异常,镜下可见白细胞浸润,黏膜上皮脱落,但细菌培养常为阴性。

2.化脓性胆囊炎

胆囊因胆囊管阻塞明显增大,呈蓝绿色或灰红色,囊壁充血肥厚极为显著,浆膜层血管扩张;胆囊表面常有脓性纤维素性沉淀,黏膜上可形成溃疡,整个胆囊内充满脓液。胆囊壁的炎性渗出可致与毗邻腹膜粘连和淋巴结肿大。此时,胆汁的细菌培养多为阳性。镜下可见大量单核细胞浸润,胆红素钙沉淀,胆固醇结晶。

3.坏疽性胆囊炎

病情严重时,有时胆囊胀大过甚,囊壁血供受阻,引起囊壁的缺血坏疽;胆囊内的结石可嵌顿在胆囊颈部,引起囊壁的压迫坏死。上述变化最终均可致胆囊穿孔,甚至胆囊与十二指肠之间形成内瘘。镜下除可有炎细胞浸润、囊壁水肿、渗血外,还可见到局限性或广泛性坏死、缺血、甚至穿孔;有时可见小动脉粥样硬化伴管腔狭窄。

四、临床表现

(1)突发性右上腹持续性绞痛,向右肩胛下区放射,伴有恶心、呕吐。

(2)发冷、发热、食欲缺乏、腹胀。

(3)10％病人可有轻度黄疸。

(4)过去曾有类似病史,脂餐饮食易诱发。胆囊结石引起者,夜间发病为一特点。

(5)右上腹肌紧张,压痛或反跳痛,墨菲(Murphy)征阳性。30％～50％病人可触及肿大胆囊有压痛。

五、诊断

对有右上腹突发性疼痛,并向右肩背部放射,伴有发热、恶心、呕吐,体检右上腹压痛和肌卫,墨菲征阳性,白细胞计数增高,B 超示胆囊壁水肿,即可确诊为本病。如以往有胆绞痛病史,则诊断更可肯定。需要指出的是,15％～20％的病例其临床表现较轻,或症状发生后随即有所缓解,但实际病情仍在进展时,可增加诊断上的困难。十二指肠引流试验对急性胆囊炎的诊断帮助不大,反而会促使胆囊收缩而加重腹痛,引起胆石嵌顿。故在病程急性期,十二指肠引流应视为禁忌。

(一)实验室检查

1.白细胞总数及中性粒细胞

约 80％患者白细胞计数增高,平均在 $(10\sim15)\times10^9/L$。其升高的程度和病变严重程度及有无并发症有关。若白细胞总数在 $20\times10^9/L$ 以上时,应考虑有胆囊坏死或穿孔存在。

2.血清总胆红素

临床上约 10％病人有黄疸,但血清总胆红素增高者约 25％。单纯急性胆囊炎病人血清总胆红素一般不超过 34mol/L,若超过 $85.5\mu mol/L$ 时应考虑有胆总管结石并存;当合并有急性胰腺炎时,血、尿淀粉酶含量也增高。

3.血清转氨酶

40％左右的病人血清转氨酶不正常,但多数在 400U 以下,很少高达急性肝炎时所增高的水平。

(二)影像学检

1.B 型超声

B 超是急性胆囊炎快速简便的非创伤检查手段,其主要声像图特征为:①胆囊的长径和宽径可正常或稍大,由于张力增高常呈椭圆形;②胆囊壁增厚,轮廓模糊;有时多数呈双环状,其厚度＞3mm;③胆囊内容物透声性降低,出现雾状散在的回声光点;④胆囊下缘的增强效应减弱或消失。

2.X 线检查

近 20％的急性胆囊结石可以在 X 线平片中显影,化脓性胆囊炎或胆囊积液,也可显示出肿大的胆囊或炎性组织包块阴影。

3.CT 检查

B 超检查有时能替代 CT,但有并发症而不能确诊的病人必须行 CT 检查。CT 可显示增厚超过 3mm 胆囊壁。若胆囊结石嵌顿于胆囊管导致胆囊显著增大,胆囊浆膜下层周围组织和脂肪因继发性水肿而呈低密度环。胆囊穿孔可见胆囊窝部呈液平脓肿,如胆囊壁或胆囊内显有气泡,提示"气肿性胆囊炎",这种病人胆囊往往已坏疽,增强扫描时,炎性胆囊壁密度明显增强。

4.静脉胆道造影

对难诊断的急性胆囊炎,血清胆红素如果在 $3mg\%(51\mu mol/L)$ 以内,肝功能无严重损害,可在入院后 24h 内做静脉胆道造影(病人不需要准备,用 30％胆影葡胺 20mL)。如果胆管及胆囊均显影,可以排除急性胆囊炎;仅胆囊延迟显影者,也可排除急性胆囊炎。胆管显影而胆囊经过 4h 后仍不显影,可诊断为急性胆囊炎。胆囊胆管均不显影者,其中大多是急性胆囊炎。目前由于超声显像已成为胆系疾病的首选检查方法,口服及静脉胆道造影已很少用。

5.放射性核素显像

静脉注射[131]I-玫瑰红或[99m]Tc-二甲基亚氨二醋酸(^{99m}Tc-HIDA)后进行肝及胆囊扫描,一般在注射后 90min 内胆囊如无放射性,提示胆囊管不通,大都是急性胆囊炎所致。本法安全可靠,阳性率较高,故有报道[99m]Tc-HIDA 闪烁可作为急性胆囊炎的首选检查法。

六、鉴别诊断

1.十二指肠溃疡穿孔

多数病人有溃疡病史。其腹痛程度较剧烈,呈连续的刀割样痛,有时可致患者于休克状态。腹壁强直显著,常呈"板样"、压痛、反跳痛明显;肠鸣音消失;腹部 X 线检查可发现膈下有游离气体。惟少数病例无典型溃疡病史,穿孔较小或慢性穿孔者病状不典型,可造成诊断上的困难。

2.急性胰腺炎

腹痛多位于上腹正中或偏左,体征不如急性胆囊炎明显,墨菲征阴性;血清淀粉酶升高幅度显著;B超显示胰腺肿大,边界不清等而无急性胆囊炎征象;CT检查对诊断急性胰腺炎较B超更为可靠,因为B超常因腹部胀气而胰腺显示不清。

3.高位急性阑尾炎

其转移性腹痛、腹壁压痛、腹肌强直均可局限于右上腹,易误诊为急性胆囊炎。但B超无急性胆囊炎征象及罗夫辛(Rovsing)征阳性(按左下腹可引起阑尾部位的疼痛)有助于鉴别。此外,胆囊炎的反复发作史、疼痛的特点,对鉴别诊断也有参考价值。

4.急性肠梗阻

肠梗阻的绞痛多位于下腹部,常伴有肠鸣音亢进、"金属音"或气过水声,腹痛无放射性,腹肌也不紧张。X线检查可见腹部有液平面。

5.右肾结石

发热少见,患者多伴有腰背痛,放射至会阴部,肾区有叩击痛,有肉眼血尿或显微镜下血尿。X线腹部平片可显示阳性结石。B超可见肾结石或伴肾盂扩张。

6.右侧大叶性肺炎和胸膜炎

患者也可有右上腹痛,压痛和肌卫而与急性胆囊炎相混。但该病早期多有高热、咳嗽、胸痛等症状,胸部检查肺呼吸音减低,可闻及啰音或胸膜摩擦音。X线胸片有助于诊断。

7.冠状动脉病变

心绞痛时疼痛常可涉及上腹正中或右上腹,若误诊为急性胆囊炎而行麻醉或手术,有时可立即导致患者死亡。因此,凡50岁以上患者有腹痛症状而同时有心动过速、心律失常或高血压者,必须做心电图检查,以资鉴别。

8.急性病毒性肝炎

急性重症黄疸型肝炎可有类似胆囊炎的右上腹痛和肌卫、发热、白细胞计数增高及黄疸。但肝炎患者常有食欲缺乏、疲乏无力、低热等前驱症状;体检常可发现肝区普遍触痛,白细胞一般不增加,肝功能明显异常,一般不难鉴别。

七、并发症

1.急性气肿性胆囊炎

这是一种特殊类型的胆囊炎,主要是厌氧菌群中以产气荚膜梭菌造成的感染,往往合并链球菌、大肠埃希菌等造成混合感染。细菌感染的主要原因是由于急性胆囊炎发展到一定程度,胆囊内积脓,胆囊壁缺血坏死,这不仅造成组织内氧分压降低,厌氧菌易于滋生,而且各种细菌不断产生气体,继而向胆囊周围扩散。近年来国内外学者认为胆囊内脓性胆汁刺激胆囊黏膜,释放溶菌体酶,造成胆囊黏膜进一步受损的炎症反应。同时磷酸酯酶A也可促进胆汁中的卵磷脂转化为溶血卵磷脂,促进黏膜溶血、出血。

病人的临床表现类似于急性重症胆管炎,有时病人可出现黄疸和黑粪。黄疸主要是由于肿大的胆囊或结石压迫胆管所致。病人多数出现明显的腹胀。如果合并胆囊穿孔,可出现胆汁性腹膜炎征象,严重时可引起多脏器功能障碍综合征。

急性气肿性胆囊炎在腹部X线片上,发病24~48h或以后,可见胆囊壁增厚并积气,随着病情的恶化,可扩散至胆囊周围组织。如果胆囊坏死穿孔,则可出现膈下游离气体与腹腔积液,在 X 线征象中应注意与胆囊肠道内瘘时胆囊积气相鉴别。B 超检查可见胆囊壁与胆囊腔内积气和急性胆囊炎超声征象。由于该病的病死率较高,病变发展迅速,早期即可出现胆囊坏疽和穿孔,故应及早行胆囊切除术或胆囊造口术,并进行腹腔引流。

2.胆囊穿孔

急性胆囊炎穿孔可以有多种临床表现:①胆汁进入腹腔,引起胆汁性腹膜炎;②继发肝脓肿形成;③与周围组织粘连,最终形成胆囊周围脓肿;④与邻近组织器官形成内瘘,如胆囊胃瘘、胆囊十二指肠或结肠瘘等。在这其中以胆囊周围脓肿最为多见,其次为胆汁性腹膜炎。引起胆囊穿孔的病因较为复杂,主要原因为胆囊壁血循环障碍、胆囊坏疽,其穿孔的发生时间受胆囊内压力上升的速度、胆囊壁厚度及纤维化程度、胆囊的可膨胀性、胆石的机械性压迫作用、胆囊与周围组织的粘连程度等多种因素影响。由于胆囊穿孔一旦发生,并发症较多,且具有一定的病死率,因此主张积极手术治疗。

3.胆囊内瘘

胆囊内瘘主要以胆囊炎、胆石症为主要临床表现出现,由于瘘的部位不同具有不同的临床表现。最多见的为胆囊胃肠道瘘,少数是胆囊与肾盂、膀胱、卵巢或子宫形成内瘘。临床上比较常见胆囊与胃、十二指肠、结肠及胆总管形成的内瘘。形成内瘘后其主要临床表现是反复发作的胆系感染及反流性急性胆囊炎。胆囊结石经十二指肠瘘口排出后,可发生十二指肠梗阻,若运行到小肠,可引起小肠下端的机械性梗阻,临床称之为胆结石性肠梗阻。而胆囊结肠瘘的病人常表现为脂肪泻、低钠血症、营养不良等。综合国内外文献,胆囊炎病人具有以下临床表现时应考虑胆囊内瘘的可能:①突然胆绞痛发作并有发热、寒战、黄疸出现,自行或经消炎处理后症状缓解;②长期腹泻,尤以进食油腻食物后为甚;③呃逆、呕吐胆汁;④胆道出血;⑤出现肠梗阻。

B 超对胆石诊断率较高,但难以发现内瘘。CT 检查在口服造影剂后扫描若见到胆囊呈现与肠道等密度的高密度影,则诊断成立。钡剂造影及 X 线腹部平片是诊断胆囊内瘘重要而又切实可行的临床手段,前者可直接诊断胆囊胃肠道瘘,后者可看到胆囊或胆管内有气体充盈,个别可见到肠道内的结石阴影,但应排除 Oddi 括约肌松弛、气肿性胆囊炎、胆管炎、胆肠吻合等因素。PTC 对胆道的显示较为清楚,如发现造影剂以异常通道进入肠道,即可做出诊断。ERCP 发现十二指肠内有异常开口,并有胆汁溢出即可诊断证实。

4.肝脓肿

多发生在紧邻胆囊床的肝 V 段,极少数为肝脏其他部位脓肿。发生原因可为急性化脓性胆囊炎胆囊外侵犯至肝组织,随胆囊炎的缓解肝脓肿出现并加重,也可为急性胆囊炎穿孔侵入肝组织实质。病人有高热、寒战,肝 CT 检查可见肝 V 段出现低密度和液性暗区。

八、治疗

急性胆囊炎的治疗应针对不同原因区别对待,对于结石性急性胆囊炎一般主张手术治疗,但手术时机的选择目前尚存在争论。一般认为在非手术治疗下,60%～80%的结石性急性胆囊炎病人可以得到缓解,然后进行择期手术,择期手术的并发症及病死率远低于急性期手术。近来,几组前瞻性随机研究表明,急性胆囊炎早期胆囊切除术(在诊断时即进行手术)优于急性发作解除后的择期胆囊切除,其优点是并发症发生率明显降低,住院天数减少,并不再有发作出现。而对于非结石性胆囊炎的病人,由于其情况多数较为复杂,并发症较多,应及早手术。

因此对于急性胆囊炎病人手术时机的选择是非常重要的。

手术方法主要是胆囊切除术或胆囊造口术,如病情允许而又无禁忌证时,一般行胆囊切除术。但对高度危重病人,应在局部麻醉下行胆囊造口术,以达到减压、引流的目的。①胆囊切除术是最彻底的手术方式,在当前也是较安全的术式,总体手术病死率<1.0%,但急性期手术病死率要稍高一些。具体方法有顺行切除和逆行切除两种方法。顺行切除法较多使用,先在胆囊管和肝总管交汇处分离出胆囊管、胆囊动脉和肝总管。此时须注意胆囊动脉的解剖变异,查明其解剖关系。胆囊动脉一般自肝右动脉发出,在结扎胆囊动脉的过程须在靠近胆囊壁处理,以防误伤肝右动脉。应注意急性胆囊炎,特别是慢性胆囊炎急性发作者,因胆囊胀大,胆囊颈部可与右肝管和右肝动脉紧贴,甚至粘连。解剖至此时,应仔细分辨,避免损伤右肝管和右肝动脉。如遇炎症严重和解剖关系不清时,则可先寻到胆总管,剖开探查后置导管入肝总管,帮助识别胆囊管。更简单地可采用逆行法分离胆囊,先从胆囊底部开始分离,自肝面剥下胆囊,最后再处理胆囊管和胆囊动脉。胆囊管的残端一般留3～4mm,既可防止滑脱结扎缝线,又可防止术后形成盲袋口。在解剖胆囊中遇大出血时,切勿在血泊中盲目钳夹,以致误伤胆总管、门静脉等重要组织。此时可先用左手示指伸入网膜孔,与拇指一起捏住肝十二指肠韧带中的肝固有动脉,使出血停止,再清理手术野查明出血点所在,予以彻底止血从肝床上剥离胆囊时,须仔细钳夹并结扎直接进入肝床的小血管支,并在胆囊窝放置引流,防止积血和感染。②胆囊造口术适用于少数病情危重,不能耐受较复杂手术的病人。这类病人胆囊局部炎症较重、渗血多、解剖界限不清,若勉强施行较复杂的胆囊切除术,反而可出现并发症或误伤肝门部的重要结构,增加手术死亡率。胆囊造口的目的是采用简单方法引流感染病灶,防止其坏死穿孔,至于根治清除病灶,则留待择期处理。手术多采用距胆囊底最近的切口(有条件时经B超定位),如右肋缘下切口。在胆囊底部做双重荷包缝合线后于中心处抽吸减压,剪开小口探查胆囊尽量取净结石,再插入F18～22的蕈状导管,收紧并结扎双重荷包缝线。然后使用温盐水冲洗胆囊,并观察有无漏液,有可能时将胆囊底固定于腹壁上,胆囊旁放置引流管。

如病人不能耐受手术,可行B超引导下胆囊穿刺置管引流术,在一定程度上可缓解病情。条件允许时也可行腹腔镜胆囊切除术。

九、预后

急性胆囊炎经内科治疗,80%～90%可以消退治愈,另10%～20%患者因病情加剧而行手术治疗。值得指出的是,所谓"痊愈"的病人以后有可能反复发作,或引致胆石症或胆总管炎等并发症,而终需外科治疗。急性胆囊炎总病死率为5%。手术治疗预后较佳,70%～80%的患者可获痊愈。其预后主要取决于病人的年龄、有无并发症,病情的早晚、术前准备充分与否,以及手术的方式。

第六节　慢性胆囊炎

慢性胆囊炎常为急性胆囊炎的后遗症或因胆固醇的代谢紊乱而引起;它可以伴有或不伴有胆囊结石,在结石形成以前或在结石形成以后开始有病变;临床上常有上腹部不适和消化不良,有时或伴有急性发作。

【病因和病理】

慢性胆囊炎的病因和病理解剖可分为下列三类，不同的病因常形成不同的病变：

1.感染性胆囊炎

这是最常见的一种，为急性胆囊炎的后遗病变。其程度轻重不一，轻者仅囊壁纤维增生和肥厚，重者因囊壁极度肥厚，囊腔缩小，胆囊可以完全萎缩或硬化，甚至可以结成一团瘢痕组织，致使功能完全丧失，故有时称这种情况为"自发的胆囊切除"。此症胆囊周围常有紧密粘连，并可累及邻近脏器，但一般不含结石。

2.代谢性胆囊炎

是由于胆固醇代谢紊乱，致胆固醇酯沉积在胆囊的黏膜上，引起慢性胆囊炎。胆固醇酯或其他脂肪性物质在黏膜及黏膜下层中沉积浸润之原理尚未完全明确，可能是由于胆固醇酯随胆汁进入胆囊后再析出而沉着在胆囊壁上，并非是一种特殊病变，仅为不同胆囊病变的一种组织表现。

胆囊黏膜一旦有胆固醇酯浸润沉淀，常伴有轻度炎症。约半数病例胆囊内可有胆固醇结石之形成。胆囊外观多无明显异常，囊壁有时稍增厚，颜色较苍白，不再呈现正常的蓝绿色，胆囊切开可见黏膜有较明显的充血肥厚，黏膜上有无数黄白色的胆固醇酯沉淀，形如草莓，故本病也称"草莓胆囊"。

3.阻塞性胆囊炎

胆囊管如被结石嵌顿或因瘢痕粘连致完全阻塞时，胆汁就滞留在胆囊内，久之胆色素被吸收，胆囊黏膜则不断分泌黏液，遂致胆囊扩大而其中则充满无色透明的黏液，谓之"胆囊积水"，俗称"白胆汁"。这种胆囊常扩大成梨状或香肠状，胆囊壁甚薄，内含无色液体，临床上常可扪及。

慢性胆囊炎不论是否伴有结石，约半数可合并有细菌感染，但多数学者认为所谓慢性胆囊炎主要是化学性的刺激，感染性的炎症仅是一种后续变化。

【症状和体征】

慢性胆囊炎患者的发病年龄和性别与急性胆囊炎患者相似。临床表现在不同患者则可有甚大差别，且与实际的病理变化也常不一致，有时患者可毫无症状，而死后尸体解剖则发现胆囊有明显的慢性病变；有时患者有剧烈的胆绞痛病史，但手术时发现胆囊病变却并不严重。

患者症状可以明显地从急性胆囊炎第一次发作后即不断出现，也可以发病隐晦、症状轻微，直至诊断确定后才注意有症状存在。它可以有不定期的反复发作，在急性发作时临床症状同急性胆囊炎；不发作时则临床病象模糊不清，类似慢性"胃病"；也可以始终没有急性发作而仅表现为经常的上腹部隐痛不适和消化不良，有时则可以全无症状。症状之所以有差别主要是因胆囊炎症程度不同，时有或无胆囊结石，引起的反射性括约肌痉挛的程度也各异，故胆囊之功能状态也随之而有不同之故。

患者通常有气胀、嗳气以及厌食油腻现象，饱食以后常感上腹部不适，且不像十二指肠溃疡在食后可减轻疼痛。患者常感有右肩胛骨下、右季肋下或右腰等处隐痛，在站立、运动或冷水浴后更加明显。由于经常隐痛不适，患者很少运动，体重常有所减轻。一旦因结石嵌顿而有急性发作时，右上腹将有经常的钝痛，并有阵发性加剧，且80%的患者可有恶心呕吐（但恶心呕吐在平时则属少见）。25%伴有胆囊结石的患者在发作时还有轻度黄疸，而如结石进入胆总管,黄疸之发生率可高达 60%。故在剧烈的胆绞痛后出现深黄疸者,大多表示胆总管内有结石阻塞。但有时也可能虽有结石存在而无疼痛或黄疸出现。此外,据 Maingot 记述,慢性胆囊炎患者还可以有两种特殊表现:①风湿性的关节痛,特别在颈、背及其他关节,据说是一种特殊的慢性中毒现象;②心脏症状,如心前区痛、心悸、气促等,有时极似心绞痛。据说这两种特殊表现在胆囊切除后均可获得好转或痊愈,因此这种情况非但不是手术的禁忌,且属手术之适应证。

体检除右上腹有轻度触痛外,一般无其他阳性症状。少数患者因胆囊管阻塞而胆囊肿大者,偶尔可在右上腹部扪到圆形肿块。有的还可发现患者略有皮肤和巩膜轻度黄染,提示病变是在胆道系统。更有少数病例在第 8～10 胸椎右旁有压痛,或在右颈胸锁乳突肌两下脚之间有压痛,后者尤其有诊断意义。

【诊断】

慢性胆囊炎患者一般诊断并不困难,因多数患者有右上腹部一次或多次的绞痛病史和消化不良症状。但有时症状不典型者,可与慢性阑尾炎、慢性溃疡病、慢性胃炎、结肠癌、慢性胰腺炎及肾盂肾炎等症混淆。正确的诊断有赖于:①胆囊部 X 线平片摄影;②胆囊造影;③B 超或 CT、MR 等。其中 B 超检查是首选。

【治疗】

某些非胆石性慢性胆囊炎可能通过饮食的节制及内科治疗而维持不发病,但疗效并不可靠。已伴有结石者急性发作的机会更多,且可引起一系列严重并发症,偶尔引致胆囊癌。故本症不论是否伴有结石,最佳的疗法莫如手术,而最好的手术方法是胆囊切除,只有切除胆囊,才能根本去除感染病灶,防止一切并发症。但症状轻微或长期未曾发作的患者特别是年老并有其他严重的器质性病变者,不宜随便作剖腹手术。以防止因手术带来更为严重的并发症和后果。在胆石症特别是原发性胆管结石的高发地区,约 80% 的慢性胆囊炎是因胆道结石的反复发作所致。这些病例除胆囊切除以外当然还须并行胆总管切开引流或某种胆肠吻合术。反之,对伴有胆囊内无数小结石(石榴子样的感染性结石),除胆石切除以外也必须作胆总管之切开探查,以免胆囊结石进入胆总管中发生后患。一般说来,凡慢性胆囊炎症状明显,发作频繁而且剧烈者,特别是伴有胆囊结石者,手术切除之效果大多良好;反之如症状轻微,尤其是无结石性慢性胆囊炎,作胆囊切除之疗效可能较差,应予以重视。

第五章 脾脏疾病

第一节 脾外伤

脾位于左季肋部深处,在胃的左侧,膈肌的下方,左肾的前侧和结肠脾曲的上方,其长轴自左后向右前斜行,约与第10肋平行。整个脾被第9、10、11肋所掩盖,在肋弓下难以触及。脾增大时,可向上伸展,抬高膈肌,向下可伸入左上腹;巨大的脾甚至可达左髂部。临床上,将由直接或间接外力作用造成的脾损伤或破裂称为外伤性脾破裂。脾是腹腔内最易因外伤发生破裂的脏器,在闭合性腹部损伤中占20%~40%,开放性腹部损伤中占10%,病理脾则更易破裂。由于外伤使脾脏遭受强烈振动而破裂或撕裂,造成内脏出血,如未得到及时救治,常造成休克、死亡。外伤后脾破裂还有一种特殊类型称迟发性脾破裂(DRS)又称继发性脾破裂、隐匿性脾破裂和脾包膜下破裂,系指脾损伤后48h才出现腹腔出血症像的脾破裂,占脾外伤的12%~15%。

【病因】

脾为腹腔内固定性实质性器官,有一定的活动度,除了表面由弹性纤维组织构成的包膜稍微坚韧外,整个实质甚为脆弱,正常脾在左季肋保护之下不易受伤,但强烈振动会致其破裂或撕裂,为腹腔内最易破裂的器官。可由多种致伤因素引起,多为间接性震动伤,极少为直接受力损伤,如:①挤压伤、撞击伤、暴力打伤、坠落伤等累及左季肋部或左上腹部致其损伤;②冲击伤或坐带综合征等,受伤部位虽在左肩、右腹、足臀部,但形成的冲击力可传至脾脏致其损伤;③锐器伤或火器伤等,穿透腹部伤及脾。如为严重闭合伤中的一部分,因此就有可能伤情严重复杂,因伴危及生命的大出血、休克、窒息、脑疝、心搏骤停以及严重的生理功能紊乱而忽略脾破裂,或诊断脾破裂而忽略其他器官损伤。如果脾大而有病变,特别是充血的大脾,暴露于季肋之下,则更易破裂。

【发病机制】

因脾膜张力高,破裂后不易对拢,故易出血不易止住。内出血为突出的病理,常因大量出血而引起休克。因脾包膜薄,脾周围缺乏结缔组织,破裂后血流入腹腔,破口处难得保留血凝块而粘连愈合。迟发性脾破裂出血约50%病人最初是包膜下破裂,以后脾包膜再破裂出血,或部分病人开始就是完全性破裂,但局部血凝块与周围脏器粘连形成血肿,经再次外伤后继续出血,也可能病人伤口破裂较小出血缓慢,持续一段时间后才表现出内出血症状。

【病理】

按病理解剖脾破裂可分为中央破裂、包膜下破裂和真性破裂。真性破裂即脾实质损伤和其包膜破裂,最为常见,受伤即刻出现脾周围、腹腔内出血。裂伤多呈横行,深浅不等,若不累及脾实质的中央区和脾门区,出血相对不多并有可能自行停止。纵行裂伤往往出血较多。粉碎性或累及脾门血管的脾破裂出血量大,可迅速导致休克。包膜下破裂表现为包膜下血肿,并无腹腔内出血。中央破裂发生在脾实质内,可以自限,也可以发展到包膜下。这两者包膜完整性未破坏,呈现裂伤、出血或形成血肿,无明显临床征象。但经过一段或长或短的时间,其包膜也可破裂,发展成为真性破裂,表现为腹腔内出血或形成脾周围血肿;可于脾实质损伤部位继发感染,发生脾周围炎、脾脓肿抑或形成脾囊肿。脾脏损伤处愈合后可不遗留痕迹,但也可纤维化形成瘢痕组织。

【诊断】

(一)症状与体征

单纯脾破裂的典型症状为左上腹受直接重击或严重摔伤、撞伤后,伤者不能立刻直立,特别是左腹屈曲。甚至不能立起,卧位喜左侧向下、腰向前弯曲,不敢活动。不久出现腹痛、腹胀,精神不佳,拒食。部分病人可有膈肌刺激征(左肩或左颈部放射痛,头低足高位或摸及左上腹部可诱发疼痛即 Kehr 征阳性)。严重者可伴失血性休克表现如血压下降、脉搏细速、呼吸增快、四肢厥冷、神志变化,中心静脉压下降,尿量减少。脾破裂仅局限于脾周则于左上腹可摸及肿块,叩诊脾浊音区扩大,鼓音区缩小或消失(Balance 征阳性),如腹腔内出血左上腹或全腹触诊压痛、反跳痛、肌紧张、移动性浊音(+)、肠鸣音减少或消失。

(二)化验检查

血常规检查早期血红蛋白、红细胞计数基本上正常,约 10h 后可见明显贫血。诊断性腹腔穿刺抽出不凝固性血液,腹腔灌洗回流液中 RBC$>0.1\times10^{12}$/L 为血腹,则诊断基本确定。

(三)影像学检查

1.X 线检查

如伤者情况允许移动,普通 X 线检查可见肋骨骨折(左第 9~10 肋),透视可见左膈肌升高运动受限,脾脏阴影扩大,胃泡向内移位,胃大弯呈锯齿状,结肠脾区受压、下降移位等。

2.超声、CT 检查

可显示腹内积血、脾周血肿以及脾脏破裂征象等,可发现腹腔积血(>300mL)和脾脏破裂口(需与脾切迹鉴别)。如血液仅积聚于脾周,则脾影扩大或有血肿,为必要时手术前重要诊断方法。影像学检查除可协助脾损伤诊断,发现腹内其他脏器损伤外,尚可监测脾脏损伤愈合、修复情况以及发现相关并发症如脾脓肿、脾囊肿等。

3.其他影像学检查

如 MRI、选择性脾动脉造影也可助于诊断,但多在诊断困难时酌情选用;选择性脾动脉造影还可以对破裂脾叶或脾段动脉的栓塞,暂时止血或确定性止血。如病情允许,腹腔镜可以代替开腹探查。由于脾破裂多为摔伤、撞伤等复杂伤的一部分,因此必须对每个伤者都做全身系统检查,必要时做影像学检查,争取安全、快速确诊。如果考虑为脾自然破裂或病理性大脾破裂,则需进一步诊断脾大的原因,以便止血后进行根治。

(四)脾外伤的分级

脾外伤的临床分级脾脏损伤的程度是选择保脾手术的病理学依据。

1.AAST 分级

1989 年美国外科创伤学会(AAST)提出的分级具有代表性意义,随着 CT 的广泛应用于 1994 年进行修改分为 5 级。

(1)Ⅰ级:静止性包膜下血肿<10%表面积,包膜撕裂深达实质<1cm,无腹腔出血。

（2）Ⅱ级：静止性包膜下血肿占 10％～50％表面积,静止性实质内血肿直径＜5cm,或包膜撕裂出血,实质撕裂深 1～3cm,但未累及小梁血管。

（3）Ⅲ级：包膜下扩张性或实质内血肿,出血性包膜下血肿或包膜下血肿＞50％表面积,实质内撕裂深达 3cm 或累及小梁血管。

（4）Ⅳ级：实质内血肿破裂有活动性出血,撕裂累及段或脾门造成游离的无血管脾块＞25％总体积。

（5）Ⅴ级：完全粉碎或脾撕脱,脾门撕裂全脾无血管。

2.中华医学会外科学分会脾外科学组脾损伤分级

2000 年中华医学会外科学分会脾外科学组在 AAST 分级的基础上提出了国内的脾损伤程度临床分级,为 4 级。

（1）Ⅰ级：脾包膜下破裂或包膜及实质轻度损伤,手术所见脾裂伤长度≤5.0cm,深度≤1.0cm。

（2）Ⅱ级：脾裂伤长度＞5.0cm,深度＞1.0cm,但未累及脾门或脾段血管受损。

（3）Ⅲ级：脾破裂伤及脾门或脾脏部分离断或脾叶血管受损。

（4）Ⅳ级：脾广泛破裂或脾蒂、脾动静脉主干受损。

(五)延迟性脾破裂

DRS 的特点是外伤后有间歇期,症状大部分缓解,再次破裂多发生在 2 周以内,占 70％～80％,也有迟至数月以后,甚至有 5 年后发病的报道,早期症状不典型,因此诊断较困难,容易误诊。临床怀疑有 DRS 时,应详细询问病人病史,尤其有无腹部、左上腹部、左下腹及后背部外伤史,原有脾增大病史;具有腹痛、缓解、突然腹痛史,缓解期在 48h 以上;腹腔内出血的症状、体征,左上腹肿块及休克征象。间歇期病人并非绝对无症状,左上腹及左肩背部隐痛不适者较为常见。其他有脾区持续性叩击痛、左上腹固定浊音区、里急后重、提睾肌收缩致阴茎勃起、左上腹进行性增大的包块、持续性低热等。

【治疗】

(一)脾外伤的治疗原则

基于对脾功能研究的日趋深入,各种保留脾手术取得了长足进步。脾虽拥有多种重要功能,但并非生命必需器官。脾损伤、脾破裂多表现为凶猛的大出血、休克,常伴发其他脏器损伤,须迅速果断地采取措施,同时保脾手术也是难度和风险具存的一类手术,因此在条件允许的情况下尽量保留脾或脾组织才是脾损伤治疗的现代观。目前,临床对脾损伤病人行脾保留手术应遵循的原则如下:①先保命后保脾是基本原则;②年龄越小越优先选择脾保留手术;③根据脾脏损伤程度、类型选择最佳术式;④联合应用几种术式更为安全实际;⑤脾保留手术后要注意严密观察和随访病人;⑥遇有老龄、主要器官功能衰竭、严重感染、腹部复杂多发伤、凝血酶原时间显著延长者,为避免造成意外,可以考虑行脾切除。

(二)非手术疗法

非手术治疗保留了脾,维持了脾功能,避免了脾切除相关并发症,理论上讲是外伤性脾破裂最理想的治疗方法。在病例选择恰当,病情监测严密,治疗方法得当的情况下,非手术治疗是安全有效的,近年来治疗的成功率不断增加,国外为 30％～85％,国内为 4％～44.4％。对于一些包膜下或浅层脾破裂的病人,如出血不多、生命体征稳定又无合并伤,可在严密的动态观察下行非手术治疗。

1.脾外伤后非手术治疗的依据

①脾下极受肋弓保护差是脾最易受损伤的部位,脏面易受冲击传导力损伤,损伤率次之,其损伤多为星状或横行裂伤,横断伤及大血管损伤较少见;②脾破裂出血流经脾脏血液量减少,脾会不同程度收缩,由于全身血容量减少,脾代偿性收缩挤出血液满足全身血容量需要,这种主动和被动收缩可以控制脾血管和脾髓质的出血;③脾破裂后伤口周围会积聚大量血液和凝血块填塞伤口,起到填塞和压迫止血作用,脾脏血供丰富,再生力强,创面很快愈合;④脾无外分泌功能,经脾裂口流出血液接近正常血液,引起腹膜刺激征轻且无腹腔污染,出血停止后肠功能可较早恢复;⑤现代影像学检查可以较准确判断脾损伤的部位、程度并大致估计出血速度和出血量,而血流动力学监测手段的不断完善也为脾破裂成功非手术治疗提供了保障。

2.非手术治疗指征

①按 AAST 分级(或我国脾外科学组分级)标准为Ⅰ级;②病人年龄<55 岁;③无腹腔内其他脏器的合并伤;④除外病理性脾破裂,无凝血功能异常;⑤血流动力学稳定,输血量不超过800mL;⑥影像学(B 超、CT)动态监测血肿不扩大,积血不增加,或脾动脉造影无或极少量造影剂外溢;⑦入院时病人血流动力学稳定无休克表现,或虽有轻度休克表现但输血、补液后休克能较快纠正,收缩压>80mmHg,脉压>20mmHg,脉搏<130/min;⑧具备中转手术与重症监护的条件。在上述适应证中,血流动力学稳定是最为重要的内容,也是决定是否行非手术治疗的先决条件。经少量输血、输液后,如血流动力学能维持稳定,其他适应证可以适当放宽。小儿网状内皮系统发育不健全,切脾后 OPSI 发生率高,加之小儿脾结缔组织致密、柔韧,非手术疗法成功率高,所以应优先考虑保脾手术。只要病人选择恰当,15%～20%的成年人脾损伤和 50%～70%的儿童脾损伤可通过非手术疗法治愈。但多数学者认为,对脾外伤的非手术治疗仍有必要采取慎重态度,尤其在监测手段与抢救措施不够完备的中小型医院,不宜过分提倡,即便在条件具备的大型医院,也应严格掌握适应证。因为就抢救生命而言,脾外伤手术治疗比非手术治疗的把握更大,风险更小。

3.非手术治疗方法

①在非手术治疗中,通过各种监测手段评价病情进展、治疗效果及预后。应持续监测血压、脉搏、心电图、血氧饱和度、尿量,在维持正常输液或输血速度下,脉搏不超过 100/min,收缩压不低于 90mmHg,每小时尿量不<30mL。随时进行体格检查,红细胞压积和血红蛋白、白细胞、血小板计数,血清电解质、尿素氮、肌酐以及凝血功能。定期复查 B 超、CT,比较前后检查结果,评价治疗效果;②绝对卧床,限制活动,可给镇静药使伤者安睡。减少增加负压的动作,避免加重出血,因此可予镇咳、通便。肋骨骨折予以固定。禁食,腹胀明显者应持续胃肠减压,待出血停止、胃肠道功能恢复后拔除胃管,逐渐恢复饮食。保持静脉输液开放,在禁食期间注意维持水电解质平衡,适当给予肠外营养支持。应用广谱抗生素和抗厌氧菌抗生素预防感染。使用消化道制酸药如 H_2 受体阻滞药或质子泵抑制药等预防性急性胃黏膜病变或应激性溃疡;③适当补充维生素 K_1、新鲜冰冻血浆、凝血酶原复合物等止血药物,也可应用生长抑素有效减少内脏包括脾血流量,降低肝门静脉及脾静脉压力,使脾脏出血减少有利于止血。根据血红蛋白水平决定是否输血;④观察期间出现腹部症状加剧、范围加大,甚至腹膜刺激征者,或血压下降、心率增快等血流动力学指标不稳定虽经快速输液、输血不能恢复稳定者,及时准备

手术。

(三)选择性脾动脉栓塞或结扎术

对于脾蒂大血管未损伤,脾或相当部分的脾块保持完整,且血供良好的病例可以选择脾动脉栓塞术与脾动脉结扎术。二者都是通过降低脾动脉压力,减少脾的血流量,达到迅速控制出血的目的。采用介入技术行脾动脉栓塞具有创伤小、对机体干扰小的特点。脾动脉栓塞方法可分为:①脾动脉主干栓塞:使用较大体积的栓塞材料如不锈钢微螺圈、可分离球囊等,于脾动脉主干(导管头须超过胰背动脉开口)进行栓塞。由于栓塞后脾实质可通过胃短动脉、胃左动脉及胃网膜动脉分支形成侧支循环供血,不致产生脾梗死。但对脾功能亢进的影响很小;②脾段动脉栓塞:选用适当大小的栓塞材料如吸收性明胶海绵条等栓塞一定大小的脾内动脉分支,使其分支远端的脾梗死。一般通过造影证实使脾梗死范围在 $40\%\sim60\%$;③脾动脉末梢性栓塞:采用细小颗粒性栓塞材料,一般可通过分次超选择插管至某一脾动脉支进行栓塞和反复造影比较,可根据血流速度改变的估计等方法,以控制栓塞范围的大小。其并发症包括栓塞后综合征,脾外栓塞,左下胸腔积液及左下肺炎,脾脓肿等。脾动脉结扎术要稍远离脾门处结扎,且避免损伤胃短血管和胃网膜左血管,以确保来自胃短血管和胃网膜左血管的侧支循环形成。出现阻断脾动脉后有明显缺血表现,脾广泛游离后侧支循环中断,合并其他器官损伤,患者情况不稳定等情况禁忌结扎脾动脉。

(四)开腹手术治疗

在非手术治疗困难的情况下,应在抗休克的同时,全身麻醉急诊行剖腹探查术,进腹后先捏住脾蒂再用心耳钳或乳胶管控制脾蒂、吸尽积血后,探脾损伤部位及程度,再仔细分离脾门,根据术中探查脾损伤的严重程度决定具体方案。手术同时探查腹腔其他脏器及腹膜后有无合并伤一并处理,最后留置腹腔引流后关腹。

1.黏合止血与凝固止血

黏合止血应用生物胶制品,特别适合于脾包膜撕脱和轻度表浅裂伤,符合Ⅰ级损伤的脾损伤大部分宜用此法。应用时显露损伤部位,尽量保持创面干燥;用胶或网片涂黏覆盖在创面或小血管破裂口上,较深裂口可将胶滴入隙缝处,用手轻轻加压,使部分黏合胶溢满裂口缘,起封住作用,压迫 $5\sim10min$ 后,即可止血;如仍有出血可重复使用。凝固止血是借助物理方法使脾破裂处表面凝固而达到止血目的,宜与其他保留性脾手术联合应用。包括微波刀、红外线光凝、激光、高热空气、氩气电凝和透热法等。先压迫止血后再加热凝固,固化止血后,才能松开。止血后观察 $5\sim10min$ 确定无再出血,结束手术。

2.脾破裂缝合修补术

游离脾将其提出切口外,并控制脾蒂,清除血块和失去生机的组织。结扎或缝扎破裂口内活动性出血点,破裂口用肠线或可吸收缝线,做"8"字或水平褥式缝合。脾实质较脆,缝线打结易致撕裂,血管丰富易造成出血或血供障碍。缝合的深度及宽度要合适,打结时用力要均匀适度,轻拉慢打。为了防止打一个结后在打第 2 个结时所致的张力切割脾组织以及第 1 结滑松,可用弯直止血钳压在结上再打第 2 个结。预防缝线切割可用吸收性明胶海绵为垫,缝在线上后再打结,也可以放入部分网膜组织后再打结。如果缝合修补失败或手术造成新的撕裂而酿成出血,不可一味坚持缝合,应该及时果断地改换成其他术式。

3.部分脾切除术

适用以下情况:①脾上部或下部深而大的裂口,星形损伤或碎裂无法缝合修补保留者,切除损伤部分,行保留性脾部分切除术;②脾上或下部同时重度损伤难以修补缝合者,应切除损伤部分,保留脾中部的脾部分切除术;③局限性脾内血肿;④脾门处的某一叶、段血管损伤无法修补,脾已出现界线明显的部分脾供血障碍,需切除该部分脾;⑤脾实质深而大的裂伤,经缝合后止血不可靠或反而出血尤甚,或缝合后部分脾出现血液循环障碍;⑥脾部分重度破裂,但无危及生命的多脏器损伤,无严重的胸腹联合伤和脑外伤者;⑦部分脾损伤,年龄在60岁以下而且重要生命器官功能基本完好,允许保留性脾手术顺利进行。

脾破裂施行部分脾切除术时,先用无损伤的方法暂时阻断脾蒂血管,有利于手术进行。保护相应的脾侧支血管,如在做保留脾上极的部分脾切除术时,不要切断脾胃韧带,以便保留胃短血管和脾上极血管支。由于脾下极血管支有时可从胃网膜左血管分出,在做保留脾脏下极的部分切除时,应保留脾胃韧带下段和脾结肠韧带。一般脾动脉主干在脾门处多分为2~3个分支,再分为二级或三级分支后进入脾实质;脾静脉分支常盘绕伴行动脉,操作时易损伤导致出血,辨清脾门血管后依次结扎将切除的脾段、叶的脾动、静脉分支。等待数分钟脾脏出现血供区域与缺血区域的界线后,退向血供区约1cm,用刀切开脾包膜。再用手术刀柄切割进入脾实质,切口应由脾前后缘向内略呈 V 形,并逐渐向脾门深入。脾门处切缘应稍远离脾血管分支进入脾实质处,以免缝合后由于组织张力关系,压迫而影响血流通过。在脾部分切除的整个过程中术者应始终以左手拇指和示指握持压迫脾切缘,并固定脾。这样能有效地控制和减少术中出血,从容不迫地进行手术。脾脏切面少量渗血,不必特殊处理;小的动脉或静脉断离后常退缩于脾实质内,由于脾实质很脆,血管壁又甚薄,一般不宜用血管钳钳夹,可用细丝线缝扎,或待缝合切缘后即可止血。呈"V"形的切口有利于脾前后切缘的合拢。脾实质虽脆,但脾被膜仍有一定韧性,只要缝合和打结时操作得当,并不会引起撕裂。通常以距离切缘断面1cm处用长的直针或肝针粗丝线做水平褥式缝合和间断对合缝合,一般并无困难,且能获得有效的止血。缝合后的创面如尚有少量渗血,可配合应用生物或合成黏合材料行黏合凝固止血。脾创面也可用大网膜等覆盖固定。

根据脾脏叶、段解剖,部分脾切除可分为1/3、半脾、大部(2/3)和次全切除。脾破裂时有切除上、下(叶)各1/3,而仅保留中1/3的。保留脾下极者因血管蒂较长,应妥善用大网膜包裹固定,以免术后发生脾蒂扭转。

4.自体脾组织移植

并非所有的脾外伤均可通过保脾手段获得成功,仍有大约60%的脾外伤必须行脾切除术方能控制出血,挽救生命。对于不能保留全脾、脾粉碎、脾门撕裂伤、脾门血块及脾修补失败的单纯性脾损伤者,合并腹内实质脏器和空腔脏器伤污染较轻者,Ⅲ级、Ⅳ级非病理脾破裂,均可施行自体脾移植而使脾功能得到补偿。需要指出的是,脾组织移植虽然能发挥一定的免疫功能,但其功能远不如正常脾。因此对脾外伤破裂病人在保命的前提下,尽可能保留脾,只有对必须行脾切除的病人,才考虑行自体脾组织移植。全脾切下后用冷生理盐水冲洗脾,清除脾片上的血细胞和其他成分,剥去脾包膜并制备脾组织片。取相当1/3脾制成2.0cm×2.0cm×0.5cm组织片,将大网膜前叶提起,剪一小孔,自小孔置入脾片,缝闭小孔。将各脾片散开铺平置入血运丰富的大网膜间隙,并以缝合固定各脾片。经过3~5个月的变性、再生和生长3个病理过程后,可以观察到脾功能的恢复。

5.全脾切除

保脾术与脾切除术相比,操作相对杂,有术后再出血的风险。在"先保命,后保脾"的原则下,全脾切除术不失为较安全的手术方案。采用全身麻醉或硬膜外阻滞麻醉。切口的选择以损伤小、捷径、进腹容易、能充分显露脾脏和利于操作为原则。通常取腹部正中切口或左上腹经腹直肌切口,按照脾的长轴确定切口的大小,根据情况酌加横切口。进腹后,探查脾的大小、质地、脾与毗邻脏器的关系,脾周粘连的程度,脾的活动度以及腹腔内有无异常曲张的血管和静脉团,初步判定脾脏切除的安全度并确定拟分离程序。当探查决定行脾切除后,最好先设法结扎脾动脉,以防止在游离脾脏过程中血管撕破而突发大出血的危险,还可减少手术中操作难度、节约血液。但对于急诊脾切除术的病例,该操作不应作为常规。剪开脾胃韧带无血管区,进入小网膜囊内,充分显露胰体尾部。从胰腺上缘切开后腹膜和脾动脉鞘,用直角钳在动脉鞘内分离脾动脉长 1.5cm,从其下缘绕过 2 根 7 号线分别结扎。对循环系统能耐受者,可从脾动脉远端注入稀释的 0.5mg 肾上腺素。在少数情况下,脾动脉位于胰腺组织背后,此时游离较为困难,不必勉强,可待脾游离后再处理。分离动脉时如有困难,勿强行分离,否则可撕破脾静脉招致大出血。充分妥善无损伤地游离脾是成功施行脾切除术的先决条件。应尽量靠近脾分离脾周韧带,同时根据术中情况及时灵活地进行调整。首先分离胃脾韧带,打开小网膜囊前壁,然后向上分离结扎脾胃韧带,直至脾上极,若显露有困难,可留在最后处理。沿脾胃韧带向下分离即为脾结肠韧带。但脾结肠韧带常有小的动、静脉血管,应钳夹后再切断结扎。沿脾结肠韧带向后向上,触及脾的后缘并转向内,移行至脾的脏面与后腹膜相连处,因其后有左肾,故称脾肾韧带,此处血管性粘连最多见,分离显露比较困难。将腹壁和左肋弓向外上方牵开,将脾推向前、内侧,使得脾外侧腹膜紧张并被充分显露,自下向上用剪刀剪开,然后分离脾肾韧带。此处因空间狭小常无法安置止血钳,也可快速大片分离。继续向上延伸即达到脾上缘的脾膈韧带。此处位置很高,如遇脾上极蜷曲或与肝左外侧叶粘连,则显露更为困难。分离脾膈韧带时可将脾向内向下牵拉,以便在直视下切断结扎。将这些韧带离断后,将脾向下牵拉,此时可清晰显示脾胃韧带。要注意不可撕裂脾和胃壁,应在直视下钳夹、切断、结扎含有胃短血管的脾胃韧带。近端脾胃韧带仅 1~2mm 长,容易将胃壁一起结扎,以致术后发生胃后壁高位坏死穿孔,应予注意。处理完脾周韧带后即可搬脾。术者与助手要注意配合,首先将脾脏下极托出切口,术者在以右手伸入脾外侧搬脾,搬脾时注意以脊柱为中心向前、向内旋转,切忌向外向下以免撕裂脾蒂。助手向脾窝内填塞数块热盐水纱布,既能起到压迫止血,又能防止脾回缩的作用。脾搬出切口后,需处理脾蒂。为防止大出血,可在胰尾部,术者以左手将脾动、静脉捏在手中作暂时阻断,再处理脾蒂。这时可安全地分离胰尾与脾动、静脉。在三者之间常为疏松的结缔组织包绕。应将脾动静脉及其分支血管分离清楚,用三把血管钳(即三钳法)夹住脾蒂,在近脾门的两把钳子之间将脾蒂切断,使近脾门的一把血管钳与脾一同离体,可收集脾血回输。在脾蒂近端用粗丝线结扎和缝扎。更为理想的方法是分别游离出脾血管和胰尾后,对所有血管逐一结扎。结扎脾蒂时应避免块状结扎和损伤胰尾,因块状结扎的远端坏死,易致术后出血、创口愈合障碍和发热等并发症,最好应分别结扎脾动、静脉,甚至分别结扎脾段血管。我国在脾外科方面积累了丰富的经验,在实践中对难以切除的巨脾创造和改进了许多方法,其中包膜下脾切除和逆行脾切除就是两种行之有效的办法。包膜下脾切除是先结扎脾动脉,如有困难可在胰尾上、下缘后腹膜上切一小口,用示指伸入脾蒂和脾肾韧带之间,轻轻地向上分离,在脾动脉上方穿出,并在此隧道内穿一细橡皮筋,控制脾蒂后,在粘连部下方切开脾包膜,于包膜下迅速分离脾实质,若局部粘连太严密时,可残留少许脾组织。逆行脾切除是先切断脾蒂,吸出积血,再行脾包膜下分离,逆行切除脾脏,留于肝、膈的脾包膜渗血可以缝扎或电灼止血。脾切除创面的特点是位置深,范围广,易渗血,应认真检查,仔细止血。重点是检查后腹膜、膈肌创面、胰尾及胃底面,如有活动性出血,宜选用小圆针细线缝扎,对后腹膜的出血可选用大圆针、细丝线缝合,如遇门静脉高压症病人,缝合后腹膜时进针勿过深以免造成已形成侧支的 Reitz 静脉丛出血。在创面止血时,为防止脾蒂反复受牵拉造成新的出血和线结松动,可用大网膜缝在脾蒂的裸面上。对于渗血可用热盐水干纱布压迫 5～10min,继之应用氩气刀、喷以生物蛋白胶。因脾切除后脾窝常有渗血、渗液,或术中胰尾轻微损伤。因此,术后应常规放置腹腔引流。引流管置于左膈下,其上端要放在脾窝最低位,在左肋缘下腋前线另戳孔引出,注意引流管不要压迫结肠脾曲处的结肠,引流管接闭式低负压吸引或用负压球。根据情况可在术后 24～48h 拔除引流管。

(五)腹腔镜在脾损伤中的应用

腹腔镜可以一次性完成探查和处理病变的目的,并具有创伤小的特点,可用于保脾手术。术前行脾 B 超及 CT 检查,对生命体征相对稳定,损伤较轻的 Ⅰ、Ⅱ 度脾损伤可采用腹腔镜下保脾手术。可在镜下应用生物胶、超声刀、Ligasure 行脾修补,还可以进行脾动脉结扎、可吸收线脾捆扎、编织网脾包裹、脾切除自体脾组织移植术等多种手术。行腹腔镜手术的病人可于 1 周内恢复,住院期短、并发症发生率低。但腹腔镜脾切除在脾外伤中的作用还存在争论,控制出血和视野不清是两大障碍,某些手辅助装置可以帮助腹腔镜顺利完成手术。腹腔镜对脾外伤的诊断和治疗有一定借鉴意义,继承了微创外科的优点,但应认识到目前微创外科在治疗实质器官大面积缺损上不能替代传统手术。对损伤严重且出血量大的 Ⅳ 级以上脾破裂采用腹腔镜保脾止血是不明智的,手术的成功率极低。

【诊疗风险防范】

(1)防止各种外伤和意外,对儿童加强看护,巨大病理脾仍应行预防性脾切除。

(2)有外伤史和上述临床表现应警惕脾破裂的发生,结合辅助检查可确诊。但脾破裂的表现多种多样,给诊断带来一定困难。在处理外伤性脾破裂过程中,尤其伴多发伤(由单一致伤因素造成的多脏器或组织的损伤)或复合伤(两种或以上的因素造成的多脏器或组织的损伤)以及无明显外伤史病人,容易发生失误导致并发症和病死率增加。因此,必须加强有效预防措施,包括以下几点:①外伤史:简洁、细致、有针对性的病史询问可确切地了解致伤原因、受力方向、受伤机制等,对于确定诊断可以起到不可低估的作用;②临床表现:主要表现为内出血和(或)腹膜炎的症状和体征。此外,季肋部的肋骨骨折常是致脾破裂的原因应予重视;③诊断遇到困难时有意义的辅助检查包括诊断性腹腔穿刺、B 超、CT 检查、腹腔镜检查。诊断性腹腔穿刺具有损失小、简便,准确率较高等优点,B 超及 CT 不仅可以确定有无内脏损伤,同时还可以判断损伤的部位、程度及腹腔内积血、积液情况,对决定手术或非手术治疗有重要意义,腹腔镜技术因兼具诊断和治疗作用,可用于腹部实质性脏器损伤的诊断和治疗;④及时、有效与病人家属沟通交流。

(3)单纯脾破裂病死率约为 10%,若有多发伤,病死率达 15%～25%。诊断与处理是否及时、准确,是否合并多发伤或复合伤对预后有较大影响。Moore 提出的腹部穿透伤指数的概念,可作为判断其预后的参考。在脾,依伤情定其损伤的危险系数为 3,损伤严重程度分为五级,分别为 1~5 分,将危险系数乘以严重程度之积为其得分,分数越高,预后越差。在腹部开放性多发伤时,各脏器危险系数:胰、十二指肠为 5 分;大血管、肝及结肠为 4 分;肾、肝外胆道和脾相同为 3 分;胃、小肠、输尿管为 2 分;膀胱、骨和小血管为 1 分。依各脏器损伤严重程度从轻到重分别定位 1~5 分。同样,危险系数乘以严重程度之积即为该脏器得分。将所有受伤脏器的评分相加,可算出该病人的腹部穿透伤指数,总分≥25 时,其死亡率和并发症发生率数倍乃至数十倍于 25 分以下者。

第二节 脾破裂

【病因】

脾脏实质甚为脆弱,且血运丰富,当受到外力作用时,极易引起破裂出血。临床上,将由直接或间接外力作用所造成的脾脏损伤或破裂,称之为外伤性或损伤性脾脏破裂。外伤性脾破裂又可分为开放性和闭合性。此外还有自发性脾破裂和医源性脾破裂。

外伤性脾破裂其开放性者多由刀戳或弹片伤等所致,往往伴有其他的内脏损伤,而闭合性者则由倾跌、拳击、车祸等直接或间接的暴力所造成,为临床上最为常见的一种腹部损伤。

自发性脾破裂也称自发性病理脾脏破裂,临床上比较罕见,是脾脏在患有疟疾、伤寒等疾病,而在继发肿大的基础上,由于脾脏被膜薄弱而髓质又较脆,在没有明显外力的作用下所发生的破裂。但实际上任何脾破裂几乎均有外力作用为其诱因,弯腰、侧身、甚至熟睡时的翻身,均可能使脾脏的包膜在一个点上因张力过大而发生破裂;全无外力作用的"自发性"破裂是否存在,确属可疑。医源性脾脏损伤或破裂是指因手术牵拉或操作而引起,较多见于上腹部手术。

【病理】

脾破裂与肝脏损伤一样,也可分为中央破裂、包膜下破裂和真性(完全性)破裂三种。

1.中央破裂

为脾实质的内部破裂,可在脾髓内形成血肿,致脾脏在短期内有明显增大。如所形成的血肿不大,出血又能自停,则血肿也可以逐渐机化而不产生后患;脾实质损伤部位也可继发感染,形成脾周围炎,脾脓肿或形成脾囊肿。但多数的中央破裂将逐渐发展为被膜下破裂乃至完全破裂,绝对的中央破裂是罕见的。

2.包膜下破裂

为被膜下的脾实质破裂出血,由于被膜仍保持完整,故血液积聚在包膜下形成血肿,而暂时可以不发生内出血的现象。包膜下破裂如因继续出血而致血肿内的张力过大,或因患者恢复活动而致被膜破裂,都有可能在初次外伤后经过一段时期(数小时、数天,乃至相隔 2~3 星期)发生腹内急性出血。小型的包膜下血肿偶尔也可能被吸收,形成囊肿或纤维化肿块。

3.真性(完全性)破裂

真性破裂最常见,系脾脏被膜与实质同时破裂,发生腹腔内大出血。破裂部位以在外侧凸面为最多,但有时也可在内侧近脾门处。出血的多少与破裂的程度有关,小的破裂仅为线状裂隙,其出血比较缓慢,临床上多表现为进行性贫血,有时甚至可因裂缝被凝固的血块堵塞而不再出血;大的撕裂或粉碎性破裂,以及破裂在脾门处或脾蒂血管有破裂即可发生急性大出血致患者于短期内死亡。已经被凝血块堵塞的裂伤,以后由于血压升高、体位移动或血块溶解,也可再度出血。

【临床表现】

脾破裂的症状与体征,将随出血的多少和快慢、破裂的性质和程度以及有无其他脏器的合并伤或多发伤而有不同的表现。

症状:仅有包膜下破裂或中央破裂的患者,主要表现为左上腹疼痛,于呼吸时可加剧;同时脾脏多有肿大,且具压痛,腹肌紧张一般不明显,多无恶心、呕吐等现象,其他内出血的表现也多不存在。如不完全破裂一旦转为完全性破裂,急性症状将迅速出现,病情也将迅速恶化。

完全性破裂一旦发生后首先将有腹膜刺激症状。出血缓慢而量也不多者,腹痛可局限于左季肋部;如出血较多散及全腹者,可引起弥漫性腹痛,但仍以左季肋部最为显著。反射性呕吐属常见,特别是在起病的初期。有时因血液刺激左侧膈肌,可引起左肩部(第四颈神经的分布区域)的牵涉性痛,且常于深呼吸时加重,称为 Kehr 征。

随后患者于短时期内即可出现明显的内出血症状,如口渴、心慌、心悸、耳鸣、四肢无力、呼吸急促、血压下降、神志不清等;严重者可于短期内因出血过多、循环衰竭而死亡。

体检:体检时可以发现腹壁有普遍性的压痛和肌肉强直,以左上腹部为最显著。左季肋部之脾浊音区也常有增大。如腹内有多量血液积聚,还可发现有移动性浊音;但因脾周围常有凝血块存在,故患者左侧卧时右腰部可呈空音,右侧卧时左腰部却常呈固定之浊音,称Ballance 征。

由此可见,除所谓自发性脾破裂外,一般外伤性脾破裂在临床上大致可以分为三种类型:

1.立即脾破裂

即临床上通常所说的脾破裂,占外伤性脾破裂的 $80\%\sim90\%$,是在外伤时即刻发生脾脏破裂、腹腔内出血、失血性休克,严重者可因急性大出血而于短期内死亡。

2.延迟性(迟发性)脾破裂

是外伤性脾破裂的一种特殊类型,约占闭合性脾脏破裂的 10%,在外伤和脾破裂、出血之间有 48 小时以上的无症状期(Baudet 潜伏期)。

3.隐匿性脾脏破裂

脾脏外伤后仅有包膜下出血或轻微裂伤,症状不明显,甚至无明确外伤史可追溯,诊断不易肯定。在出现贫血、左上腹部肿块、脾脏假性囊肿或破裂、腹腔内大出血等才被诊断。此类型少见,在闭合性脾脏破裂中发生率不足 1%。

一般来说脾破裂的病人,临床上又可以有以下三个过程。

(1)早期休克阶段:是继腹部外伤后的一种反射性休克。

(2)中期隐匿阶段:病人已从早期休克中恢复,而内出血症状尚不明显。此期长短不一,短者 $3\sim4$ 小时,一般 10 余小时至 $3\sim5$ 天,个别病例如包膜下出血或轻微裂伤也可长达 $2\sim3$ 星期,才进入明显出血阶段。在此期间,患者轻微的休克现象已经过去,严重的出血症状尚未出现,故情况多属良好;除左季肋部有疼痛、压痛、肌痉挛外,仅局部有隐约肿块,腹部稍有膨隆;

左肩部的放射痛不常见。然而此时如不能及时做出诊断,实为多数患者预后不良的主要原因,故宜谨慎从事,万不可因:①外伤的历史不明确;②患者的情况尚良好;③无明显的内出血症状;④无典型的 Kehr 征或 Ballance 征,而麻痹大意或因循误事。

（3）晚期出血阶段:此期诊断已无疑问,出血症状与体征均已甚为明显,患者情况已经恶化,预后比较严重。

【诊断】

由锐器所致的开放性损伤,多见于战时,子弹或弹片不论从何处进入腹腔,都有可能伤及脾脏。此等开放性损伤通常多伴有其他内脏损伤,需早期进行剖腹探查手术;术前确诊是否已有脾脏破裂既属困难,也非必要。需注意者,伴有内出血症状的腹部伤员,较之单纯空腔脏器损伤者尤具手术的紧急性。

闭合性脾破裂根据明显的左上腹部或左季肋部外伤史,并可有局部的软组织挫伤与肋骨骨折,以及伤后出现的腹膜刺激和内出血症状,一般诊断并不困难,特别是腹内已有移动性浊音者,可在左下腹试行穿刺,能吸出血液时即可确定诊断。

不完全性的或仅有轻度裂伤而已经被凝血块堵住的脾破裂,诊断实属不易,患者才从早期休克中获得恢复而内出血现象尚不显著者,诊断也属困难。对于此等可疑病例,唯有提高警惕,严密观察,才能不致延误病情。注意疼痛范围有否扩大,腹壁紧张是否有增加,左肩是否有疼痛,腹部是否有膨隆,肠鸣音是否有减弱,脉搏是否逐渐加快,红细胞及血红蛋白测定是否继续有下降,一般可以及时发现有无内出血情况。并及时行 X 线、B 超、CT 等检查,在诊断困难时可酌情选用 MRI、选择性腹腔动脉造影、肝脾核素显像等,或者进行剖腹探查手术。

血常规化验:红细胞和血红蛋白常有进行性下降,而白细胞则可增至 $12 \times 10^9/L$ 左右,系急性出血的反应。

X 线检查:脾破裂时,由于血液凝结在左上腹腔及脾脏周围,不论透视或仰卧位的平面摄片,都可以看到脾脏部位的阴影增加,左侧膈肌上升,活动受到限制。如在钡餐后作胃肠道检查,则可见胃腔膨胀,有向右、向前和向下移位的情况;有时胃内的气泡与膈肌之间的距离有增加,或者因血液流入胃脾韧带内而胃大弯呈锯齿样的受压残缺现象。如腹腔内有积血,有时可见肠祥间隙增宽。结肠的脾曲也常下降。如腹内有游离气体存在,则表示尚有空腔脏器同时损伤。

B 超与 CT 检查:可见腹腔内积血、脾周血肿、脾脏破裂征象。还可了解其他实质性脏器如肝脏、胰腺的损伤情况。尤其是 B 超检查由于操作简单、方便、经济,可以动态监测脾脏损伤的发展与修复、愈合过程,是临床上对可疑脾外伤病人的首选检查方法。

MRI、选择性腹腔动脉造影、肝脾核素显像:也有助于诊断,尤其在诊断延迟性脾破裂与了解非手术治疗效果方面有一定的价值。

脾脏破裂需与肋骨骨折、脊柱骨折和左肾破裂等情况相鉴别。前两者在 X 线摄片中可获得证实,后者可检查尿中是否有血或经静脉肾盂造影可以确定诊断。必须注意的是,上述损伤有时可与脾脏破裂同时存在,因此证实有上述损伤时并不能除外脾破裂的可能。

此外在诊断脾破裂的过程中一定要注意多发伤与复合伤,以免延误抢救时机,从而影响病人预后。

【治疗】

过去由于片面地认为"脾脏并非生命必须的器官",且脾脏血供丰富,组织脆弱,止血困难,很长时间以来,脾切除是治疗各种类型脾破裂的唯一选择。然而,现代脾脏研究证明,脾脏具有多种功能,特别是对脾切除术后凶险性感染(OPSI)风险的认识,使外科医生逐步形成了"保脾"的概念,并确立了脾外伤的处理原则:①抢救生命第一,保留脾脏第二;②年龄越小越倾向于保脾手术;③保留脾脏的质和量须具备足够的脾功能;④根据损伤的类型和程度选择恰当的保脾术式或联合应用几种术式。

1.保守治疗

对于一些包膜下或浅层脾破裂的病人,如出血不多,生命体征稳定,又无合并伤,可在严密的动态观察下行保守治疗。具体适应证为:①按 AAST 分级(或我国脾外科学组分级)标准为Ⅰ级;②年龄小于 50 岁;③无腹腔内其他脏器的合并伤;④除外病理性脾破裂,无凝血功能异常;⑤血流动力学稳定,输血量不超过 400～800mL,⑥影像学(B 超、CT)动态监测血肿不扩大,积血不增加,或脾动脉造影无或极少量造影剂外溢;⑦具备中转手术与重症监护的条件。在上述适应证中,血流动力学稳定是最为重要的内容,也是决定是否行保守治疗的先决条件。近年来,随着经验的积累,发现部分 AASTⅡ级脾损伤也可通过非手术治愈,年龄也可放宽至55 岁甚至更高。但作者认为,对脾外伤的保守治疗仍有必要采取慎重态度,尤其在监测手段与抢救措施不够完备的中小医院,不宜过分提倡,即便在条件具备的大型医院,也应严格掌握适应证。因为,就抢救生命而言,脾外伤手术治疗比保守治疗的把握更大,风险更小。保守治疗的主要措施包括:绝对卧床,禁食、水,胃肠减压,输血补液,应用止血药与抗生素等。约 2～3 周后可下床轻微活动,恢复后 3 个月内应避免剧烈活动。

2.保脾手术

保脾手术方法较多,术者需根据脾外伤的病情、所在医院的条件,术者本人的经验等做出具体选择。应尽量保留不低于正常人的 1/3 脾脏体积和良好血运,才能有效地维持脾脏的正常功能。

(1)局部物理或生物胶止血技术:对那些裂口小而浅的Ⅰ级脾外伤,在开腹后可采用吸收性明胶海绵填塞破裂处压迫止血,也可用生物胶粘合止血、微波或氩气凝固止血、脾破裂捆扎、网罩止血术等,如适应证选择得当,不失为是确实可靠、简便可行的处理方法。

(2)缝合修补术:对裂口小,未伤及大血管的Ⅰ、Ⅱ级脾破裂可进行缝合修补术。理由是脾脏破裂口多为横形,与脾内大血管方向一致,不是伤及叶间血管主干而是小梁血管。因此对于裂口小、局部物理或生物胶止血技术无效,且又无血流动力学改变的脾脏外伤病人,应用缝合修补技术进行止血比较安全有效。但此术式要视病人术中出血情况,有无其他合并伤及急诊手术条件而定,对病情危重,缝合止血效果不好,手术技术力量又差,不强调缝合修补,否则,会因失血过多危及病人生命。

(3)脾动脉结扎或术中栓塞术:脾动脉结扎可使脾动脉压力下降 50～60mmHg,脾脏体积变小,具有一定韧性,便于缝合,达到更有效的止血目的。脾动脉结扎后,一般不会引起脾脏梗死,这是由于其血运可由周围韧带的血管进行代偿之故。但也有研究发现脾动脉主干结扎后,脾脏不能从血流中清除肺炎球菌,病人仍有发生凶险性感染的可能。术中脾动脉栓塞术由于栓塞范围不易控制,且有发生异位栓塞与脾梗死、感染等并发症的可能,临床应用很少。至于

X线透视下经股动脉穿刺置管的脾动脉栓塞术(SAE)又称内科性脾切除术,应属于保守治疗的范畴,近年来在治疗脾外伤方面虽然积累了一些成功的经验,但出血、感染等并发症的发生率仍较高,且多需栓塞脾动脉主干才能有效止血,其治疗价值还存在争议。

(4)部分脾切除术:适用于Ⅱ级、部分Ⅲ级脾破裂,部分脾血运良好者。尤其适合于脾脏某一部分破裂严重,难以保留者。开腹后按脾段分布将脾脏损伤部分的血管游离结扎,在与正常的组织间即显现一清晰的分界线,用大号针及可吸收缝线,在分界处贯穿正常脾组织边缘行间断或连续交锁缝合结扎,然后用解剖刀或电刀、激光器、超声吸引装置(CUSA)等切除失活之部分脾脏,对断面上遇到的出血应予确切止血,最后一块大网膜组织覆盖切面。近年来我们用微波组织凝固技术在脾脏的预定切除线形成一凝固带,然后用手术刀分离、切除外伤或病变的部分脾脏,方法简单,止血确切,效果满意,有推广应用价值。

(5)腹腔镜保脾术:腹腔镜不仅可以明确诊断,而且便于判定损伤程度。常规二氧化碳持续气腹,压力维持在12~14mmHg,先了解脾损伤的程度和腹内其他脏器的病变,然后吸尽脾周围积血,显露脾脏。对于Ⅰ、Ⅱ级的破裂,可用生物胶喷洒、电凝止血并加止血海绵填塞止血;对于Ⅲ级脾破裂,则应采用综合止血方法,可在裂口内填入带血管大网膜,再行缝扎。止血后观察15分钟,若无出血可于脾脏周围置引流管1枚,结束手术。腹腔镜保脾术主要适用于:年龄轻,临床表现及相关检查认定脾损伤较轻、血流动力学稳定、无复合或多脏器损伤的腹部闭合性损伤病人。需要强调的是,对损伤严重且出血量大的Ⅳ级以上脾破裂采用腹腔镜保脾止血是不明智的,手术的成功率极低。

(6)自体脾脏组织移植:并非所有的脾外伤可通过保脾手段获得成功,仍有大约60%的脾外伤必须行脾切除术方能控制出血,挽救生命。对于不能保留全脾、脾粉碎、脾门撕裂伤、脾门血块及脾修补失败的单纯性脾损伤者,合并腹内实质脏器和空腔脏器伤污染较轻者,Ⅲ级、Ⅳ级非病理脾破裂,均可施行自体脾移植而使脾功能得到补偿。脾组织移植可分为网膜囊内、脾床内、腹膜皱褶内、腹直肌内等多种类型,甚至有脾细胞门静脉或肝内注射。其中网膜囊内移植最为常用,方法是,将切下的脾脏切成一定大小的薄片,一般为 2.0cm×2.0cm×0.5cm 大小左右,固定于网膜血管丰富区,再将网膜游离缘折叠制成网膜囊,周边缝合数针,脾片一次可用5~6块或更多,一般认为移植正常脾脏的1/4~1/3以上方能有效。需要指出的是,脾组织移植虽然能发挥一定的免疫功能,但其功能远不如正常脾脏。因此,对脾外伤破裂病人在保命的前提下,尽可能保留脾脏,只有对必须行脾切除的病人,才考虑行自体脾组织移植。

3.全脾切除术

保脾术与脾切除术相比,操作相对复杂,有术后再出血的可能。在"先保命,后保脾"的原则下,全脾切除术不失为治疗脾破裂较安全的手术方案。全脾切除术的指征:①Ⅳ型以上的脾破裂;②老年病人;③伤情危重、尽快结束手术;④保脾术仍不能有效止血;⑤术者对保脾手术操作欠熟练或缺乏经验,没有把握。

正确的术前准备对于手术的疗效关系颇大。如术前无明显休克现象,脉搏不超过100次/分,收缩压不低于100mmHg者,没必要过早地予以大量输血;因考虑其血压升高过多,有促使血凝块脱落致再度大出血的危险,仍应作好输血准备,在切开腹壁时较快地滴入。如术前已有休克现象,则一方面须准备紧急手术,另一方面应迅速地给予输血补液,以纠正休克和改善循环,待血压恢复至80~100mmHg时随即进行手术。如病人已有休克、而输血 400~800mL 后仍不能使血压上升或脉搏转佳,则表示严重的内出血仍在进行;此时应采取动脉输血的办法,加压急速输血,同时应毫不迟疑地及早进行手术,不必等待休克的"好转"。因大出血病人往往只有在进腹止血以后,才能有真正转机;如一定要等到情况"好转"以后再进行手术,无异于守株待兔,导致误事。

手术时,在切除脾脏制止出血以后,尚需检查其他脏器有无损伤,以免遗漏而影响预后。如腹内无其他脏器损伤,则腹内的积血经收集过滤后,仍可输入作为自身输血之用。

【预后】

脾破裂的预后取决于破裂的程度,诊断的早晚以及有无其他内脏损伤;术前准备是否恰当,手术方法与操作是否妥善,对预后也有一定影响。单纯脾破裂者,只要抢救及时,术前准备完善,手术选择正确,操作细致,自能最大限度降低死亡率。

第三节　脾脓肿

脾脓肿一般认为是全身感染的一部分,75％脾脓肿是经血行播散引起的,另一小部分是脾梗死或邻近感染直接蔓延引起,临床上常有发热、左上腹疼痛、白细胞总数及中性粒细胞升高等表现,病灶大多数是多发,也可单发,呈类圆形或不规则影,边缘清楚或不清,增强后病灶无强化,但边缘更加清楚。若低密度灶内有液-气平面,更具有重要的诊断价值,抗感染治疗后病灶缩小为其特点,穿刺抽吸可做出鉴别诊断。

一、临床表现

脾脓肿的临床表现多不典型,常因缺乏特异性症状而被误诊,早期诊断困难,其临床表现常见的有以下几种。

(1)畏寒、发热。

(2)左上腹持续性钝痛或胀痛,可向左肩部放射。

(3)脾大伴局部压痛、反跳痛及肌紧张。

(4)左上腹或左季肋部局限性皮肤水肿。

(5)白细胞增高。

(6)血培养阳性等。

(7)临床辅助检查常用的有胸腹 X 线平片、B 超、CT 等。其中 B 超、CT 的阳性发现率较高。

二、诊断

(1)对于既往有过脾区外伤史或近期患过感染性疾病者出现上述症状时应想到本病的可能。

(2)常规应用 B 超、CT 等影像学检查。

(3)反复的影像学检查很有必要。

三、治疗

脾脓肿的治疗包括全身用药和局部病灶处理两个方面。

1.内科治疗

首先选用广谱抗生素控制感染(包括需氧菌和厌氧菌的感染),同时还必须注意全身的营养支持疗法,维持水和电解质的平衡,纠正贫血及低蛋白血症,输注白蛋白或少量多次输给新鲜血均为十分重要的措施。部分早期确诊的单发小脓肿或早期未液化脓肿经内科非手术治疗可以治愈。

2.手术治疗

局部病变的处理原则是做包括脓肿在内的脾切除术加脾窝引流。根据病情及病变局部情况也可行脾脓肿切开引流及经皮穿刺引流术。适应证为:①病情危重,不能耐受过大及长时间手术者;②巨大脾脓肿,脾周围粘连严重,不易分离,解剖关系不清者;③合并其他重要脏器疾病,不能耐受脾切除者;④脓肿破裂,病情危重者。

3.超声引导穿刺或置管引流

经超声检查确定脓肿的位置和大小后即可施行超声引导穿刺。将 PTCD 管套在 18 号粗穿刺针上,消毒皮肤,用穿刺探头确定穿刺点,局部麻醉后用尖刀切小口,将套管针经引导槽穿刺脓肿,荧光屏上见进入脓腔拔出针芯,脓液流出后便继续推进导管,同时缓缓退出穿刺针,导管前端则自行弯曲于脓腔内,露出皮肤段用缝针固定,末端连接于引流瓶。

第四节　脾梗死

脾梗死是一种罕见的病理形式,梗死可累及整个器官。这是由于动脉或静脉的损害,与疾病有关。

脾梗死多与血液疾病相关。镰血红蛋白病有脾梗死倾向是众所周知的。镰状细胞病发生脾梗死的机制是异常血红蛋白结晶。僵硬的红细胞导致红细胞叠连形成并闭塞脾循环。慢性粒细胞性白血病和骨髓纤维化脾梗死率分别为 50% 和 72%。系统性栓塞也可导致脾梗死。也有报道脾梗死与产后毒性休克综合征有关。

一、病因

1.血液系统疾病恶性肿瘤

白血病、淋巴瘤(即霍奇金淋巴瘤,非霍奇金淋巴瘤)、骨髓纤维化。

2.血液病-良性

高凝状态蛋白 C 或蛋白 S 缺乏症,口服避孕药,狼疮抗凝物、促红细胞生成素治疗、特发性静脉血栓形成、真性红细胞增多症、镰刀血红蛋白病。

3.栓塞疾病

心内膜炎、心房颤动、人工二尖瓣、来自右心的反常栓子、左心室附壁血栓以下心肌梗死、受感染的胸主动脉移植、艾滋病毒相关的结核分枝杆菌感染。

4.血管疾病

自身免疫性/胶原血管疾病

5.外伤

钝性外伤、扭转游荡脾、左心导管经股动脉办法、硬化的胃静脉曲张、加压素输液、栓塞治

疗脾出血

6.手术病因

胰腺切除术、肝移植。

7.其他病因

脾静脉血栓形成、胰腺炎、淀粉样变、结节病、胰腺癌、成年人呼吸窘迫综合征、产后毒性休克综合征。

二、临床表现

临床表现有很大不同,约有 1/3 的脾梗死在临床上是隐匿性的。最常见的症状是左上腹部疼痛。其他症状包括:发热和发冷,恶心和呕吐,胸痛,左肩疼痛(Kehr 征)。化脓性栓子可导致脾脓肿,有脓毒症表现及左上腹部疼痛。

三、诊断

(1)CT 扫描是目前诊断方法的主要选择。CT 之前的时代,诊断主要靠剖腹探查。对比增强清楚显示节段性楔状低衰减。一旦出现整个脾梗死的情况,只留下增强对比的包囊性边缘。

(2)其他诊断措施包括放射性核素诊断和超声扫描。

(3)当血管病变怀疑为致病原因时使用血管造影术。床边超声显像也是有益的,结肠充气或肥胖降低诊断意义。

(4)磁共振成像是另一个能明确显示出脾梗死方式。如果使用钆对比,磁共振能很容易地重建三维图像。

四、治疗

1.药物治疗

主要目的是镇痛,可用麻醉性镇痛药或者非甾体抗炎药。抗生素和抗血小板药物治疗尚缺乏证据。

2.手术治疗

存在并发症是手术唯一指征。无并发症者,保留脾,并观察。对于有并发症的脾梗死,脾切除术是必要的。

第六章　肛肠疾病

第一节　肛肠疾病的主要症状

肛肠科患者的症状大多与排便有关。常见症状有：大便出血（滴血或喷血）、肛门肿物脱出（感觉有东西脱出肛门外，俗称脱肛或掉碟子，自己能回去或用手送回去）、肛门疼痛（有的长时间痛，有的只是排便时痛，有的像针扎样痛，有的胀着痛）、肛门包块（肛门边上长了个包，发热，肛门旁边反复流脓）、肛周溢液（肛门潮湿，总把内裤弄脏）、肛门赘生物（肛门长了东西）、排便习惯改变[腹泻、腹痛腹胀、肛门下坠、排便排不尽感（排完过一会儿还想排）、便秘（排便困难，粪便到了肛门口就是排不出来，越用力越排不出，女患者有的感觉粪便不向肛门方向走，向阴道方向冲，有的患者需用手指、纸卷、肥皂条、开塞露协助排便）]、肛门瘙痒、肛门失禁（兜不住粪便）、粪便性状改变（粪便变细）及粪便里有脓、粪便带黏膜、粪便带血、粪便有腥臭味等。

一、便血

凡血液从肛门排出都称为便血。便血是消化道疾病的主要症状之一，通过便血的颜色判断出血位置。便血是由多种肛门直肠疾病引起的，应根据发病年龄、便血的方式、多少、颜色及伴不伴有疼痛等症状综合分析加以判断。如果粪便是柏油状或黑色，大多是由于上消化道出血经消化道的作用而引起颜色变暗，胃和十二指肠出血的居多；如果血色暗红，混有黏液或脓液，并伴有恶臭，应考虑大肠疾病，特别是大肠恶性肿瘤的可能，也就是大肠癌的可能；如果便血呈鲜红色，滴血或喷血，出血部位大多在肛门或距肛门不远的部位。便血常见的原因如下。

（1）儿童出现无痛便血，可能是有直肠息肉引起，一般息肉引起的便血，血色鲜红、无痛、血与粪便不混合。儿童出现阵发性腹痛，血便呈果酱状，则应高度警惕小儿肠套叠的发生。儿童由于补充钙剂和不爱饮水及吃青菜，粪便干燥引起的肛裂便血，临床也非常常见，这种便血常伴有肛门疼痛及粪便干燥。有以上症状时，应该及时到医院就诊，以免贻误病情。

（2）成年人出现黏液状血便，并伴有腹部疼痛、排便次数增多等症状，多是由于结肠炎或大肠肿瘤引起。便血呈鲜红色，便血时不伴疼痛多是由于内痔出血引起，排便后肛门出现周期性疼痛的，多见于肛裂。

有些疾病引起的便血量很小，用肉眼很难发现，而少量的消化道出血，是早期结肠癌的重要病征，如能尽早发现便血，对确诊疾病及取得治疗的良好时机有着重要的意义。临床上一般以粪隐血试验来检查粪便中混有的少量血液。当病人发现自己有便血的症状时，就应尽早去医院就诊，经临床检查，并通过化验、X线、内镜等各种检查，确定疾病，及早治疗。

出现便血时有可能患上了痔、肛裂、慢性结肠炎、直肠肿瘤等肛肠科疾病，需到医院就诊，请医师排除是否患上了肛肠科疾病。尤其40岁以上的人是肠道肿瘤的高发年龄，如果出现便血，需要排除是否由肛裂引起的出血，一定要常规做指检和肠镜。

二、肛门肿物脱出

肛门肿物脱出俗称脱肛,是指肛门内组织或器官由肛门脱出。脱出物有的在便后脱出,有的在咳嗽、行走、运动、用力、下蹲后脱出。脱出物有的可自行还纳,有的需用手还纳。脱出物为单个、几个或呈串环状,其间有明显分界,单个形如杨梅,环状者形如梅花,多为内痔脱出。脱出物表面光滑,可见放射状皱襞,多为直肠黏膜脱垂;如为环状皱襞、层层折叠,为直肠全层脱垂。脱出物有细蒂相连,圆形或椭圆形,如樱桃状,为直肠息肉脱出;短蒂如鼓槌状多为肛乳头肥大脱出。脱出物颜色暗黄或紫红稍带亮光为内痔,淡红色多为直肠脱垂,色鲜红或紫红为息肉,灰白色或淡黄色为肛乳头肥大。内痔、直肠脱垂用手触摸感觉柔软;直肠息肉感觉稍韧且脆,触之易出血;肛乳头肥大质硬、韧,不出血。如果出现肛门肿物脱出需到医院就诊,诊断明确何种疾病,是否需要手术。如果肛门脱出物脱出伴疼痛,无法还纳,那么脱出物可能发生了嵌顿,需要马上到医院就诊,以免脱出物发生坏死。

三、肛门疼痛

疼痛是肛肠疾病的常见症状,疼痛大多发生在痔水肿、血栓痔、肛裂或溃疡、肛周脓肿、肛管炎、感染、肛门直肠内异物、外伤、括约肌痉挛、直肠肿瘤晚期等疾病。肛裂疼痛多在肛管正前或正后位,在排便时和排便后疼痛,呈间歇性,为刺痛,便后为灼痛或刀割样疼痛。外痔血栓疼痛位于肛门一侧或两侧,呈持续性。肛周脓肿疼痛为持续性胀痛或跳痛,以夜间尤著。肛管直肠癌晚期疼痛位于肛门直肠、前阴和骶尾部,甚至放射至腰部或大腿内侧,呈持续性坠痛或抽搐样痛。结肠炎痛为坠痛。括约肌痉挛痛为深部持续痛。神经性痛无定时,无定位。瘢痕痛多在天气剧变时。

四、肛周包块

肛周包块多种多样。有的位于肛缘,有的与肛门有一定距离;有的位置表浅,有的位置较深;有的有疼痛,有的无疼痛。位于肛缘的包块伴有疼痛多为痔水肿或血栓外痔,需到医院就诊,用药或手术。位于与肛门有一定距离的包块,如果位置表浅可能为疖或表浅的肛周脓肿;如果位置较深的包块,患肛周脓肿的可能性极大,须到医院就诊,有可能需要手术治疗。包块如果有疼痛,有可能是肛周脓肿、疖,或肛周囊肿感染。包块如果无疼痛,有可能是肛周囊肿、皮脂腺囊肿、脂肪瘤等疾病。如果出现肛周包块,应及时到医院就诊。

五、肛周溢液

肛周溢液多发生于肛周脓肿破溃后及肛瘘患者,肛周溢液可有脓性、血性、脓血性分泌物由瘘口流出。肛门周围皮肤渗液,甚或糜烂多见于肛周湿疹、接触性皮炎等。肛门溢液指分泌物从肛门排出,多为肠液流出,多为色清液体,可能发生于肛门松弛、肛门失禁时,也可能发生于肠内有炎性疾病,肠液分泌过多时如直肠炎、肛管炎、内痔糜烂等。

六、肛门赘生物

肛门赘生物是指生长于肛门外的物质。质软的多为外痔,质硬且如米粒或如菜花状的多为尖锐湿疣,是性病的一种。

七、排便习惯改变

排便习惯改变包括便秘、腹泻或二者交替,排便不尽,排便困难等。排便习惯改变常见于慢性结肠炎、肠结核、大肠肿瘤等病。如果发现排便习惯改变,一定要到医院就诊,千万不要忽视,以免延误病情。

1.便秘

是指排便频率减少(7 天内排便次数少于 2～3 次)、排便困难、粪便干结而言。便秘是由多种原因引起,少儿多由喝水少引起,青年多由活动少并且摄入较少纤维素引起,中老年多由于活动量减少、肠蠕动减慢、精神因素等引起。

2.腹泻

腹泻是指排便次数增多,一天可从数次到数十次,粪便可从稀便到水样便。引起腹泻的疾病很多,可以是原发于肠道本身的病变,也可以继发于肠道以外的其他疾病。肠道本身病变引起的腹泻一般分为功能性与器质性两种。肠道没有具体的病变,无阳性体征,无体重减轻及贫血,是由于长期服用泻药、特殊的食物、药物过敏、自主神经功能紊乱等原因引起的腹泻,为功能性腹泻。此类腹泻一般为无痛性黏液性腹泻。器质性腹泻是指肠道本身病变引起的腹泻,肛肠科常见的引起腹泻的疾病有溃疡性结肠炎、克罗恩病、憩室病、肠道肿瘤以及缺血性结肠炎等。

腹泻常常伴有其他的症状,腹泻伴有脐下疼痛、排便后疼痛缓解,常提示为结肠的病变。腹泻与便秘交替者,常见于肠结核、结肠癌及结肠过敏等病。腹泻伴有里急后重常见于慢性菌痢、溃疡性结肠炎、直肠癌等。腹泻伴有腹胀,见于慢性的不全肠梗阻。腹泻伴有腹部压痛,常见于菌痢、结肠癌、肠结核、克罗恩病、结肠憩室炎等。腹泻伴有腹部肿块时,应考虑结肠癌、增生性肠结核及克罗恩病等。有时结肠痉挛导致的腹泻,也出现腹部肿块,但时有时无。老年人便秘患者于左下腹扪及肿块者,多为粪石的可能性为大。

第二节　痔

一、病因及分类

(一)病因

1.肛管血管垫下移学说

肛管血管垫是位于肛管和直肠的一种组织垫,简称"肛垫",系出生后就存在的解剖现象。当肛管血管垫松弛、肥大、出血或脱垂时,即产生痔的症状。肛管血管垫由 3 部分组成:①静脉,或称静脉窦;②结缔组织;③Treitz 肌,该肌是指介于肛门衬垫和肛管内括约肌之间的平滑肌,它具有固定肛管血管垫的作用,当 Treitz 肌肥厚或断裂时,肛管血管垫则脱垂。正常情况下,肛管血管垫疏松地附着在肌肉壁上,排便后借其自身的纤维收缩作用,缩回肛管。弹性回缩作用减弱后,肛管血管垫则充血、下移形成痔。

2.静脉曲张学说

从解剖上看,门静脉系统及其分支直肠静脉都无静脉瓣,血液易于淤积而使静脉扩张,加之直肠上、下静脉丛壁薄、位浅、抵抗力低,末端直肠黏膜下组织又松弛,都有利于静脉扩张,若加上各种静脉回流受阻的因素,如经常便秘、妊娠、前列腺肥大及盆腔内巨大肿瘤等,都可使直肠静脉回流发生障碍而扩张弯曲成痔。肛腺及肛周感染也可引起静脉周围炎,静脉失去弹性而扩张成痔。

3.遗传、地理及食物因素

遗传是否可致痔的发生,目前无确切证据,但痔患者常有家族史,可能与食物、排便习惯及环境有关。多数人相信发展中的国家痔的发病率低,如在非洲农村患痔者少见,可能与高纤维食物饮食有关。目前,在发达国家多食高纤维饮食,除了预防大肠癌的发生,也可减低痔的发病率。

(二)分类

痔分为内痔、外痔和混合痔。内痔是肛管血管垫的支持结构、血管丛及动静脉吻合发生的病理性改变和移位;外痔是齿状线远侧皮下血管丛扩张、血流淤滞、血栓形成或组织增生。根据组织的病理特点,外痔可分为结缔组织性、血栓性、静脉曲张性和炎性外痔 4 类;混合痔是内痔和相应部位的外痔血管丛的相互融合。

二、诊断

(一)临床表现

1.内痔

主要临床表现是出血和脱出,无痛性间歇性便后出鲜血是内痔的常见症状。未发生血栓、嵌顿、感染时单纯性内痔无疼痛,部分病人可伴有排便困难,内痔的好发部位为截石位 3、7、11 点。根据内痔的症状,其严重程度分为 4 度。Ⅰ度:便时带血、滴血,便后出血可自行停止,无痔脱出。Ⅱ度:常有便血,排便时有痔脱出,便后可自行还纳。Ⅲ度:可有便血,排便或久站及咳嗽、劳累、负重时有痔脱出,需用手还纳。Ⅳ度:可有便血,痔持续脱出或还纳后易脱出。

直肠出血病人有患结直肠新生物的可能,还需排除其他疾病,包括炎性肠病,其他类型的结肠炎,憩室病和血管畸形。仔细的询问病史和体格检查是应用内镜检查的基础,包括直肠镜和(或)纤维乙状结肠镜。对符合标准的直肠出血病人应做全面的纤维结肠镜检查或纤维乙状结肠镜结合钡灌肠检查。

2.外痔

主要临床表现为肛门部软组织团块,有肛门不适、潮湿瘙痒或异物感,如发生血栓及皮下血肿可有剧痛。

3.混合痔

主要临床表现为内痔和外痔的症状同时存在,严重时表现为环状痔脱出。

(二)辅助检查

1.肛门视检

检查有无内痔脱出,肛门周围有无静脉曲张性外痔、血栓性外痔及皮赘,必要时可行蹲位检查。观察脱出内痔的部位、大小和有无出血及痔黏膜有无充血水肿、糜烂和溃疡。

2.肛管直肠指检

是重要的检查方法。Ⅰ、Ⅱ度内痔指检时多无异常;对反复脱出的Ⅲ、Ⅳ度内痔,指检有时可触及齿状线上的纤维化痔组织。肛管直肠指检可以排除肛门直肠肿瘤和其他疾病。

3.肛门直肠镜

可以明确内痔的部位、大小、数目和内痔表面黏膜有无出血、水肿、糜烂等。

4.粪便隐血试验

是排除全消化道肿瘤的常用筛查手段。

5.全结肠镜检查

以便血就诊者、有消化道肿瘤家族史或本人有息肉病史者、年龄超过 50 岁者、粪隐血试验阳性以及缺铁性贫血的痔患者,建议行全结肠镜检查。

三、治疗

(一)非手术治疗

治疗原则:无症状的痔无需治疗。治疗目的重在消除、减轻痔的症状。解除痔的症状比改变痔体的大小更有意义,应视为治疗效果的标准。医师应根据患者情况、本人经验和医疗条件采用合理的非手术或手术治疗。

1.一般治疗

改善饮食、保持排便通畅、注意肛门周围清洁和坐浴等对各类痔的治疗都是有效的。

2.药物治疗

药物治疗是痔治疗的重要方法,Ⅰ、Ⅱ度内痔患者应首选药物治疗。

(1)局部药物治疗:包括栓剂、乳膏、洗剂。含有角菜酸黏膜修复保护和润滑成分的栓剂、乳膏对痔具有较好的治疗作用。含有类固醇衍生物的药物可在急性期缓解症状,但不应长期和预防性使用。

(2)全身药物治疗:常用药物包括静脉增强药、抗炎镇痛药。①静脉增强药:常用的有微粒化纯化的黄酮成分、草木樨流浸液片、银杏叶萃取物等,可减轻内痔急性期症状,但数种静脉增强药合用无明显优越性;②抗炎镇痛药:能有效缓解内痔或血栓性外痔所导致的疼痛;③中医药辨证治疗。

3.硬化剂注射疗法

黏膜下层硬化剂注射是常用治疗内痔的有效方法,主要适用于Ⅰ、Ⅱ度内痔,近期疗效显著。并发症有局部疼痛、肛门部烧灼感、组织坏死溃疡或肛门狭窄、痔血栓形成、黏膜下脓肿与硬结。外痔及妊娠期痔应禁用。

4.器械治疗

(1)胶圈套扎疗法:适用于各度内痔和混合痔的内痔部分,尤其是Ⅱ、Ⅲ度内痔伴有出血和(或)脱出者。套扎部位在齿状线上区域,并发症有直肠不适与坠胀感、疼痛、胶圈滑脱、迟发性出血、肛门皮肤水肿、血栓性外痔、溃疡形成、盆腔感染等。

(2)中药线结扎:用丝线或药制丝线、纸裹药线缠扎在痔核的根部,使痔核坏死脱落,创面经修复而愈。

(3)物理治疗:包括激光治疗、冷冻疗法、直流电疗法和铜离子电化学疗法、微波热凝疗法、红外线凝固治疗等。主要适应证为Ⅰ、Ⅱ、Ⅲ度内痔。主要并发症为出血、水肿、创面愈合延迟及感染等。

(二)手术治疗

1.痔结扎注射术

【适应证】

内痔已发展至Ⅲ、Ⅳ度,或Ⅱ度内痔伴出血严重者;急性嵌顿性痔、坏死性痔、混合痔以及症状和体征显著的外痔;非手术治疗无效且无手术禁忌证者。

【禁忌证】

严重高血压病、心脏疾病、凝血机制障碍、腹泻、瘢痕体质者。

【术前准备】

(1)完善辅助检查,血常规、生化、凝血机制、尿常规等实验室检查;腹部彩超等影像学检查。

(2)清洁洗肠1次或2次。

(3)如采用骶管阻滞麻醉、腰部麻醉、硬膜外麻醉或全身麻醉,需术前禁食水。

【麻醉选择】

可采用局部麻醉、骶部麻醉、腰部麻醉、硬膜外麻醉、全身麻醉等各种麻醉方式,门诊手术以局部麻醉为主,住院手术以骶管阻滞麻醉为主。

【体位】

对体位无特殊要求,侧卧位、膀胱截石位均可。左侧卧位,操作方便,尤其适于年老体弱、合并有心肺疾病的患者。

【手术步骤】

(1)常规消毒,铺无菌巾,消毒肛管,肛检。

(2)用止血钳将痔核牵拉出肛门外,根据痔核大小和数量分为3～5组。

(3)肛后位纵行切开少量括约肌,横行缝扎。

(4)剪开每组痔核之间皮肤组织,剥离外痔部分皮肤。

(5)分别结扎或缝扎每组痔核。

(6)每组痔核结扎后注射少量枯痔液。

(7)剪去痔核残端,加压包扎固定。

【注意事项】

术中应注意合理保留皮肤桥、黏膜桥的部位及数量,可缩短创面愈合时间。

【总结】

痔切除术原则上应将痔核完全或部分切除,常用手术方式有:①外剥内扎创面开放式手术;②创面半开放式手术;③创面闭合式手术;④外剥内扎加硬化剂注射术;⑤环形痔切除术,包括半闭合式环形痔切除术(Toupet手术)、闭合式环形痔切除术(whitehead手术),但因并发症多,目前临床已基本摒弃。

2.痔上黏膜环切钉合术

痔上黏膜环切钉合术(PPH):用吻合器经肛门环形切除部分直肠黏膜和黏膜下组织。适用于环状脱垂的Ⅲ、Ⅳ度内痔和反复出血的Ⅱ度内痔。术后应注意防治出血、坠胀、肛门狭窄、感染等并发症。

【适应证】

(1)环状脱垂的Ⅲ、Ⅳ度内痔,反复出血的Ⅱ度内痔。

(2)导致功能性出口处梗阻型便秘的直肠前膨出、直肠内脱垂。

【禁忌证】

(1)血栓性外痔;炎性外痔;外痔水肿。

(2)内痔嵌顿合并有血栓形成、局部坏死。

(3)非痔本身引起的出血,如合并门脉高压等。

(4)谨慎选择伴发肛乳头肥大、息肉、直肠炎等疾病的患者,治疗前除外恶性肿瘤的存在。

【术前准备】

(1)完善辅助检查:血常规、生化、凝血机制、尿常规等实验室检查;腹部超声、直肠镜或乙状镜等影像学检查。

(2)术前日晚口服药物清洁肠道,或术日晨清洁洗肠 1 次或 2 次。

(3)如采用骶管阻滞麻醉、腰部麻醉、硬膜外麻醉或全身麻醉,需术前禁食水。

【麻醉选择】

同痔结扎注射术。

【体位】

同痔结扎注射术。

【手术步骤】

(1)采用局部麻醉、椎管内阻滞麻醉或全身麻醉。取折刀位、截石位或侧卧位。常规消毒,铺无菌巾,消毒肛管,肛检。

(2)用圆形肛管扩肛器进行扩肛,在扩肛器引导下置入透明肛镜并固定。若脱垂的痔组织过多,宜用无创钳向肛管外牵拉以便于置入,固定后将牵出组织复位。应充分显露痔上黏膜。

(3)根据病变情况,在肛镜缝扎器的显露下,于齿状线上 2.5~4.0cm 做荷包缝合。可行单荷包缝合或双重荷包缝合,若行双荷包缝合,其间距应在 1.0~1.5cm。荷包缝线应全部潜行黏膜下层并保持在同一水平,荷包缝针应尽量自出针点原位进针,一般以 3~7 针为宜。

(4)旋开圆形吻合器至最大位置,将钉砧头导入并使之置于荷包线之上,将荷包线收紧并打结。用带线器将荷包线尾端从吻合器侧孔中拉出。

(5)适度牵拉荷包线,同时旋紧吻合器.将圆形吻合器送入肛门直至 4cm 刻度处。女性患者应注意防止误伤阴道后壁。

(6)击发吻合器,松开手柄,静待 30 秒钟,将吻合器旋开 1/2~3/4 圈后移出,检查切除黏膜的完整性。

(7)仔细检查吻合口,遇有活动性出血的部位必须用可吸收缝线进行“8 字”缝合。

【注意事项】

(1)缝扎高度:缝扎在齿状线上 1~3cm 处进行,如遇出血视野不清时注意不要缝在齿状线上,以免术后疼痛。

(2)缝扎深度:从阻断动脉角度上说,缝针深度应结扎动脉黏膜下动脉为度,考虑到对黏膜的固定作用,应将黏膜缝合固定在肌层上。一些病人,术后有阵发痉挛性疼痛,但程度轻,持续时间短。

(3)缝扎数量:大多数在多普勒引导下可以找到 6~8 条动脉分支,直接缝扎即可。个别患者在探测动脉时达 10 条以上甚至更多。

(4)其他:术中出血及时退镜、止血,以免出现退出肛门镜困难的尴尬。结束手术前检查,及时发现出血和缝合过低情况。

【总结】

PPH 手术应用于出血性痔的治疗,效果显著,不良反应少,安全高效,治疗范围广,技术简单易学,有利开展,患者痛苦小,乐于接受,丰富了痔的治疗方式,具有重要意义。

3.超声多普勒引导下痔动脉结扎术

超声多普勒引导下痔动脉结扎术(简称 DG-HAL)。是一种集超声波探查、缝扎手术为一体的新的诊疗技术。

手术时将一个特制的外径为 28mm 探头置入肛内,通过探头上的感应器,找出痔上方的动脉血管并进行结扎,结扎直肠上动脉远支痔动脉后,使动脉-静脉分流处于关闭状态,使毛细血管血液交换得以进行。特定的刺激也无法使这种分流打开,减少了因组织灌注减少导致的毛细血管前括约肌痉挛,避免了痔核内部压力增加,减轻痔静脉丛扩张的严重程度;结扎痔动脉后痔核的血流供应减少,痔核开始萎缩,从而出血和疼痛等症状均得到缓解,在痔核病变处的张力降低后痔核内的结缔组织开始再生,这又进一步促进了痔核的萎缩,并且最终使痔核脱垂症状显著减轻;而在齿状线 2~3cm 痔动脉的"8"字缝扎也起到将痔核悬吊固定在肛管直肠肌层的作用,从而减轻了痔核脱出的症状。因手术时结扎部位是在肛门齿状线上进行,此处的神经是自主神经,对疼痛不敏感,所以没有明显的痛觉。术后无需换药,恢复快,住院 2~3 天即可出院。

该手术不用刀,不适感甚微,不用切除痔疮组织,无创伤,无术后并发症,对肛门功能不产生任何影响,安全、有效,是一个低侵袭的微创外科手术。

【适应证】

(1)适用于各型内痔,尤其以出血为主要症状的Ⅰ、Ⅱ、Ⅲ度内痔,Ⅳ度内痔在不伴有血栓、坏死等情况下,伴有轻度静脉曲张型外痔,无症状的结缔组织外痔也属适应证。

(2)对年老体弱、合并有内科慢性疾病不能承受其他手术的出血性痔,可作为重要的非手术治疗手段。

【禁忌证】

(1)血栓性外痔;炎性外痔;外痔水肿。

(2)内痔嵌顿合并有血栓形成、局部坏死。

(3)非痔本身引起的出血,如合并门脉高压等。

(4)并谨慎选择伴发肛乳头肥大、息肉、直肠炎等疾病的患者,治疗前除外恶性肿瘤的存在。

【术前准备】

(1)完善辅助检查:血常规、生化、凝血机制、尿常规等实验室检查;腹部彩超、直肠镜或乙状镜等影像学检查。

(2)清洁洗肠 1 次或 2 次。

(3)如采用骶管阻滞麻醉、腰部麻醉、硬膜外麻醉或全身麻醉,需术前禁食水。

【麻醉选择】

同痔结扎注射术。

【体位】

同痔结扎注射术。

【手术步骤】

以截石位为例。

（1）常规消毒，铺无菌巾，消毒肛管，肛检。

（2）多普勒超声肛门镜置入直肠，并将多普勒超声探头置于齿状线上 2～3cm 处。

（3）沿着直肠旋转整个器械，同时找寻所需动脉。

（4）在接收到多普勒超声信号处，在多普勒超声探头上方使用 2-0 的可吸收缝线进行"8字"缝合，完毕后旋转肛门镜寻找下一条动脉。

（5）在完成第一轮缝合后，将肛门镜退出 0.5cm，进行第二轮缝合以确保手术的准确性。在接收到动脉声波时，都应当对之进行新的缝合，不过应当尽量保其距离齿状线至少 0.5cm。在痔核脱出的痔核部位上方另加 1～2 针"8"字缝合固定直肠黏膜；有肛外小皮赘者同时剪除。

（6）治疗后取出肛门镜，纳入黏膜保护栓剂或消炎栓，包扎固定。

【注意事项】

（1）缝扎高度：缝扎在齿状线上 1～3cm 处进行，如遇出血视野不清时注意不要缝在齿状线上，以免术后疼痛。

（2）缝扎深度：从阻断动脉角度上说，缝针深度应结扎动脉黏膜下动脉为度，考虑到对黏膜的固定作用，应将黏膜缝合固定在肌层上。一些病人，术后有阵发痉挛性疼痛，但程度轻，持续时间短。

（3）缝扎数量：大多数在多普勒引导下可以找到 6～8 条动脉分支，直接缝扎即可。个别患者在探测动脉时达 10 条以上甚至更多。

（4）其他：术中出血及时退镜、止血，以免出现退出肛门镜困难的尴尬。结束手术前检查，及时发现出血和缝合过低情况。

【总结】

超声多普勒引导下痔动脉结扎术应用于出血性痔的治疗，效果显著，副作用少，安全高效，治疗范围广，技术简单易学，有利开展，患者痛苦小，乐于接受，丰富了痔的治疗方式，具有重要意义。

4.开环式微创痔上黏膜切除吻合术

此术式是利用开环式微创痔吻合器进行痔病治疗的一种手术方式，简称 TST 手术。TST手术遵循了人体痔的形成机制，依照痔的生理病理结构设计而成，旨在纠正痔的病理生理性改变，而非将肛垫全部切除，保留了正常的肛垫及黏膜桥，维护了肛门的精细功能，可以减少手术创伤，缩短治疗时间，使痔手术达到更加微创化。

【适应证】

环状脱垂的Ⅲ、Ⅳ度内痔，反复出血的Ⅱ度内痔。

【禁忌证】

（1）血栓性外痔；炎性外痔；外痔水肿。

（2）内痔嵌顿合并有血栓形成、局部坏死。

（3）非痔本身引起的出血，如合并肝门脉高压等。

（4）谨慎选择伴发肛乳头肥大、息肉、直肠炎等疾病的患者，治疗前除外恶性肿瘤的存在。

【术前准备】

（1）完善辅助检查：血常规、生化、凝血机制、尿常规等实验室检查；腹部彩超、直肠镜或乙状镜等影像学检查。

（2）术前日晚口服药物清洁肠道，或术日晨清洁洗肠 1 次或 2 次。

（3）如采用骶管阻滞麻醉、腰部麻醉、硬膜外麻醉或全身麻醉，需术前禁食水。

【麻醉选择】

同痔结扎注射术。

【体位】

同痔结扎注射术。

【手术步骤】

（1）采用局部麻醉、椎管内麻醉或全麻。取折刀位、截石位或侧卧位。

（2）适度扩肛，也可以采用肛门镜内栓外涂液状石蜡润滑扩肛，防止肛管损伤。

（3）观察痔核的位置形态、数目、大小，选择合适的肛门镜。TST 的开环式肛门镜分为：单开式肛门镜、双开式肛门镜和三开式肛门镜。若痔核以一侧为主，则选择单开式肛门镜；痔核以两侧为主，则选择双开式肛门镜；痔核在 3 个或以上，须选择三开口的肛门镜。

（4）将表面涂有液状石蜡的肛门镜插入肛门，用手固定肛门镜后拔除内筒，可左右适当旋转肛门镜以调整其位置，充分显露欲切除的痔上黏膜，方便下一步的手术操作。

（5）通过肛门镜外孔和肛门镜边缘皮肤缝合固定，并且在缝合固定后肛门镜仍可以进行适度的旋转调整，利于手术的操作。

（6）选择齿状线上 2.5～3.5cm 分段性荷包缝合或点线牵引，吻合切除后吻合口大概在齿状线上 1.5～2.5cm。

（7）仔细检查 TST-次性吻合器后，旋转 TST 一次性吻合器的尾翼，将吻合器的头部与本体完全分开，取走头体之间的塑料隔板，顺着肛门镜的轴线将吻合器头部纳入直肠内，头部伸入缝合线的上端，让吻合器和肛门镜持续在同一轴线上。

（8）旋紧 TST 一次性吻合器，检查刻度指示，到达保险刻度后进行击发。

（9）将吻合器尾翼反向旋转半圈后取出吻合器，检查切除黏膜组织的数目和大小，与开窗口数目是否对应。

（10）检查吻合口，如有出血或者可疑出血缝扎止血。

【注意事项】

（1）扩肛应适度，不应使用暴力引起肛门括约肌损伤。

（2）分段性荷包缝合或点线牵引也是 TST 手术操作的核心。缝线的选择、缝合的深度、高度以及缝合的方法同样会直接影响 TST 手术的效果。

（3）取出吻合器后要仔细反复检查吻合口，如有出血或者可疑出血必须行"8"字缝扎。

（4）取出肛门镜时需注意应将内栓纳入肛门镜后方可取出，否则肛门镜不易取出并容易损伤吻合口。

【总结】

TST 手术运用特制的肛门镜形成不同的开环式的窗口，只显露有痔区的黏膜，针对性更强。保留了痔核间的黏膜桥以及无症状痔核区的正常黏膜，避免环形瘢痕的产生，有效地预防肛门狭窄减少对 ATZ 上皮即直肠肛管移行上皮域的干扰刺激，减轻术后的坠胀不适感。

5.铜离子电化学疗法

铜离子电化学疗法是建立在肛垫学说的基础上，能够有效地保护肛垫的方法，它是通过微电流将铜离子导入痔核中,改变痔核局部的酸碱平衡,造成痔核内部 pH 降低,同时铜离子与痔静脉丛血管内膜和血管外结缔组织充分结合,形成络合物,络合物作为异物和电流在血管内引起的血栓形成,以及血管壁上皮细胞水肿,促发以淋巴细胞、浆细胞浸润为主的无菌性炎症、组织机化、血管闭塞以及导致周围组织纤维化从而达到消除黏膜下层血管出血性病变。小血管的堵塞导致了对痔供血的断流作用,促进充血、膨胀的痔体萎缩,并从止血意义上起到了痔切除的效果。引起无菌性炎症并进一步促进 Treitz 肌断裂处的纤维化,从而使松弛的支持组织粘连、固定、上提,导致痔组织或肛垫的进一步萎缩。肛垫和直肠壁之间纤维组织的瘢痕挛缩使痔的支撑结构加强,使固定在黏膜下肌层,这样在排便时不至于脱出肛门外。痔体充血、淤血的减轻以及痔体的萎缩和上提减少了排便时的阻力,使排便时肛门压力下降。

【适应证】

适用于各型内痔,尤其以出血为主要症状的Ⅰ、Ⅱ度痔是铜离子电化学疗法的主要适应证,以脱出为症状的Ⅱ、Ⅲ度痔也可作为铜离子电化学疗法的适应证。对年老体弱、合并有内科慢性疾病不能承受其他手术的出血性痔,铜离子电化学疗法可作为重要的非手术治疗手段。

【禁忌证】

脱出难以回纳的Ⅳ度痔、以皮赘和外痔为主的混合痔建议不使用铜离子电化学疗法,非痔本身引起的出血,如合并门脉高压等,并谨慎选择伴发肛乳头肥大、息肉、直肠炎等疾病的患者,治疗前排除恶性肿瘤的存在。

【术前准备】

(1)完善辅助检查:血常规、生化、凝血机制、尿常规等实验室检查;腹部超声、直肠镜或乙状镜等影像学检查。

(2)清洁洗肠 1 次或 2 次。

(3)如采用骶管阻滞麻醉、腰部麻醉、硬膜外麻醉或全身麻醉,需术前禁食水。

【麻醉选择】

同痔结扎注射术。

【体位】

同痔结扎注射术。

【手术步骤】

(1)常规消毒,铺无菌巾,消毒肛管,肛检。

(2)插入喇叭口肛门镜,确定出血及脱出的痔区。

(3)将针电极与痔体呈 45°夹角刺入痔体组织深 10～15mm,治疗 280 秒钟。以同样方法逐次治疗各个痔区,同一痔区可根据出血、充血状况同时反复治疗。混合痔外痔部分在治疗开始前给予剪除,部分较大混合痔予以外剥内扎(结扎点不超过 3 处)。

(4)治疗后取出肛门镜,纳入黏膜保护栓剂或消炎栓,包扎固定。

【注意事项】

(1)治疗期间要注意观察患者痔核部位的变化情况。

(2)每 1 个痔核可同时治疗 3 次,每次最多治疗 4 处痔核。

(3)出血为主要症状的患者一般治疗 1 个痔核即可起到明显作用,而以脱出为主要症状的患者,需要扩大治疗范围,治疗区域一般选择在截石位 3、7、11 点,脱出严重的可以适当地增加在 1 或 7 点的治疗。

（4）出血的患者可以将铜针直接刺入痔核内部，脱出的患者则需要将治疗区域上移，在痔核根部或痔上区域。

【总结】

铜离子电化学疗法应用于出血性痔的治疗，效果显著，不良反应少，安全高效，治疗范围广，技术简单易学，有利开展，患者痛苦小，乐于接受，丰富了痔的治疗方式，具有重要意义。

（三）痔的围术期处理

1.术前应常规做必要的物理和实验室检查

手术前的肠道准备可采用口服洗肠液、灌肠或其他促排便等方式进行。术前可预防性使用抗生素。

2.术后并发症的防治

（1）出血：各种痔手术都有发生出血的可能，部分患者手术后可有迟发性出血。应注意手术中严密止血和术后观察，必要时需手术止血。

（2）尿潴留：术前排空膀胱，控制输液量和输液速度，选择合适的麻醉方式可预防尿潴留的发生。如发生尿潴留可采用针刺关元、三阴交、至阴穴，还可用耳压、中药内服的方法治疗，必要时导尿。

（3）疼痛：采用局部黏膜保护药和使用镇痛药可减轻痔手术后疼痛，包括复方利多卡因、复方薄荷脑、解热镇痛栓剂、硝酸甘油膏等黏膜保护药局部用药和采用自控性镇痛泵；中药熏洗以活血消肿镇痛，还可采用针刺三阴交、二白、白环俞或肛周电刺激治疗。

（4）肛缘水肿：坐浴、药物外敷，必要时手术处理。

（5）肛门直肠狭窄：由于痔术后有肛门狭窄的可能，手术时应注意保留肛管皮肤。治疗措施包括扩肛和肛管成形术。

（6）肛门失禁：过度扩肛、肛管括约肌损伤、内括约肌切开等治疗后易发生肛门失禁。患者原有肛管功能不良、肠易激综合征、产科创伤、神经疾患等疾病可增加肛门失禁发生的危险。

（7）其他并发症：包括手术创面延迟愈合、直肠黏膜外翻、肛周皮赘、感染等，需注意防治。

（四）特殊患者的处理

1.急性嵌顿痔

是痔的急症。根据患者情况可选择手法复位或手术治疗。早期手术并不增加手术风险及并发症；对嵌顿时间长或痔表面糜烂坏死者，可局部应用解除括约肌痉挛的药物；对嵌顿痔手法复位失败、嵌顿时间长而出现绞窄坏死者，应采取手术治疗以解除嵌顿、去除坏死组织、预防感染。

2.血栓性外痔

是痔的急症。对发病早期、疼痛剧烈、肿块无缩小趋势者，可急诊手术。发病超过 72 小时宜采用非手术治疗。

3.妊娠、产后早期的痔

首选非手术治疗。对痔的严重并发症和药物治疗无效的患者，应选择简单有效的手术方式。禁用硬化剂注射。

4.痔并发贫血

应注意排除导致贫血的其他疾病,应积极采取硬化剂注射、手术等治疗。

5.痔合并免疫缺陷

免疫缺陷的存在(艾滋病、骨髓抑制等)是硬化剂注射和胶圈套扎的禁忌证。在手术治疗时,须预防性使用抗生素。

6.高龄、高血压病、糖尿病患者的痔

以非手术治疗为主,病情严重者,应对相关疾病治疗,待其稳定后酌情选用简单的手术方法治疗。

第三节　肛裂

肛裂是齿状线以下肛管皮肤层裂伤后形成的小溃疡,其方向与肛管纵轴平行,长 0.5～1.0cm,呈梭形或椭圆形,常引起剧痛,愈合困难。而肛管表面裂伤因很快自愈,且常无症状,不能视为肛裂。肛裂是一种常见的肛管疾患也是中青年人产生肛管处剧痛的常见原因。肛裂最多见于中年人,但也可发生于老年人及小儿。一般男性略多于女性,但也有报告女多于男。肛裂常发于肛门后、前正中,以肛门后部居多,两侧的较少。初起仅在肛管皮肤上有一小裂口,有时可裂到皮下组织或直至括约肌浅层,裂口呈线形或菱形,如将肛门张开,裂口的创面即成圆形或椭圆形。

一、病因、病理及分类

(一)病因

多由血热肠燥,大便秘结,排便过于用力,使肛门皮肤破裂,反复而发病。《医宗金鉴·外科心法要诀》中说:"肛门围绕,折纹破裂,便结者,火燥也。"扼要阐述了因热结肠燥,或因阴虚津亏而致大便秘结,排便用力,使肛门皮肤裂伤,随后又继发感染,逐渐形成慢性、梭形溃疡。但也有因肛管狭窄、肛门湿疹、痔疮损伤等感染而发病。具体地讲,本病的发生主要与下列因素有关。

1.解剖学因素

肛门外括约肌浅部,从尾骨起,向前至肛门后方。分为两束,沿肛管两侧向前围绕,至肛门前方,又相互联合。因此,在肛门前后都留有间隙。并且肛提肌的大部分均附着于肛管两侧,前后较少。可见肛门前、后方不如两侧牢固,容易受损伤。并且向下、向后与直肠形成一近90°角。因此,肛门后部受粪便压迫较重,又因肛管后部血液循环不足,弹性较差,肛门腺分布又较多,这些都是发生肛裂的因素。

2.外伤学说(机械性因素)

干硬的粪便或异物容易引起肛管上皮的损伤,这是引起肛裂的主要因素。由于肛直角限制及括约肌位置,肛管后正中线,尤其男性容易造成创伤。在女性,由于外阴阴道与会阴中心处存在一薄弱区,肛管前壁易发生肛裂。

3.感染学说

主要是肛门后部的肛隐窝感染,炎症向肛管皮下部蔓延,致使皮下脓肿破溃而成肛裂。

4.内括约肌痉挛学说

由于肛管部位损伤或炎症刺激,使肛门括约肌处于痉挛状态,致使肛管张力增强,易损伤成肛裂。

5.肛门狭小学说

肛管皮肤在发育中迟缓,生成肛管狭小,易损伤成肛裂。

6.血管学说

肛管前壁和正中线血供减少,可导致溃疡血栓形成。

(二)病理

肛裂病理组织变化可分为 4 个阶段。

1.初发期

由以上各种因素引起的肛裂,初起肛管皮肤浅表损伤,或呈表浅性溃疡,创口周围组织基本正常。

2.溃疡形成期

创口有不良肉芽增生。创底见有环状纤维,创缘皮肤增生。慢性溃疡期,创口陈旧性溃疡,创底可见内括约肌。

3.慢性溃疡合并其他病理改变期

在慢性溃疡基础上有潜行性肛瘘等、慢性肛裂常合并以下病理改变。

(1)肛乳头炎:溃疡上端与齿状线相连,炎性扩散,常引起肛窦炎,最后形成肛乳头肥大。

(2)肛窦炎:由肛窦感染扩散,肛管皮下形成小脓肿,破溃生成溃疡。先有肛裂,后引起肛窦炎。

(3)梭形溃疡:肛管皮肤裂伤,经过感染,形成溃疡。

(4)肛门梳硬结:即栉膜增厚和变硬,形成梳状硬结,暴露在溃疡的基底,妨碍括约肌的舒张,影响溃疡的愈合。

(5)潜性瘘管:肛窦基底常见有瘘管于溃疡相通,是因为肛窦感染化脓,形成小脓肿破溃所致。

(6)裂痔:裂口下端皮肤因炎症改变,浅部静脉及淋巴回流受阻,引起水肿,组织增生。形成结缔组织性外痔,又称为哨兵痔。

(三)分类

本病的分类国内外尚未统一,临床常用的有 2 期分类法和 3 期分类法。

1.2 期分类法

(1)早期肛裂(急性期):裂口新鲜,未形成慢性溃疡,疼痛较轻。

(2)陈旧性肛裂(慢性期):裂口已形成慢性溃疡,同时有肛乳头肥大、皮赘等,疼痛严重。

2.3 期分类

(1)Ⅰ期肛裂:肛管皮肤浅表纵裂,创缘整齐、鲜嫩。触痛明显,创面富于弹性。

(2)Ⅱ期肛裂:有反复发作史。创缘有不规则增厚,弹性差。溃疡基底紫红色或有脓性分泌物,周围黏膜充血明显。

(3)Ⅲ期肛裂:溃疡边缘发硬,基底紫红有脓性分泌物,上端邻近肛窦处肛乳头肥大,创缘下端有裂痔,或有皮下瘘管形成。

二、诊断

(一)临床表现

肛裂的临床症状表现为疼痛和出血。其痛很有特点,即先于排便时突发刀割样疼痛(由于粪便划破肛管皮肤所致),然后短暂缓解,继而出现长时间肛痛(由于肛门括约肌受刺激后产生痉挛所致)。临床常见患者因怕痛畏惧排便,出现"怕痛-忍便-便干-更痛"的恶性循环现象。肛裂引起的出血也因撕裂血管的程度或多或少,常见因肛裂长期或大量出血而致贫血的病例。

肛裂早期如果得不到及时治疗,会出现肛管溃疡(裂口纤维化,又称陈旧性肛裂)、肛乳头肥大(息肉样瘤)、哨兵痔(皮赘增生)三种病症,继续发展还可出现肛窦炎(肛门慢性炎症)和肛瘘(肛门化脓性炎症),与前三症合称"肛裂五特征"。也有因长期慢性炎性刺激成肛管癌的可能。

肛裂的典型症状是疼痛、便秘、出血。排便时干硬粪便直接挤擦溃疡面和撑开裂口,造成剧烈疼痛,粪便排出后疼痛短暂缓解,经数分钟后由于括约肌反射性痉挛,引起较长时间的强烈疼痛,有的需用镇痛药方可缓解。因此肛裂患者恐惧排便,使便秘更加重,形成恶性循环。创面裂开可有少量出血,在粪便表面或便后滴血。检查时用双手拇指轻轻分开肛门口,即见溃疡面,新发生的肛裂边缘整齐、软、溃疡底浅,无瘢痕组织,色红、易出血。慢性肛裂深而硬,灰白色,不易出血。裂口下方为"前哨痔"。肛检和肛镜检查会引起病人剧烈疼痛,不宜进行。

(二)辅助检查

肛裂症状有明确特点,只要详细询问病史病程,以及疼痛、出血特点,诊断并不困难。但在诊断时,为了提高诊断的准确性,防止失误,应严格按问诊、触诊、视诊及活体组织病理检查几个方面加以鉴别诊断。

1.视诊

急性肛裂肛门部可见分泌物,牵开臀部可见肛裂下端,如用探针轻触裂口的下端,可引起疼痛;慢性肛裂常见有结缔组织外痔。

2.触诊

因括约肌痉挛肛门收紧,如用力过猛,常引起剧烈疼痛,有时须在局部麻醉下检查。肛门内摸到的裂口,急性者边缘软,底浅,有弹性,触之敏感;慢性者边缘硬而突起,底深,无弹性。

3.窥器检查

可见卵圆形溃疡,或见细小裂口。急性肛裂的裂口边缘整齐,底浅红色;慢性肛裂的裂口边缘不整齐,底深灰白色,有的严重肛裂者还可看到括约肌纤维。

三、鉴别诊断

肛裂须与结核性溃疡、梅毒溃疡、软下疳和上皮癌等溃疡相鉴别。其中溃疡性结肠炎和肉芽肿性结肠炎并发之肛裂极易鉴别。

1.鉴别方法

肛裂可有一个或几个裂口存在,但多数肛裂发生在正中线上,正前或正后,即截石位6点、12点处。由于粪便干结,通过肛门时擦伤肛管皮肤,一般不能称之为肛裂。由于粪便干硬,硬性通过肛管时,把肛管撕裂而成的伤口,才称之为肛裂。其损伤的深度各不相同。肛裂浅则只裂伤肛管皮肤,深则可损伤皮下组织至肌肉组织,甚至损伤肌肉组织。

2.痔疮和肛裂的区别

肛裂多数伴有哨兵痔,特别是被长期忽视肛裂病症的患者,发展为陈旧性肛裂后,常同时伴有外痔、内痔,这时两者在肛门外的表征基本相同。所以,了解肛裂和痔疮的区别,提高肛肠异常的警惕意识对治疗大有裨益。

肛裂是以肛管皮肤裂口,肛管溃疡,难以愈合为主要表现。痔疮则是由于肛门周围静脉形成静脉曲张、静脉血管团,以及直肠下端黏膜滑动而形成的。

(1)肛裂以疼痛、便血为主。痔疮以出血为主,只有外痔发炎肿胀时,痔疮才会剧痛。

(2)肛裂可见肛管皮肤裂开,而痔疮则无。在肛门指检时,即可确定,但肛裂者多不可行肛门指检,或者窥器检查。

(3)肛裂多伴有肛乳头肥大,肛乳头瘤,而痔疮则不伴有肛乳头肥大或乳头瘤。

(4)肛裂者,肛门外观可见狭窄,而痔疮患者则多见内痔脱出、外翻。

3.肛裂须与以下疾病相鉴别

(1)肛门皮肤皲裂:多由肛门瘙痒症、肛门湿疹等继发引起,裂口表浅而短,不到肛管,疼痛轻而出血少,瘙痒较重,无溃疡、裂痔和肛乳头肥大等并发症。在治疗方面,肛门皲裂以外用药物治疗为主,肛裂则以手术治疗为主。

(2)肛门结核:溃疡形态不规则,边缘潜行,疼痛轻,无裂痔,在做病理检查时可见结核结节和干酪样坏死病灶。

(3)肛门皮肤癌:溃疡形态不规则,表面凹凸不平,边缘隆起,质硬,并有奇臭味和持续疼痛,病理切片可见癌细胞。

四、治疗

(一)非手术治疗

1.新鲜肛裂

经非手术治疗可达愈合,如局部热水坐浴,便后用高锰酸钾溶液坐浴,可促使肛门括约肌松弛;溃疡面涂抹消炎镇痛软膏(含丁卡因、小檗碱、甲硝唑),促使溃疡愈合;口服缓泻药,使粪便松软、润滑;疼痛剧烈者可用普鲁卡因局部封闭或保留灌肠,使括约肌松弛。

2.陈旧性肛裂

经上述治疗无效,可采用手术切除,包括溃疡连同皮赘(前哨痔)一并切除,还可切断部分外括约肌纤维,可减少术后括约肌痉挛,有利愈合,创面不予缝合,术后保持排便通畅,热水坐浴和伤口换药,直至完全愈合。近年来采用液氮冷冻肛裂切除术,获得满意疗效,术后痛苦小,创面不出血,不发生肛门失禁等优点。

(二)手术治疗

1.肛管扩张术

【适应证】

慢性肛裂无并发症者。

【禁忌证】

严重高血压病、心脏疾病、凝血机制障碍者。

【术前准备】

(1)完善辅助检查:血常规、生化、凝血机制、尿常规等实验室检查;腹部超声等影像学检查。

(2)清洁灌肠 1 次或 2 次。

(3)如采用骶管阻滞麻醉、腰部麻醉、硬膜外麻醉或全身麻醉,需术前禁食水。

【麻醉选择】

可采用局部麻醉、骶管阻滞麻醉、腰部麻醉、硬膜外麻醉、全身麻醉等各种麻醉方式。门诊手术以局部麻醉为主,住院手术以骶管阻滞麻醉为主。

【体位】

该方法对体位无特殊要求,侧卧位、膀胱截石位均可。左侧卧位,操作方便,尤其适于年老体弱、合并有心肺疾病的患者。

【手术步骤】

以截石位为例。

(1)常规消毒,铺无菌巾,消毒肛管,肛检。

(2)双手示指、中指涂液状石蜡,一只手的示指插入直肠,随后另一只手的示指插入,手指轻柔地向两侧方牵拉 30 秒钟。进而伸入两手中指参与扩张,用 4 个手指缓慢谨慎地扩张肛管维持 4 分钟。

(3)扩肛时,应该可以见到肛裂伤口扩大,纤维性组织断裂,少量鲜血流出,指感肛门松弛。

【注意事项】

(1)男性骨盆口出口狭窄,向前后方扩张比较容易。

(2)女性扩张应向左右进行,注意防止破坏前括约肌的支持功能。

(3)应当只用于年轻人,禁用于年龄>60 岁的病人。

【总结】

肛管扩张术对于缓解肛裂症状非常有效,但如果不注意操作,会造成感染、括约肌损伤、排便失禁等并发症。由于不能同时处理前哨痔和肛乳头肥大,有被内括约肌切开术取代的趋势。

2.肛裂切除术

【适应证】

慢性肛裂伴前哨痔、肛乳头肥大或潜行肛瘘者。

【禁忌证】

严重高血压病、心脏疾病、凝血机制障碍、腹泻、瘢痕体质者。

【术前准备】

同肛门扩张术。

【麻醉选择】

同肛门扩张术。

【体位】

侧卧位、膀胱截石位。

【手术步骤】

(1)常规消毒,铺无菌巾,消毒肛管,肛检。

(2)用肛门镜或隐窝钩探查,如发现肛裂与隐窝相沟通或者有潜行的黏膜边缘,给予切开引流。

（3）围绕溃疡边缘，全部切除肛裂及有病变的隐窝、肥大的肛乳头和皮赘。

（4）切断外括约肌皮下部及内括约肌下缘，伤口引流通畅。

（5）压迫或结扎止血后，放置肛管引流，覆盖凡士林纱布包扎。

【注意事项】

（1）肛裂切口必须深达溃疡肉芽的基层，才能全部切除肛裂的溃疡，避免遗留潜行皮下盲瘘。

（2）切除创面不宜过大，避免瘢痕过大，继发肛门溢液。

【总结】

肛裂切除和后方内括约肌切开是治疗慢性肛裂的经典术式，在治疗肛裂的同时，去除了瘢痕、皮赘、肥大的肛乳头，但有可能产生"匙孔"样畸形。

3.内括约肌切开术（侧位）

【适应证】

适用于新鲜、陈旧肛裂。其中后位同肛裂切除术适用于伴哨兵痔、肛乳头肥大、肛窦炎及潜行瘘者；侧位适用于不伴前述继发病变者。

【禁忌证】

同肛门扩张术。

【术前准备】

同肛门扩张术。

【麻醉选择】

同肛门扩张术。

【体位】

侧卧位、膀胱截石位。

【手术步骤】

（1）侧位内括约肌切开术（开放）：即于截石位4点或8点切断部分内括约肌。

（2）侧位内括约肌切开术（闭合）：①常规消毒，铺无菌巾，消毒肛管，肛检；②指检确定肌间沟位置，注意肌间沟的位置变化很大，当刀插入时可用手指来保护外括约肌；③与括约肌间沟插入小针刀，刀尖向内侧转动至指向齿状线。将内括约肌的下1/3~1/2给予切开。当在完整的黏膜下可见刀片时，拔出刀片；④用手指的侧面将残留的括约肌纤维折断；⑤放置肛管引流，凡士林纱布填塞压迫包扎。

【注意事项】

（1）应向肛管方向切开内括约肌，若不注意可能切断外括约肌。

（2）括约肌切开时，如果穿破肛管黏膜，可能引起肛周脓肿和肛瘘。

（3）如果肛裂长时间不能愈合，需要再次切断更多的内括约肌。

【总结】

闭合式侧位内括约肌切开术避免了"匙孔"样畸形，如果熟练掌握，并发症显著少于开放式手术。

4.V-Y肛管成形术

【适应证】

陈旧性肛裂伴肛管狭窄者。

【禁忌证】

同肛门扩张术。

【术前准备】

同肛门扩张术。

【麻醉选择】

同肛门扩张术。

【体位】

侧卧位、膀胱截石位。

【手术步骤】

(1)常规消毒,铺无菌巾,消毒肛管,肛检。

(2)于肛管后位正中切开瘢痕,上达正常的直肠黏膜,下至肛门皮肤,向切口两侧彻底切除瘢痕组织,扩肛至容2~3指,但不损伤肛门内、外括约肌。将直肠黏膜向上游离2cm。

(3)在肛周皮肤做 V 形皮肤切口,至皮下组织。尖端向外,皮瓣最宽度为 3~5cm。

(4)潜行游离皮瓣四周0.5~1.0cm,皮瓣中心应与皮下组织相连,以防血供不足。

(5)将皮瓣内缘与拖出的直肠黏膜用可吸收缝线间断缝合。再将皮肤切口做 V-Y 缝合。肛门皮肤即向肛管移动成为新的肛管皮肤。

(6)放置肛管,油纱压迫伤口术毕。

【注意事项】

(1)保证皮瓣基底部血液供应是手术成功的关键。

(2)游离皮瓣缝合时保证没有张力。

(3)仔细止血,血肿容易造成局部张力增高,增加感染、坏死的风险。

5.小针刀肛裂侧切术

小针刀是由金属材料做成的、在形状上似针又似刀的一种针灸用具。它是在古代九针中的针、锋针等基础上,结合现代医学外科用手术刀而发展形成的,是与软组织松解手术有机结合的产物,是一种介于手术方法和非手术疗法之间的闭合性松解术,是在切开性手术方法的基础上结合针刺方法形成的。

小针刀治疗肛裂是通过切断部分内括约肌,从而解除括约肌痉挛,降低肛管压力,恢复肛管皮肤微循环的正常灌注,使缺血状况改善,使原有伤口拥有安静的愈合环境,解除肛裂带来的出血、疼痛等症状。同时使肛管压力降低,使排便时阻力减少,防止排便时对肛管损伤。小针刀疗法的优点是治疗过程操作简单,不受任何环境和条件的限制。治疗时切口小,不用缝合,对人体组织的损伤也小,且不易引起感染,无不良反应,病人也无明显痛苦和恐惧感,术后无需休息,治疗时间短,疗程短,患者易于接受。

【适应证】

单纯性肛裂,非手术治疗无效为最佳适应证;陈旧性肛裂不伴有肛乳头肥大、无症状的哨兵痔、伤口感染的病例,也适合本手术方式;对于合并有肛乳头肥大、有症状的哨兵痔在小针刀治疗的基础上,合并切除肛乳头肥大、哨兵痔,可减少伤口面积,降低手术风险及痛苦,加快治疗周期;年老体弱、合并有慢性心肺疾病不能承受其他手术方式者。

【禁忌证】

陈旧性肛裂合并有伤口感染,形成皮下瘘者,合并有其他肛门疾病如多发肛乳头肥大、多发外痔,需同时治疗者,小针刀无显著微创手术意义,建议不采取本手术方式。

【术前准备】

(1)完善辅助检查:血常规、生化、凝血机制、尿常规等实验室检查;腹部超声、直肠镜或乙状镜等影像学检查。

(2)清洁灌肠1次或2次。

(3)如采用骶管阻滞麻醉、腰部麻醉、硬膜外麻醉或全身麻醉,需术前禁食水。

【麻醉选择】

可采用局部麻醉、骶管阻滞麻醉、腰部麻醉、硬膜外麻醉、全身麻醉等各种麻醉方式,门诊手术以局部麻醉为主,住院手术以骶管阻滞麻醉为主,但麻醉要求肛门松弛完全,以利于寻找内外括约肌间沟。

【体位】

根据术者习惯可采用侧卧位、膀胱截石位、俯卧折刀位等多种体位。侧卧位为有利手术操作、患者舒适等优点,尤其适于年老体弱、合并有心肺疾病的患者。

【手术步骤】

以左侧卧位为例。

(1)常规消毒,铺无菌巾,消毒肛管,肛检。

(2)以左手示指在肛门内作引导,确定括约肌间沟位置,其上缘即为内括约肌。

(3)以右手持小针刀在距肛缘约1.5cm处刺入,刀刃朝内,即与肛门呈放射状。

(4)针刀进入皮下后缓慢进刀,从外侧向内侧反复2次或3次切割内括约肌,以切断内括约肌下缘为度,深度至齿状线平面即可。注意切勿刺破肛管皮肤、黏膜,以免造成并发症。左手指可感到黏膜明显松弛及凹陷,然后用手指的侧面按压以折断残留的括约肌纤维。

(5)退出小针刀。乙醇棉球压迫针孔2~5分钟,如有前哨痔及肥大肛乳头则一并切除。

(6)再扩肛以容纳3指或4指。检查肛管皮肤黏膜无损伤,视情况可纳入消炎栓,切口置敷料加压包扎固定,术毕。

【注意事项】

(1)入针位置:一般选择后位或侧位,肛裂多在肛管后位,选择侧位可避开伤口,有利操作,防止切破黏膜。

(2)切断范围:切断部分内括约肌,切忌无损伤黏膜、皮肤。

(3)切断后可做常规指扩,以保证切断的内括约肌彻底断裂。

(4)因肛裂术前多不能行直肠镜或乙状镜检查,故麻醉后,手术操作前必须常规指检。

(5)进针前再次彻底消毒,以防止感染。

【总结】

小针刀治疗肛裂,效果显著,有效地减少了患者的痛苦,缩短了治疗周期,但由于采用盲视下进行操作,故技术掌握相对复杂,适合有经验的医师开展。

(三)并发症

如果治疗不及时,裂口反复发炎感染,向肛缘皮下发展,还会形成皮下脓肿和瘘管。

肛裂是一种常见的肛管疾病,由于它长期的反复感染,给人们的生活带来影响,并且出现一系列并发症。

1.溃疡

初起是肛管皮肤纵行裂口,呈线形或菱形,边软整齐,底浅有弹性,反复感染使裂口久不愈合,边缘增厚、基底硬,逐渐成为较深的慢性溃疡,轻微刺激可引起剧烈疼痛。

2.前哨痔

裂口下方皮肤由于炎症刺激,使淋巴和小静脉回流受阻,引起水肿和纤维变性,形成大小不等的皮赘,称为前哨痔,也属结缔组织性外痔。

3.肛窦炎和肛乳头肥大

是裂口上端受炎症的反复刺激的结果,乳头肥大显著的可随排粪脱出肛门外。

4.肛缘脓肿和肛瘘

裂口炎症向皮下扩展,加之括约肌痉挛,使溃疡引流不畅,分泌物潜入肛缘皮下,形成脓肿,脓液向裂口处破溃,形成皮下瘘。

5.栉膜增厚

栉膜区是肛管最狭窄区,是肛门梳硬结和肛管狭窄的好发区。栉膜区下增厚的组织称为栉膜带,肛裂的炎症刺激可使其增厚、失去弹性,妨碍肛裂的愈合,所以,治疗肛裂时应将增厚的栉膜带切断。

第四节　肛瘘

肛瘘又称"肛门直肠瘘",是自有医学史开始就有记载的一种疾病。中国是世界上认识肛瘘最早的国家,其病名最早见于《山海经》。中医关于肛瘘成因的论述核心思想是体内产生湿热毒火下注于肛门而成。希波克拉底在公元前大约 430 年提出这种疾病是由"骑马造成的挫伤和结节"所引起。2000 多年来对肛瘘的理论和临床研究从未停止且不断深入,我们看到,因肛瘘手术导致的医疗问题比其他任何手术更易使外科医师遭受责难,其手术的并发症很多,包括排出黏液、不同程度的肛门失禁[气体和(或)粪便]以及复发,最有机会提供最好疗效、最少并发症和最小功能损伤的是首次治疗的医师。

肛门直肠瘘主要侵犯肛管很少涉及直肠,故常称为"肛瘘",是与会阴区皮肤相通的肉芽肿性管道。患者发病前常有脓肿病史,脓肿可自行破溃或通过外科手术引流,之后,在脓腔逐渐愈合缩小的过程中,常形成纡曲的腔道,引流不畅不易愈合,日久后腔道周围有许多瘢痕组织,形成慢性感染性管道。一般由原发性内口、瘘管和外口形成。内口多位于齿状线附近,多为一个,外口位于肛门周围皮肤上,可为一个或多个,整个瘘管壁由增厚的纤维组织形成,内附一层肉芽组织,经久不愈。其发病率仅次于痔,多见于男性青壮年(20～40 岁),因为肛腺的发育和功能主要受雄激素的影响,雄激素分泌旺盛可使皮脂腺、肛腺发达,腺液分泌增多,若排泄不畅而淤积,细菌感染后则易发病。

一、病因、发病机制及形成发展过程

(一)病因

如前所述,肛瘘多由肛周脓肿继发而来,对于肛周脓肿,目前多数学者认同"隐窝-肛腺感染-肛周脓肿"学说,即所谓的隐窝腺体理论,非特异性的肛周脓肿及肛瘘的原因是由于肛腺导管堵塞。Klosterhalfen 通过实验证实肛门肌肉内的腺体与肛瘘有解剖上的联系,6～10 个这样的腺体和导管围绕着肛管并开口于肛窦基底,这些肛门直肠交界处呈杯口向上的漏斗状的肛隐窝容易储留粪便残渣,肛腺经肛导管进入肛隐窝,分泌多糖类黏液从肛隐窝排出。如肠道细菌经肛隐窝引起肛腺感染,则形成始发病灶。炎症沿肛腺导管逆向向肛管、直肠周围有丰富淋巴组织和静脉的各间隙扩散,形成肛周脓肿-肛瘘。Parks 发现肛腺导管的开口常无规律,可开口于肛窦也可向其他方向走行,最常见的走向是在黏膜下潜行,导管分支可进入肛门括约肌,肛腺导管的堵塞或感染可引起脓肿,并向多个方向扩散而最终发展为肛瘘。理论上讲,导管穿行内括约肌可引起括约肌间肛瘘,经括约肌肛瘘则是导管穿行在外括约肌所致。

(1)直肠肛门损伤:外伤、吞咽骨头、金属,肛门镜检查等损伤肛管直肠,细菌侵入伤口而成。

(2)肛裂反复感染形成皮下瘘。

(3)其他疾病引起,如结核病、溃疡性结肠炎、克罗恩病、直肠肛管癌、放线菌病、骶尾部骨髓炎等,难以自愈而形成特殊性肛瘘,较少见。

(4)直肠炎、腹泻等可使潴留于隐窝内的非特异性防御成分流失,或肛腺上皮内 IgA 分泌细胞减少或缺如使肛腺上皮呈扁平上皮化生,产生黏液能力低下,均易患肛周脓肿及肛瘘。

(二)发病机制

(1)肛门静脉回流不畅,局部经常淤血,组织营养不良,影响愈合。

(2)瘘管弯曲或有窦、分支,引流不通畅,脓液潴留,反复感染,造成瘘管不易愈合。

(3)直肠内有一定的压力,使直肠感染物质如粪便、气体,可经常不断地从内口进入瘘管,刺激腔壁,继发感染后由外口排出,也是造成瘘管的原因。

(4)肛门直肠周围脓肿破溃后,脓液排出,脓腔逐渐缩小,外部破溃口和切口也缩小,腔壁形成结缔组织增生的坚硬管道壁,因而不能自然闭合。

(5)瘘管多在肛门括约肌之间通过,由于括约肌经常不断地收缩与舒张,压迫瘘管,影响脓液的排出,容易贮脓感染而难以愈合。

(6)肛门直肠周围脓肿破溃或切开多在肛门外,脓液从外口流出,但原发感染多在肛窦。肛窦则是继发感染的门户,反复感染,形成瘘管。

(三)形成发展过程

由于大部分肛瘘由肛门直肠周围脓肿引起,因此其形成与肛周脓肿的发展密不可分,大致要经过 4 个阶段。

1.第一阶段

肛隐窝、肛门瓣感染发炎。开始仅限于局部的炎症,若未能及时治疗,炎症即可以向肛门周围蔓延。

2.第二阶段

炎症从局部的肛隐窝和肛门瓣开始,逐渐蔓延扩散,形成肛门直肠周围炎。如果炎症不能得到控制,就可能侵入到抗病能力低的组织间隙之中。

3.第三阶段

由于肛门直肠周围组织间隙的抗病能力下降,便成为病菌入侵、扩散、积聚繁殖的地方,致使这里的组织容易感染发炎,形成肛门直肠周围脓肿,因此切开引流可使脓液排泄,控制炎症发展。

4.第四阶段

肛周脓肿自行破溃或经切开引流换药处理后,脓腔逐渐缩小,但溃疡却久不收口,腔壁已形成结缔组织增生的坚硬管道壁,中间遗留之空隙,即是瘘管,脓液经常顺瘘管流出,反复感染发作,经久不能自愈而成为瘘管。

二、诊断

(一)临床症状

1.最常见的主诉

肿胀、疼痛和排出黏液为最常见的主诉:肿胀疼痛常与肛瘘外口或继发性开口闭合时形成的脓肿有关;排出的黏液可能来自肛瘘外口,或者是患者描述的混在大便中的黏液或脓液。

瘘管通畅无炎症时常不感疼痛,只感觉局部发胀和不适,行走时加重。当瘘管感染或脓液排出不畅而肿胀发炎时,可引起疼痛,内瘘时常感到直肠下部和肛门部灼热不适,排便时感到疼痛。

瘘外口流出少量脓性、血性、黏液性分泌物为主要症状。较大的高位肛瘘,因瘘管位于括约肌外,不受括约肌控制,常有粪便及气体排出。

2.其他症状

(1)肛周潮湿瘙痒:由于分泌物不断刺激肛周皮肤,常感觉肛周潮湿不适、瘙痒、皮肤变色、表皮脱落、纤维组织增生和增厚,有时形成湿疹。

(2)排便不畅:复杂性肛瘘经久不愈,可引起肛门直肠周围形成大的纤维化瘢痕,或环状的条索,影响肛门的舒张和闭合,大便时感到困难,有便意不尽的感觉。

(3)全身症状:在急性炎症期和复杂性肛瘘反复发作时,可出现不同程度的发热或伴有消瘦、贫血、体虚等长期慢性消耗症状。

(二)分类

1.Parks 分类

复杂但相当全面的分类,也是传统的肛瘘分类,它以瘘管与括约肌的关系为根据,对治疗具有指导意义。分为以下 6 大类型。

(1)括约肌间肛瘘:据文献报道,这类肛瘘的发生率为 55%～70%,是最常见的类型:①单纯低位肛瘘;②高位盲道肛瘘;③开口于直肠的高位肛瘘;④无会阴开口的高位肛瘘;⑤直肠外或盆腔支管的高位肛瘘;⑥盆腔疾病引起的肛瘘。

(2)经括约肌肛瘘:穿过内括约肌和外括约肌到达皮肤,在大多数文章中,这类肛瘘的发生率在 20%～25%。包括:①非复杂性肛瘘;②高位盲道肛瘘:有时可见到向肛提肌上方延伸的支管。

(3)括约肌上肛瘘:发生率在 1%～3%,开始于括约肌间平面,通过肛提肌上方、穿行于耻骨直肠肌和肛提肌之间,终止于坐骨直肠窝。包括:①非复杂性肛瘘;②高位盲道肛瘘。

(4)括约肌外肛瘘:是指内口位于肛提肌上方,瘘管穿行整个括约肌系统后终止于皮肤,占2%～3%。①继发于经括约肌肛瘘:经括约肌肛瘘在肛提肌上方的支管破裂进入直肠引起;②继发于外伤(异物、手术操作、刺伤);③继发于肛门直肠疾病(如克罗恩病);④继发于盆腔感染。

(5)联合型肛瘘。

(6)马蹄形肛瘘:是一种特殊型的贯通括约肌肛瘘,也是一种高位弯形肛瘘,瘘管围绕肛管,由一侧坐骨直肠窝通到对侧,成为半环形故名。在齿状线附近有一内口,而外口数目可多个,分散在肛门左右两侧,其中有许多支管向周围蔓延。又分为前马蹄形肛瘘和后马蹄形肛瘘两种,以后者多见,因肛管后部组织比前部疏松,感染容易蔓延。

2.全国肛瘘协作组制定的肛瘘统一分类标准(1975)

临床上较为常用。

(1)低位肛瘘:瘘管在肛门外括约肌深部以下。包括:①低位单纯性肛瘘:只有一个瘘管、一个内口和一个外口;②低位复杂性肛瘘:有多个瘘口和瘘管。

(2)高位肛瘘:瘘管在肛门外括约肌深部以上。包括:①高位单纯性肛瘘:只有一个瘘管;②高位复杂性肛瘘:有多个瘘口和瘘管。

3.根据瘘口和瘘管的位置、深浅、高低以及数目分类

其分类如下。

(1)外瘘和内瘘:外瘘至少有内外两个瘘口,一个在肛周皮肤上,多数距肛门2～3cm,称为外口,另一个在肠腔内,多数在齿状线处肛窦内,少数在齿状线以上直肠壁上,称为内口;内瘘的内口与外瘘相同,并无外口,临床上所见大部分为外瘘。

(2)低位瘘和高位瘘:瘘管位于肛管直肠环平面以下者为低位瘘,此平面以上者为高位瘘。

(3)单纯性肛瘘和复杂性肛瘘:前者只有1个瘘管,后者可有多个瘘口和瘘管。

(三)辅助检查(瘘管和内口的确认)

临床症状如前所述,进一步的诊断包括肛门局部的体格检查及各种辅助检查的使用,贯穿于一个目的——瘘管和内口的确认,从而了解勾勒一个肛瘘的全貌。

1.体格检查及肛门镜检查

如果瘘管的位置相对表浅,仔细触诊可触及进入肛管的增厚条索,即在外口与肛门之间皮下扪及一硬性条索状物,此为瘘管。这是括约肌间肛瘘最具特征性的发现。两指检查即拇指在肛门外侧,示指在肛管内侧,有助于发现瘘管的行径。没有触及瘘管则提示位置较深,很有可能是经括约肌肛瘘。

直肠指检时可在内口附近有压痛,也可触及内口处痛性硬结或凹陷,甚至可扪及近侧瘘管。肛门镜检查可发现自肛隐窝基底部排出的脓性物质。

2.置入探针

用隐窝钩或可弯曲的探针(一般采用球头银针)轻柔地试探,可证实瘘管的存在。这种方法对内外口呈放射状分布的肛瘘较开口于后正中线的肛瘘更易完成。探针可从外口或内口放置,从外口常能更好地显示瘘管。瘘管狭窄或严重成角可能会妨碍探针从任一端顺利通过,探针绝不可强行用力,手法必须轻柔,以免人为造成假内口,未发现内口并不意味着它已经关闭。检查操作过多可引起患者严重的不适,通常在麻醉下检查。

3.Goodsall 规则

当瘘管外口位于横径线前方,内口通常呈放射状与外口相连;反之,外口在横径线后方时,内口常常位于后正中线处。此规则在瘘管不明显时可帮助医师发现瘘管,但不能替代精细的技术、瘘管行径的清楚确定和内口定位。

后方的瘘管可能是由于位于后正中线的纵行肌肉和外括约肌融合的缺陷所导致。因此,经括约肌肛瘘很可能发生在此位置,然后瘘管可进入一侧或两侧的坐骨直肠窝。在此基础上,对于经括约肌肛瘘,可经过与肛管后间隙深部和坐骨直肠窝的交通产生多个开口,这就是发生所谓经括约肌马蹄形肛瘘的原因。

4.瘘管的牵引

从继发性开口(即外口)移动并牵引一小部分瘘管,在隐窝水平的内口部位就会出现凹陷。此法仅对内外口呈放射状分布的简单瘘管有帮助。

5.注射技术

(1)染料:注入亚甲蓝或靛红在瘘管内,如果这些染料出现在直肠,则证实了瘘管的存在以及与内口相通。但是在染料污染整个黏膜之前,医师可能只有一次机会观察内口。

(2)过氧化氢:注射过氧化氢可能是证实内口的理想方法。释放的氧气穿过内口时可出现气泡,气体产生的压力足以穿过狭窄的瘘管进入肛管,而且不会发生组织染色。

(3)瘘管造影:从外口处插入小口径导管并注入几毫升水溶性造影剂,拍摄不同部位的X线片。此方法被普遍认为其应用价值有限,且已完全被腔内超声及磁共振所替代。

6.肛管内超声检查(EAUS)

能清晰分辨肛瘘管道走向、支管的分布和数量、内口位置。文献报道它能判断85%～90%的肛瘘类型和内口位置及肛瘘深度。

随着超声检查在直肠癌中的应用,肛管内超声也被建议用于检查肛管和肛周区域的异常病理改变。经过长期临床实践,发现肛管内超声检查与术中所见常常呈良好的一致性,已把它作为肛瘘辅助检查中的一项最重要的基本检查,而且它可以反映瘘管与肛管括约肌结构的关系,并可确认感染的深部区域。特别是在检查以下特定的肛瘘疾病时更为适用。

(1)怀疑为肛瘘患者,但未发现内口。

(2)有肛瘘手术史的复发患者。

(3)克罗恩病患者。

(4)高度复杂性患者。

有待解决的问题是:特定内口的位置及脓腔、肉芽窦道和瘢痕的鉴别等。有文献报道结合注入过氧化氢可提高肛管内超声诊断的准确性。

7.磁共振成像(MRI)

可以解释外科治疗复杂性或复发肛瘘失败的原因。腔内MRI是诊断复杂肛瘘的一项新技术,有多平面、多容量和高分辨率,敏感准确描绘肛门内外括约肌、肛提肌、耻骨直肠肌的解剖结果并显示肛瘘与肛门周围肌肉的关系,并对术后疗效做出评估。

8.肛门直肠压力测定(MAP)

准确测量肛门肌肉张力、直肠顺应性、肛管直肠感觉和肛门直肠抑制反射,通过静息压和收缩压提供肛瘘手术前、手术后病理生理学数据,有助于手术方式的选择和确定术后括约肌损伤程度。

9.有关胃肠学研究

在已知或疑有肠道炎症疾病时,应积极鼓励患者进行结肠镜和小肠系列检查。

三、鉴别诊断

肛门周围及骶尾部也有许多瘘管,易被误诊为肛瘘,应加以鉴别。

1.会阴部尿道瘘

这种瘘管是尿道球部与皮肤相通,常在泌尿生殖三角区内,排尿时尿由瘘口内流出。瘘外口位置多数与肛瘘相似,但其由瘘外口排出者为尿液。尿道瘘常有外伤史和尿道狭窄,且不与直肠相通,肛管和直肠内无内口。

2.骶骨前瘘

由骶骨和直肠之间的脓肿在尾骨附近穿破形成,无通向肛门的瘘管。

3.先天性瘘

由骶尾部囊肿化脓破裂形成,原发外口常在臀沟中点、尾骨尖附近,瘘内可见毛发,由胚胎发生。

4.骶尾部瘘

常由臀部损伤,如打击、脚踢和擦伤引起,在骶尾部形成脓肿,从而形成瘘管。

5.肛门周围化脓性汗腺炎

该病外口较多,侵犯广泛,但无内口,与肛管无联系,是最易被误诊为肛瘘的肛门周围皮肤病,因其主要特征是肛周有脓肿形成和遗留窦道,窦道处常有隆起和脓液,有多个外口,故易误诊为多发性肛瘘或复杂性肛瘘。鉴别要点是肛周化脓性汗腺炎的病变在皮肤及皮下组织,病变范围广泛,可有无数窦道开口,呈结节状或弥漫性,但窦道均浅,不与直肠相通,也无内口。

6.结核性肛瘘

内外口较大,边缘不整齐,瘘管常无硬变。

7.先天性直肠瘘

常开口于会阴或阴道,内口在肛管壁上,不在肛窦附近。

8.其他

如直肠尿道瘘、直肠膀胱瘘、直肠阴道瘘等,较易与肛瘘鉴别。

四、治疗

肛瘘不能自愈,必须手术治疗。

(一)手术治疗的原则

将瘘管全部切开,必要时将瘘管周围瘢痕组织同时切除。即:①确认瘘管;②切开瘘管;③切除部分瘘管组织做病理检查(若认为有必要);④外部切口更宽;⑤缝合肛管的切缘;⑥如果怀疑切开内口的安全性,则可采用挂线。

(二)手术治疗的目的

(1)敞开或切除括约肌内脓腔。

(2)开放瘘管。

(3)引流瘘管分支。

(4)最低程度的括约肌损伤以防止术后排便失禁。

（5）正确处理好内口和通畅引流是手术成功的关键。

（三）术前准备

1.术前详细了解病史，认真做好全身检查

注意患者有无心脏病、高血压、糖尿病等全身性疾病。常规行血、尿、粪、胸部 X 线、凝血机制、心电图、肝功能、肾功能等检查，肛门直肠的局部检查包括直肠指检、直肠乙状结肠镜检查和一些特殊检查如钡灌肠、肛管直肠压力测定等。做好患者的思想工作，消除其紧张情绪。

2.饮食

一般不禁饮食。若需用骶部麻醉、鞍部麻醉，于术日晨禁食。

3.肠道准备

一般无必要给予正规的肠道准备，术前仅需排净粪便，术日晨洗肠 1～2 次即可。对个别肛门部手术，如肛瘘切除一期缝合者，术前应行正规的肠道准备。

4.术前用药

一般不需用药。对有精神紧张者，可于术日前晚给予地西泮 10mg 肌内注射或地西泮 2.5～5mg 口服。

（四）术后处理

1.休息

依据麻醉和病情而定。局麻患者术日适当卧床休息，鞍部麻醉和骶管阻滞麻醉的患者术后 6 小时内平卧。根据病情给予二级或三级护理。

2.饮食

采用局部麻醉的患者术日即可进正常饮食，骶部麻醉者术后 2 小时后进正常饮食。

3.排便

术后 24 小时内控制粪便的排出，以后每日晨排便，保持排便通畅，术后可适当给予润肠通便药物。

4.镇痛

目前常采用长效麻醉，术后切口疼痛一般均可忍受。若疼痛较剧，可口服镇痛药，如索米痛片、布桂嗪片或氨芬待因等，也可根据患者情况给予哌替啶、吗啡等肌内注射。

5.热敷和坐浴

术后 1 天即可开始。常规给予中药泡洗、半导体激光照射理疗，每日 1 次或 2 次。也可采用热水袋外敷，或微波、远红外线理疗热敷。

（五）手术治疗方法

1.切开挂线

适用于瘘管累及较大部分括约肌，为避免失禁切开瘘管同时结合采用挂线。是临床长期沿用的基本术式，它具有无可比拟的优越性和普遍适用性，对新方法、新术式的探索及研究仍基于此。

【挂线原理】

是一种缓慢切割法，是利用具有拉力的橡皮筋或药线的机械作用，使结扎处组织发生血供障碍，逐渐压迫坏死，同时结扎线又可作为瘘管的引流物，使瘘管内渗液排出。在表面组织切割过程中，基底创面同时开始逐渐愈合，括约肌虽被切断，但已先与周围组织产生粘连，达到逐渐切割并逐渐愈合的效果,紧线几天或几周时间内造成的炎性反应可防止括约肌回缩和分开,括约肌裂断时不致发生肛门失禁。

【挂线方法】

首先要切开内外口之间的皮肤和肛管黏膜,然后再通过挂线。材料可使用双丝线、橡皮筋、弹力带(如血管牵引带)或 6mm 橡皮引流管。收紧挂线后确保挂线自身产生对组织的持续性压力;也可先插入多股挂线,仅结扎收紧 1 根,随后,每切开 1 个再结扎收紧另 1 根。通常采用 10 号双丝线或橡皮筋,挂线常在术后 2 周左右随坏死组织一并脱落,若没有脱落,可行紧线术,此时仅需切开剩下的很少组织。

【适应证】

适用于上述各种 Parks 分类及全国统一分类中的各种类型的腺源性肛瘘。低位肛瘘可于完全切开管道后不予挂线,或部分切开管道后直接挂线,对于仅行瘘管切开或切除无法完全治愈的高位肛瘘,此法尤为适用,即瘘管累及较大部分括约肌,为避免失禁切开瘘管同时结合采用挂线。

【麻醉选择】

通常采用骶管阻滞麻醉,必要时进行全身麻醉或局部麻醉。

【体位】

根据瘘管位置采取左侧卧位或右侧卧位。

【手术步骤】

(1)于外口处置入探针,无外口者可于前次手术瘢痕处切开皮肤及皮下组织,无外口及瘢痕者可于皮下条索或硬结处切开,沿探针方向直视下确切探查主管道及其各分支走行,追溯至正确探查内口。

(2)切开瘘管并充分切除外围边缘组织,将腐烂肉芽组织搔刮干净,修剪伤口边缘。

(3)肛管括约肌的切断及挂线:术中应仔细摸清瘘管位置与肛管直肠环的关系。如果探针在肛管直肠环下方进入,虽全部切开瘘管及大部分外括约肌及相应内括约肌,由于保存了耻骨直肠肌,不致引起肛门失禁,如果探针在肛直环上方进入直肠(如括约肌上肛瘘、括约肌外肛瘘),则不可完全切开瘘管,应做挂线疗法或挂线分期手术。第一期将环下方的瘘管切开或切除,环上方瘘管挂上粗丝线,并扎紧;第二期手术待大部分外部伤口愈合后,肛管直肠环已有粘连固定,再沿挂线处切开肛管直肠环。瘘管切开后,管壁肉芽组织可用刮匙刮去,一般不必切除,以减少出血和避免损伤后壁的括约肌。

(4)切口处理:保持伤口由基底部逐渐向表面愈合,每日便后换药 1 次,防止桥形粘连及假愈合。

【术后切口护理及换药】

肛瘘的切口愈合分为炎症期、肉芽组织增生期、瘢痕期,中医也将愈合分为提脓祛腐、祛腐生肌、生肌收口 3 个阶段。术后护理及换药常规是:每日便后中药坐浴,之后换药 1 次,一般采用紫草油纱条外敷创面,下午及晚上辅以康复新液湿敷创面。康复新液是美洲大蠊干燥虫体乙醇提取物,具有通利血脉、养阴生肌的作用,起到了良好的促进创面愈合、缩短疗程的作用。

【注意事项】

(1)切口应保持引流通畅,药布放置到切口最底部,覆盖好肉芽组织,使其由深部向外生长,但不宜填塞过紧,以免妨碍愈合。

(2)换药同时要检查切口情况,避免外部切口粘连。过早愈合易形成新的瘘管,因此对外部生长较快的肉芽要经常剪切,对已提前愈合的外部组织要提早切除,扩大外部引流口,使引流通畅。

术后早期必须每日换药,其重要性不亚于手术,通过换药应达到以下作用:①去除创面的分泌物和粪便,保持创面清洁,防止污染进而引起感染;②置入切口的药物纱条不仅可以通畅引流,还可起到保护创面的作用;③换药时可以使用一些促进创面生长的药物,如康复新液、藻酸钙敷料贴敷等。

2.肛瘘切开术

【适应证】

适用于低位直型或弯型特别是皮下瘘的治疗,也可作为高位肛瘘瘘管位于肛管直肠环以下部分的辅助方法。

【麻醉及体位】

同切开挂线术。

【手术步骤】

(1)将瘘管全部切开,并将切口两侧组织瘢痕充分切除,使引流通畅,逐渐愈合。

(2)切开时注意准确认定内口,将切口修剪成"V"字形,创面敞开,由基底部开始由深而浅自然愈合。

(3)同时在探针引导下切断括约肌,将瘘管壁肉芽组织刮净。

【注意事项】

(1)如果瘘管弯曲,可用有槽探针边探边切,边找内口。

(2)此法最适于有内、外口的低位肛瘘。

3.肛瘘切除术

【适应证】

适用于低位肛瘘,能清楚触及条索状管壁者。适用于继发于 IBD、结核等疾病,常与其他术式联合应用。

【麻醉及体位】

同切开挂线术。

【手术步骤】

(1)探查内口及管道同前。

(2)将管壁全部切除直至健康组织,修整创缘皮肤,使创面成为内小外大,以利引流。

(3)充分止血。

【注意事项】

(1)切除瘘管时,剪刀贴管壁进行,勿使创口过深过大。

(2)止血要彻底。

(3)必要时可切除瘘管一小部分送病理。

(4)Kronborg 等将肛瘘患者随机分为切开和切除两组,切开组愈合时间明显较切除组短,而两者的复发率没有差别。

4.肛瘘切除一期缝合法

【适应证】

低位肛瘘。

【麻醉及体位】

同切开挂线术。

【手术步骤】

(1)用浸有消毒液的纱布系上丝线塞入肠腔以保护伤口。

(2)手术时须全部切除瘘管,留下新鲜的创面,保证无肉芽组织及瘢痕组织残留;皮肤及皮下组织不能切除过多,便于伤口的缝合。

(3)用丝线作全层间断缝合,也可选择"8"字缝合或"U"形缝合法。

(4)取出肠内油纱及敷料,外敷加压包扎。

【注意事项】

(1)缝合应注意全层,不留无效腔。

(2)术中即应考虑到术后分泌物的引流问题,设计好创面。

(3)术前术后应用有效抗生素;术中严格无菌操作,防止污染。

(4)缝合前再次以消毒液冲洗,缝合时更换手套及手术器械。

(5)术后还须需禁食,胃肠外营养。

【总结】

由于存在以上诸多不便,且容易导致局部感染,加上引流不畅,常造成创口不能一期愈合,反而延长愈合时间,所以I临床上并不推荐使用此法。

5.马蹄形肛瘘切除法

【适应证】

坐骨直肠窝马蹄形肛瘘,是一种贯穿于括约肌的特殊肛瘘,瘘管呈半环形马蹄状围绕肛管,在肛门两侧可见两个或数个外口,可有两支或数支分别在肛门左右的支管。实质上是双侧的坐骨直肠窝瘘。也可用于单侧肛提肌下瘘。

【麻醉及体位】

同切开挂线术。

【手术步骤】

(1)术时先用探针从两侧外口插入逐步切开肛瘘,直到两侧管道在接近后正中线相遇时。

(2)仔细探查内口,内口多在肛管后正中线附近的齿状线处,如瘘管在肛管的直肠环下方通过,可一次全部切开瘘和外括约肌皮下部和浅部。若内口过高,须采用挂线方法。

(3)将两侧外口切除,搔刮瘘管内腐败组织,修剪创缘。

(4)放置油纱条引流,敷料外敷包扎固定。

【注意事项】

(1)术中注意充分止血。

(2)对两侧瘘管的搔刮,要彻底刮净腐败组织,使其自然闭合。

6.纤维蛋白胶封闭

早在 20 世纪 40 年代,纤维蛋白已作为手术封闭剂用于伤口,它可刺激成纤维细胞增生和胶原纤维沉积。最初纤维蛋白封闭剂由患者自身的血浆或冷沉淀物中提取,然后被凝血酶激活物激活。目前商业化产品已经被开发,是保存在双连注射器内含有纤维蛋白原溶液。凝血酶和钙离子的混合液,其本质是激发凝血过程最后阶段的级联反应。

【适应证】

对于低位单纯肛瘘,生物蛋白胶封闭相对于传统的切开挂线术式没有使用的必要,其积极的作用主要体现在高位复杂性肛瘘的治疗上,特别是管道狭长幽深的情况,按照通畅引流的原则需切开的创面势必会过大,否则难以愈合,使用生物蛋白胶封闭可明显减小损伤,缩短疗程。这点同样适于下述的脱细胞真皮基质填塞。

【麻醉及体位】

同切开挂线术。

【手术步骤】

(1)一期手术:确认内口、外口,正确处理内口及各分支管道,通畅引流瘘管外围部分,将复杂或弯曲的肛瘘转变成直形肛瘘。

(2)二期手术时:首先用刮匙或纱布条清理瘘管,以生理盐水反复冲洗。

(3)注入纤维蛋白剂直至从内口排出,外口处以可吸收线荷包缝合收紧,将胶体完全埋入窦腔内。

(4)缝合关闭内口(实际上多数情况下,于一期手术后通过伤口生长内口已封闭)。

(5)术后控制排便 3～5 日,禁泡洗,稍晚换药,轻拭表面,待其自然生长愈合。

【注意事项】

(1)外口处荷包缝合技巧:注意进针位置,深浅要合适,既能恰到好处地封闭窦腔,又不能影响胶体的附着,如果外口部较宽大,勉强缝合张力过大,可不予缝合,胶体注入后多等待片刻,确认胶体已牢靠后再覆盖敷料包扎。

(2)胶体要在使用前 30 分钟左右准备好,使其各成分充分溶解。

(3)注入胶体前要仔细清创探查,确保不存在未处理的支管或窦腔,确保创面清洁,注入时自底部开始缓慢填满,不能留有气泡。

(4)术后换药及检查伤口时动作要轻柔,轻轻擦拭表面,不可向深部用力捅插。

7.脱细胞真皮基质填塞

2003～2005 年,肛瘘栓填塞治疗得到了学者们越来越多的关注:2005 年,美国学者 Lynn Oconnor 应用猪小肠黏膜制作的生物材料,通过填塞的方法,治疗 20 例因克罗恩病引起的肛瘘取得了成功(治愈率 80%),之后,来自世界范围不同临床研究中心的结果不断出现,目前,在国内外已经开始设计并使用异体脱细胞真皮基质,剪裁成肛瘘栓进行肛瘘的填塞治疗。脱细胞真皮基质(ADM)取材于人体皮肤组织,经特殊的理化处理,去除了可能引起免疫排异反应的所有成分,但完整地保留了原有组织的纤维立体支架结构,植入后很快有新生血管和成纤维细胞长入,目前在烧伤整形外科及口腔颌面外科、肿瘤修复、尿道再造的应用等,已取得了良好的临床效果。国内王振军等首先将 ADM 材料剪裁为肛瘘栓进行肛瘘的填塞治疗,并推荐目前主要用于非急性炎症期的低位单管肛瘘和简单肛瘘。

【适应证】

同上述纤维蛋白胶封闭。

【麻醉及体位】

同切开挂线术。

【手术步骤】

(1)一期手术:正确探查并处理内口及主管道及各支管,通畅引流瘘管外围部分,将复杂或弯曲的管道转变成相对直行管道。基本同肛瘘切开挂线术。

(2)二期手术:首先用刮匙或纱布条清理瘘管,以生理盐水反复冲洗。

(3)将脱细胞真皮基质补片根据瘘管的长度及走形裁剪成合适的形状(长条形、锯齿形或饭叉形等),使其可充分接触管道周壁同时又不致过于紧密,将裁好的补片栓置入管道内直至基底部,以可吸收线将其底端缝合固定于与管道最深部相同高度的所对应的直肠黏膜上,远端皮片以可吸收线缝合固定于外口处。

(4)缝合关闭内口(实际多数情况下,于一期手术后通过伤口生长,内口已封闭)。

(5)术后控制饮食及排便 3～5 日,之后常规清创换药,注意换药时轻拭表面,勿向深部用力。

【注意事项】

(1)生物性肛瘘栓的形状裁剪根据管道走行要合适,两端特别是近端固定要牢靠。

(2)对于高位复杂肛瘘,不论采用生物蛋白胶还是脱细胞真皮基质填塞,往往需采用分期手术,即一期手术先将复杂或弯曲的瘘管转变成相对直行的管道,同时通过挂线起到引流污物、清洁管道的作用。一期手术的关键是正确处理内口,准确认清瘘管走行,充分探查清理各支管,管道外围部分充分切开,即在内口的远端分开内括约肌和外括约肌较浅部分完成瘘管切开术,包括内口的头部结构应用挂线方法处理,走向较深部位的内口水平以上的管道留待二期填充处理。

【总结】

脱细胞真皮填塞在今后治疗高位复杂肛瘘走向微创方面,将起到重大作用,即减小创伤、缩短疗程,其初步应用所表现的性能明显优于生物蛋白胶,进一步的积累和研究正在进行中,有待更规范程序的制定。

8.其他

(1)加括约肌修补的瘘管切开术:对于多次手术失败的高位肛瘘以及女性经括约肌的前方肛瘘,有人应用此法。分开整个瘘管,切除上皮内衬,冲洗伤口,以可吸收线逐层缝合,关闭直肠壁,重建括约肌,坐骨直肠窝彻底外引流。如果同时进行瘘管切开及括约肌修补,建议行预防性结肠造口术。

(2)内口关闭加括约肌外瘘管引流:手术过程包括经肛门进行清创和关闭内口,建立充分的外引流,对肛提肌上区域进行彻底刮除、冲洗和填塞,建议同时行结肠造口术以提高手术成功的可靠性,此手术成功率较低,应予放弃。

(3)加直肠内黏膜瓣移进术的括约肌外瘘管切除术,包括:①内口的切除;②切除或刮除瘘管;③用肛门的、肛门直肠的、直肠或肛门皮肤的皮(黏膜)瓣闭合内口;④外引流。

直肠内黏膜瓣移进术在这里被用来关闭肛瘘内口,实际上在治疗某些直肠阴道瘘或直肠尿道瘘时常应用此法有效,用来关闭异常瘘口,目前已进展成 3 种主要方法:垂直舌状皮瓣、半月唇缘状皮瓣和圆桶状袖管状皮瓣,用稀释的肾上腺素溶液浸润有助于游离。

（4）瘘管的转位：国外 Mann 和 Clifton 建议将瘘管括约肌外部分转到括约肌平面，然后马上修补外括约肌，再用随后的手术来处理新转位的括约肌间肛瘘，通过切开和立即修补内括约肌，可将括约肌间肛瘘进一步转到黏膜下，其作者报道了 5 例，均痊愈，但手术如何成功及技术操作如何完成都是难以置信的，自 1985 年发表以后，未见进一步的报道。

（5）低位前切除、腹骶切除和经骶切除：进行修补的同时考虑做回肠造口或结肠造口是合理的。

（六）手术常见并发症

1.术后复发

一般来讲复发率 4%～10%，原因大致有如下几方面。

（1）大多数是对内口没有正确确认和彻底清除。

（2）肛门腺处理不当：肛门腺感染是肛瘘的主要病因，因此不仅要切除干净内口，还要切除干净内口附近的有炎症的肛门腺及其腺导管。

（3）瘘支管及其空腔清除不彻底。

（4）术后换药不到位，创口过早粘合，形成假愈合。

（5）合并全身性疾病：如糖尿病性肛瘘，这类患者除局部处理治疗外，必须进行降糖治疗，才能取得良好的治疗效果。

2.不同程度的肛门失禁

专家在长期的临床实践及科研的基础上不断总结提炼，一直以来将切开挂线术作为治疗肛瘘的基本式，因为它是一种完全安全有效的方法，即使对于高位或复杂性肛管直肠瘘，也能完全避免真正意义上的肛门失禁的发生，少数病人出现控制排气困难（10%左右）、经常排出黏液等情况，数月后多可逐渐自行缓解；某些在其他医院已经过多次手术还复发的患者，其控便能力往往已有一定程度的下降，进一步的手术损伤可能会导致更严重的肛门失禁。

3.延迟愈合

（1）正常情况下，肛瘘的愈合时间本身就较长，因其创面需敞开引流，待其自基底部向外自然生长愈合，一般都至少在 2～3 周或以上，特别是对于高位或复杂性肛瘘，有时需反复多次手术，则要 1～3 个月的过程甚至更长，最终得到了较为满意的彻底治愈，同时患者心理上也要承受一个较为漫长的过程。同样，为了减小损伤，加快愈合。

（2）某些情况下，会使肛瘘的愈合更为缓慢而不理想，应尽量避免：①手术时没有准确找到并处理内口，或未彻底清除感染的肛窦、肛腺等原发病灶；②窦道尚未形成时急于手术，使炎症扩散，形成新的窦道或脓腔而影响愈合；③瘘管弯曲，术中造成假瘘管或瘘管被残留，或坏死组织搔刮不干净；④创口内留有异物，如线头、棉絮等，被肉芽组织包埋而影响正常生长；⑤病人体质过分虚弱或伴有糖尿病、肺结核、白血病、贫血等慢性疾病，使创面长久难以愈合。因此，术中要彻底清除病灶，术后预防切口感染，可连续使用抗生素一周，保持切口引流通畅，注意全身情况，积极治疗基础疾病，使肛瘘顺利愈合。

（3）术后出血：肛瘘手术创面一般敞开引流，有时切口较深，且局部血管丰富，有时可发生术后出血，手术中要确切止血，即缝扎或电灼明显的出血点，术后敷料填充、加压包扎止血，对仍有出血者，应打开创面，重新止血。

（4）术后尿潴留：与术后肛门切口疼痛、精神紧张等因素有关，可采用放松情绪、下腹部按摩、热敷及针灸等手段进行治疗,仍未排尿者,可采用导尿方法。

(七)特殊肛瘘

1.结核性肛瘘

肛门直肠瘘很少继发于结核性疾病。对于结核流行地区和有多年瘘管引流病史、存在多个开口、术后 6 个月切口不愈、有腹股沟淋巴结病变、组织学标本中有干酪样物的患者应保持警惕。确诊需 Ziehl-Neelsen 染色的显微镜检查及分枝杆菌的培养。术后需继续抗结核治疗2～3 个月,若同时患肺结核,应抗结核治疗 6 个月以上。

2.肛瘘与克罗恩病

肛瘘和脓肿是克罗恩病最难处理的并发症,通常表现为慢性的硬结和发绀,多为无痛性,除非存在脓肿,常有皮肤刺激,这可能是因为腹泻而非肛门本身疾病所致。有学者发现,近50％的克罗恩病合并肛瘘患者无症状。肛瘘可以是低位的,内口在隐窝水平。更常见的是肛瘘和深溃疡并存,内口可能不明显或在肛提肌以上部位。症状的有无是决定治疗的重要因素。一般认为,治疗原则大致如下:

(1)无症状者,无须治疗。

(2)活动性克罗恩病:全身治疗＋外科引流或仅做长期引流。

(3)静止的克罗恩病未侵及肛门直肠,浅表、括约肌间和低位经括约肌肛瘘:确切的瘘管切开术。

(4)高位的经括约肌肛瘘或复杂肛瘘:长期引流并考虑黏膜瓣移进术或纤维蛋白封闭剂使用。

(5)进行确切的括约肌修补术,特别是黏膜瓣移进术时,可考虑行"暂时性"结肠造口术。

3.婴儿和儿童肛瘘

婴儿肛瘘常常是简单的,瘘管直接从隐窝到外口;在儿童多为浅表肛瘘和括约肌间肛瘘。治疗包括确认瘘管和施行标准的瘘管切开术,对于术后复发和未治愈的患儿,应该考虑克罗恩病的可能性。

相对而言,儿童肛瘘较少,婴儿常会出现肛门肿痛、化脓的情况,但由于小儿肛瘘管道较为短浅,排脓后症状可很快减轻,并多数可自愈,部分患儿随年龄增长而自愈。因此,一般不主张早期行手术治疗,可给予对症处理。每日清洁肛门并坐浴,适当使用抗生素及外用药膏,消炎消肿,控制和减少脓肿的发生,加快自愈。对反复发作不能自愈的患儿要择期至能承受手术时,再进行手术治疗,年龄以 5～10 岁为宜。对于低龄幼儿患该病的原因,以及自愈的原因,尚不明了。

据国内外统计,婴幼儿肛瘘发生在出生后 6 个月以内者占小儿肛瘘的 2/3,在出生后 3 个月内发病率最高,男性多于女性,男性占 80％～90％,部位多在肛门两侧,瘘管多呈浅在、单纯、垂直,有部分患儿未治可自愈,待成人后可再发。

4.肛瘘癌变的问题

(1)肛瘘和癌没有直接关系,肛瘘不是癌症的前期病变。

(2)可能由于长期的炎症刺激或瘢痕组织变异,慢性肛瘘确实有癌变的病例。

(3)慢性肛瘘癌变的病例十分少见,肛瘘癌变的概率很低。

一般认为,长期站立、肛腺区域的慢性炎症被认为是恶变的因素。肿块、血性分泌物及黏液分泌提示肿瘤的危险性,也有报道,结肠癌种植在已存在的瘘管中。高度推荐病理活组织检查,特别是长期存在的肛瘘,对怀疑有肿瘤的肛瘘患者,推荐进行肛瘘全部组织的病理活检。根治性的治疗常需行腹会阴联合切除及考虑术前放疗化疗。

(八)肛瘘的预防保健和康复保健

(1)肛瘘目前尚无较好的预防方法,宜采用综合措施改善局部血液循环。

(2)加强局部清洁卫生,养成良好的排便习惯,每日排便后坐浴或清洗。

(3)防治腹泻和便秘,预防肛周脓肿。粪便干结易擦伤肛窦,加之细菌侵入而感染,腹泻者多半有直肠炎或肛窦炎存在,可使炎症进一步发展。

(4)及时治疗肛窦炎、肛乳头炎。肛门灼热不适、肛门下坠者,要及时就诊、及时治疗。

(5)积极治疗某些全身性疾病,如溃疡性结肠炎、克罗恩病等,因其易引起肛周脓肿。

(6)饮食宜多吃清淡富含维生素的食物,如绿豆、萝卜、丝瓜、冬瓜等,少食油腻及刺激性食物。

(7)肛瘘一旦形成应立即进行抗感染治疗,注意卧床休息,减少活动,局部可坐浴、熏洗或热敷,发现肛瘘症状后要及时进行治疗,以防病症发展,给治疗带来难度。经久不愈的肛瘘多为虚证,可多吃富含蛋白质的食物,如猪瘦肉、牛肉、蘑菇、大枣、芝麻等。

第五节 直肠脱垂

直肠脱垂常见于儿童及老年人,在儿童,直肠脱垂是一种自限性疾病,可在5岁前自愈,故以非手术治疗为主。成年人完全性直肠脱垂较严重的,长期脱垂将致阴部神经损伤产生肛门失禁、溃疡、肛周感染、直肠出血,脱垂肠段水肿、狭窄及坏死的危险,应以手术治疗为主。

直肠脱垂是指直肠黏膜、肛管、直肠和部分乙状结肠向下移位,脱出于肛外的一种慢性疾病,其致使排便时直肠黏膜脱出,下腹坠痛,便之不净;重者可发生直肠黏膜充血、水肿、溃疡、出血等为主要临床表现。其脱垂程度可分为三度。只有黏膜脱出称不完全脱垂;直肠全层脱出称完全脱垂。如脱出部分在肛管直肠内称为内脱垂或内套叠;脱出肛门外称外脱垂。

一、诊断

(一)临床表现

直肠脱垂发病缓慢,早期仅在排粪时有肿块自肛门脱出,便后可自行缩回。随着病情的发展,因肛提肌及肛管括约肌缺乏收缩力,则需用手帮助回复。严重者在咳嗽、喷嚏、用力或行走时也可脱出,且不易回复。如未能及时复位,脱垂肠段可发生水肿、绞窄,甚至有坏死的危险。此外常有大便排不尽与肛门部下坠、酸胀感,有的可出现下腹胀痛,尿频等现象。嵌顿时疼痛剧烈。

早期排便后有黏膜自肛门脱出,并可自行缩回;以后渐渐不能自行回复,需用手上托才能复位,常有少许黏液自肛门流出,排便后有下坠感和排便不尽感,排便次数增多;再后在咳嗽、喷嚏、走路、久站或稍一用力即可脱出,脱出后局部有发胀感,也可感到腰骶部胀痛,脱出的黏膜有黏液分泌,黏膜常受刺激可发生充血、水肿、糜烂和溃疡,分泌可夹杂血性黏液,刺激肛周皮肤,可引起瘙痒。由于肛括约肌松弛,很少发生嵌顿,一旦嵌顿发生,病人即感到局部剧痛,肿物不能用手托复位,脱出肛管很快出现肿胀、充血和发绀、黏膜皱襞消失,如不及时治疗,可发生绞窄和坏死。

(二)辅助检查

直肠未脱出时,肛检可见肛口呈散开状,往往发现肛括约肌松弛,收缩力减弱。检查时应排除直肠带蒂息肉和重度内痔脱出,可嘱病人下蹲用力,等肛管全部脱出后,再行检查,确定为部分脱垂或完全脱垂。

在临床上按脱垂程度轻重分成三度:一度为直肠黏膜脱出,二度为直肠全层脱出,三度为直肠及乙状结肠脱出。

二、治疗

非手术治疗:幼儿直肠脱垂多可自愈,故以非手术治疗为主。即随着小儿的生长发育,骶骨弯曲度的形成,直肠脱垂将逐渐消失。如纠正便秘,养成良好的排便习惯,排便时间应缩短,便后立即复位。如脱出时间长,脱垂充血、水肿,应取俯卧位或侧卧位,立即手法复位,将脱垂推入肛门,回复后应做直肠指检,将脱垂肠管推到括约肌上方。手法复位后,用纱布卷堵住肛门部,再将两臀部用胶布固定,暂时封闭肛门,可防止因啼哭或因腹压增高而于短期内再发。若患病时间较长,使用上述方法仍不见效,可用注射疗法。其方法为:将 5％石炭酸植物油注射于直肠黏膜下或直肠周围一圈,分 4~5 处注射,每处注射 2mL,总量 10mL。注射途径可经肛门镜在直视下将药物注射到黏膜下层,使黏膜与肌层粘连;或经肛周皮肤,在直肠指检下做直肠周围注射,使直肠与周围粘连固定。

手术治疗:成年人不完全脱垂或轻度完全脱垂,若括约肌张力正常或稍弱,可行类似 3 个母痔切除术或胶圈套扎治疗,也可使用硬化剂注射治疗。若括约肌松弛,可考虑做肛门环缩小术或括约肌成形术。

成年人完全型直肠脱垂的治疗以手术为主,手术途径有经腹部、经会阴、经腹会阴及骶部 4 种。手术方法各有其优缺点及复发率,没有哪一种手术方法可用于所有的患者,有时对同一患者需要用几种手术方法。过去手术只注意修补盆底缺损,复发率较高,近年来对直肠脱垂的肠套叠学说进行研究,手术注意治疗直肠本身,现多使用下列手术。

(一)注射疗法

【适应证】

(1)儿童直肠黏膜脱垂,经对症治疗失败者,均可采用此法,疗效较好。

(2)成年人直肠黏膜脱垂,如因体弱、年迈或有其他并发症不能耐受手术时,可以试用,暂时减轻症状。

【禁忌证】

黏膜脱垂伴有急性感染、溃烂或坏死时,不应采用注射疗法。

【术前准备】

(1)准备好 10mL 注射器或三环注射器。针头用 9 号穿刺针或特制穿刺针。此针由扁桃体注射针改制而成,将针的尖端磨短,保留约 0.5cm 长即成。此针的后部较粗,可免刺入过深,对初学者特别适用。

(2)硬化剂选用 5％石炭酸植物油溶液(常用为精制花生油)最合适。遇寒冷天需加温使其液化。

(3)注射前排尿、排便。

【麻醉选择】

不需麻醉。

【体位】

侧卧位、截石位及俯卧位均可。

【手术步骤】

直肠脱垂的注射治疗有黏膜下注射法及直肠周围注射法。前者将药物注射到黏膜下层，使黏膜与肌层粘连；后者将药物注射到直肠周围，使直肠与周围粘连。常用的药物有 5% 石炭酸植物油及明矾注射液。明矾(硫酸铝钾)水溶液可使蛋白质、胶体变性凝固，产生出血性凝固性坏死、瘢痕增生，形成较强的粘连而达到治疗目的。明矾液中的铝离子主要滞留在注射局部，是产生异物胶原纤维化的主要原因。铝制剂主要作用在局部，少量可被血液吸收，但很快被肾排除。常用的浓度为 5%～8%。

(1)黏膜下注射法：经肛门镜消毒注射部位黏膜后。在齿状线上 1cm 直肠黏膜下层前、后、左、右 4 个象限各注射 5% 石炭酸植物油 3～5mL。17～10 天注射 1 次，一般需注射 2～4 次。若用 5% 明矾，每个部位各注射 5mL，总量为 20mL，注射方法同上。

(2)直肠周围注射法：即在两侧骨盆直肠间隙和直肠后间隙中注射。取侧卧位或俯卧位，肛门周围常规消毒，在肛门两侧及后正中距离肛缘约 2cm 处，用 0.5% 普鲁卡因做皮丘，再于每个皮丘处各注射 3～5mL，深度为 5～6cm，然后用腰部麻醉穿刺针先在右侧正中垂直刺入皮肤、皮下、坐骨直肠间隙及肛提肌，到达骨盆直肠间隙。通过肛提肌时，针头有落空感。在穿刺前，注射者将示指插入直肠做引导，触摸针头部位，证实针头位于直肠外侧时，再将穿刺针逐渐刺入到 5～7cm，到达骨盆直肠间隙后，将药液缓慢呈扇形注入，一侧 5% 明矾总量 8～10mL。注射左侧时，另换一腰部麻醉穿刺针，同法注射。在后正中注射时，沿直肠后壁进行，刺入 4cm，到达直肠后间隙，注药 4～5mL。3 个部位注入药物总量为 20～25mL。

【注意事项】

(1)第 1 次黏膜下注射，应注射到脱垂黏膜的最高处，以后逐次下移到齿状线以上。

(2)直肠周围注射前，注射者的示指应插入直肠做引导，保证针头不刺入直肠，防止感染。

【主要并发症】

(1)黏膜下注射并发症同"痔注射疗法"。

(2)直肠周围注射偶有低热、下腹胀、肛门痛及排尿困难。若穿刺针刺入直肠内可发生肛门周围脓肿及肛瘘。

(二)直肠悬吊及固定术

【适应证】

成年人完全型直肠脱垂。

【禁忌证】

(1)黏膜脱垂伴有急性感染、溃烂或坏死时。

(2)合并严重内科疾病，不能耐受手术者。

【术前准备】

(1)与一般腹部手术同,但需肠道准备。

(2)术前放置导尿管,以利术中显露。

(3)按各手术要求,准备 Teflon 网悬吊、Ivalon 或丝绸带。

【麻醉选择】

持续硬膜外麻醉。

【体位】

头低仰卧位,使小肠倒向上腹,以利直肠前陷凹的显露。

1.Ripstein 手术(Teflon 悬吊)

【手术步骤】

(1)经左旁中线切口,长约 20cm,切开皮肤,皮下各层进入腹腔。用温热盐水纱布垫将小肠全部推向上腹部。

(2)将直肠后壁游离到尾骨尖,提高直肠。

(3)用宽 5cm 的 Teflon 网悬带围绕上部直肠,用细不吸收线固定于骶骨隆凸下的骶前筋膜和骨膜,将悬带边缘缝于直肠前壁及其侧壁,不修补盆底。

(4)最后缝合直肠两侧腹膜切口及腹壁各层。

【注意事项】

(1)直肠应完全游离到盆底部,抬高直肠,使其固定。

(2)缝合 Teflon 于直肠壁时,不能损伤直肠,若直肠弄破,不宜植入。

(3)分离直肠后壁,要防止骶前出血。

(4)止血要彻底,否则易致感染。

【主要并发症】

粪块堵塞、骶前出血、狭窄、盆腔脓肿、小肠梗阻、阳痿、瘘。

2.Ivalon 海绵置入术

【手术步骤】

(1)切口及游离直肠同"Ripstein 手术(1)、(2)"。

(2)用不吸收缝线将半圆形 Ivalon 海绵薄片缝合在骶骨凹内,将直肠向上拉,并放在 Ivalon 薄片前面;或仅与游离的直肠缝合包绕,不与骶骨缝合,避免骶前出血。

(3)将 Ivalon 海绵与直肠侧壁缝合,直肠前壁保持开放 2~3cm 宽间隙,避免肠腔狭窄。

(4)有学者主张,置入 Ivalon 海绵时,其内应放量抗生素粉剂,以防感染。

(5)以盆腔腹膜遮盖海绵片和直肠。

(6)最后缝合腹壁全层。

【注意事项】

(1)直肠应游离到盆底部,使直肠抬高。

(2)术前要做充分的结肠准备。

(3)术中不慎将结肠弄破,不宜置入。

(4)止血要彻底,否则易致感染。

（5）Ivalon 只能与直肠侧壁缝合，直肠前壁应保持开放 2～3cm，防止直肠狭窄。

【主要并发症】

感染、复发。

3.直肠骶骨悬吊术

早期用大腿阔筋膜两条将直肠固定在骶骨上，近年来主张用尼龙、丝绸带或由腹直肌鞘取下两条筋膜代替阔筋膜。

【手术步骤】

（1）切口同"Ripstein 术"。

（2）直肠后壁一般不需分离，避免骶前出血。

（3）用两条丝绸带（医疗用），每条宽约 2cm，长约 10cm，先将一端缝子骶骨隆凸下骨膜及筋膜，另一端缝于直肠侧壁浆肌层。另一条与骶骨处固定后再通过结肠系膜缝合于直肠另一侧，最后将骨膜上之后腹膜缝合。

（4）按常规缝合腹壁各层。

【注意事项】

（1）分离骶骨隆凸下骨膜时防止出血。

（2）将丝绸带缝合在直肠侧壁浆肌层处。防止误刺入直肠腔内。

【主要并发症】

若止血完善，按要求缝合，一般无特殊并发症（上海长海医院外科曾行 20 余例，除 1 例发生腹部伤口全层裂开外，无其他并发症）。

4.直肠前壁折叠术

【手术步骤】

（1）切口，同"Ripstein 术"。

（2）显露直肠膀胱（或直肠子宫）陷凹，沿直肠前壁腹膜最低处向直肠上段两侧弧形剪开腹膜。

（3）分离腹膜后疏松组织，直达尾骨尖部，再分离直肠前疏松组织，直达肛提肌边缘。将原来切开的直肠膀胱陷凹的前筋膜向上提起，用丝线间断缝合于提高后的直肠前壁上。

（4）将乙状结肠下段向上提起，在直肠上端和乙状结肠下端前壁自上而下或自下而上做数层横形折叠缝合，每层用细不吸收线间断缝合 5 针或 6 针。每折叠一层可缩短直肠前壁 2～3cm，每两层折叠相隔 2cm，肠壁折叠长度一般为脱垂 2 倍（一般折叠以不超过 5 层为宜）。由于折叠直肠前壁，使直肠缩短、变硬，并与骶部固定（有时将直肠侧壁缝合固定于骶前筋膜），既解决了直肠本身病变，也加固了乙状结肠、直肠交界处的固定点，符合治疗肠套叠的观点。

（5）最后按常规缝合腹壁各层。

【注意事项】

（1）肠壁折叠的凹陷必须是向下，以免粪便积留其中而引起炎症。

（2）折叠时，缝针只能穿过浆肌层，不得透过肠腔，以防感染。

（3）折叠层数虽视脱垂的长度而定，缩短的长度最好为直肠脱垂长度的 1 倍，但如直肠脱出长度超过 10cm 时，过多的缩短有引起粘连和肠梗阻的危险，故不必强求符合上述缩短长度的要求。

(4)直肠后壁不给予处理,因为直肠前壁的脱出长度较后壁多,且后壁脱垂的发生是后随于前壁者,故仅折叠直肠前壁,足以防止直肠脱垂的发生。

【主要并发症】

(1)排尿时下腹痛。主要为术中对膀胱的牵拉及提高膀胱直肠陷凹对膀胱的影响,一般都在术后 1 个月内恢复。残余尿可能与术中分离直肠后壁损伤神经有关,后期均恢复。

(2)腹腔脓肿及切口感染。

(3)早期黏膜脱垂。

(三)结直肠部分切除术

1.经会阴部脱垂肠管切除术

多数作者主张经会阴部一期切除脱垂肠管,优点是:①从会阴部进入,可看清解剖变异,便于修补;②因不需剖腹,麻醉不用过深,老年人易耐受手术;③同时修补滑动性疝,并切除冗长的肠管;④不需移植人造织品,减少感染机会;⑤病死率及复发率低。

【适应证】

(1)老年人直肠脱垂。

(2)脱出时间较长,不能复位或肠管发生坏死者。

【禁忌证】

合并严重内科疾病不能耐受手术者。

【麻醉】

硬膜外麻醉或骶管阻滞麻醉。

【体位】

截石位。

【手术步骤】

(1)将脱垂肠管用组织钳夹住拖出,在齿状线上 3mm 处环形切开黏膜及肌层,将肠壁外层拉向下,显示出内层;切开随直肠脱垂,膀胱直肠窝的腹膜下降而形成的囊,经囊口拖出因脱垂而冗长的部分乙状结肠及直肠。

(2)高位缝合脱出的腹膜囊后,在乙状结肠、直肠前方缝合肛提肌。

(3)在齿状线处切断脱垂肠管,依次结扎出血点,用铬制肠线做间断端-端吻合。

(4)手术完毕后,肛门内置裹有凡士林纱布的肛管 1 根。

【注意事项】

(1)外脱的肠管有内、外两层,其间存有腹膜囊,并与游离腹腔相通。小肠常随之脱出而嵌入其中。切除前做直肠指检以明确有无前述情况。如有小肠嵌入,必须将其挤回。

(2)操作中必须注意无菌技术。

【主要并发症】

(1)早期并发症:会阴部脓肿、膀胱炎、肾盂肾炎、肺不张、心脏代偿不全、肝炎、腹水。

(2)晚期并发症:盆腔脓肿、直肠狭窄、脱垂复发。

2.前切除术

其主要优点是切除了冗长的乙状结肠,不需要悬吊与固定,乙状结肠切除后可消除原来可能存在的肠道症状如便秘,而其他悬吊手术有时可加重肠道症状。切除的缺点是有吻合口漏的危险,但危险性极小。手术要点是直肠应游离至侧韧带平面,吻合应在骶岬平面或其下进行,避免复发。本手术与直肠癌前切除术类似,故有一般大肠切除吻合的并发症。过去 Goldberg 强调将直肠固定在骶骨骨膜上,但 Corman 等认为前切除已足够,无需加做固定,且可避免将远端直肠缝至骶前筋膜时引起大出血的风险。

(四)肛门圈缩小术

1891 年 Thiersch 介绍用银丝放入肛门周围皮下组织内,使松弛的括约肌缩紧,治疗直肠脱垂,以后 Turell 简化此手术。本法优点是手术简单,损伤小,可在局麻下进行,但这只是一种姑息性手术,且有一定的并发症,因此应用者不多。近来有人提出用硅橡胶或尼龙网带,因有一定的弹性,能扩张及收缩,有利于防止排便失禁及直肠脱垂。

【适应证】

(1)肛门收缩无力或肛门已呈松弛的直肠脱垂。

(2)老年和身体衰弱的直肠脱垂。

(3)常与其他治疗脱垂方法相辅应用。

【禁忌证】

肛门周围急性炎症及合并严重内科疾病。

【术前准备】

根据手术要求,准备好 30 号银丝,涤纶或硅橡胶网带。

【麻醉选择】

骶管阻滞麻醉或局部麻醉。

【体位】

俯卧位或截石位。

【手术步骤】

(1)在前正中位距肛缘 1~2cm 做 3cm 长弧形切口。

(2)用弯血管钳,围绕肛管钝性分离至会阴浅、深肌。

(3)左示指插入直肠,右示指继续钝性分离至盆底(男性在前列腺下缘,女性在子宫颈下缘)时,右示指从肛管左右两侧向后分离,各做一隧道。

(4)换左手手套,在尾骨与肛缘之间做一 2cm 长纵形切口,用弯血管钳钝性分离外括约肌肌间隙,至肛尾韧带。

(5)用右示指进入直肠后间隙,分离肛门两侧,各做一隧道,成环形,使其能顺利通过示指。

(6)用大弯血管钳从前位切口进入,经右侧隧道,从后位切口穿出,夹住涤纶网带的一端平整地从前切口引出。

(7)按同法将另一端涤纶网带,从后位切口,经左侧隧道,从前切口平整地引出,会合于前切口。

(8)将大号肛门镜(直径 2~2.5cm)插入肛管,作为术后肛管直径大小的依据,围绕肛门镜拉紧网带,两端重叠 1cm,用丝线将网带做两道间断缝合,然后取出肛门镜。

(9)用拉钩拉开前、后位切口,用不吸收线将网带上、下极与肠壁肌层各固定数针,防止网带移位折叠。

(10)最后用肠线及细不吸收线逐层缝合肛管周围组织及皮肤。

【注意事项】

(1)环形隧道要能顺利通过示指。

(2)缝合网带前,要用手指探查隧道内网带是否平整。

(3)术中不能损伤直肠黏膜,以防感染。

【主要并发症】

(1)皮下感染:如感染严重,则应取出涤纶网带。

(2)大便嵌塞:多与肛门环缩太紧有关,一般应不小于示指。用肛管扩张和灌肠多可解决大便嵌塞。

(五)其他治疗选择

直肠脱垂有很多治疗方法,应按年龄、脱垂种类和全身情况选择不同治疗。每一种手术均有其优缺点及复发率,没有一种手术方法可用于所有需手术的病人,有时对同一病人尚需用几种手术方法。如 Goldberg 对 152 例完全性直肠脱垂使用了 10 种(173 次)手术方法。上海长海医院 1981 年以前的 8 例直肠脱垂也用了 11 种治疗方法。不论采用何种手术,术后都应尽可能去除引起直肠脱垂的各种因素,使手术固定的直肠及乙状结肠与周围组织产生牢固的粘连。

儿童和老年人不完全性和完全性肛管直肠脱垂都应先采用非手术疗法,如效果不佳,可采用直肠内黏膜下注射疗法,很少需要经腹手术。成年人不完全脱垂可用注射疗法、黏膜纵切横缝术。成年人完全性脱垂则以经腹直肠固定或悬吊术较为安全,并发症、发病率及病死率都较低,效果良好。乙状结肠和直肠部分切除术效果也较好,但术后并发症较多。不能复位的脱垂或有肠坏死的可经会阴行直肠乙状结肠部分切除术。

(六)述评

直肠脱垂的真正病因仍不太清楚,因此目前尚无理想的手术,一般常按病人的年龄、脱垂类型和全身情况选择不同手术。

直肠内注射硬化剂疗法对儿童和老年不完全性直肠脱垂可取得较好效果,但复发率较高。成年人完全性直肠脱垂不宜行注射疗法。

直肠悬吊及固定术:Ripstein 及 Ivalon 手术是美国、英国常用的手术,但有些出现并发症,如粪嵌顿、骶前出血、直肠狭窄和盆腔感染等,这与植入的异物网带有关,因此术中避免感染极端重要。直肠前壁折叠术不需用异物,是其优点。结直肠部分切除术,目前多主张用前切除术代替经会阴脱垂肠管切除术及经腹冗长乙状结肠切除术,因前切除手术简单,不需要悬吊及固定,也不需用异物网带,手术效果较好。

直肠脱垂常并有肛门失禁、便秘。失禁由于长期受到牵拉,损伤了会阴和阴部神经的结果,一旦出现排便失禁,手术常无法改善排便控制功能。因此,重要的是应在脱垂伴失禁前及早手术。需要指出的是某些病人术前并无排便失禁,术后反而出现失禁,原因是脱垂肠袢掩盖了排便失禁的出现,脱垂纠正后排便失禁症状就明显了。因此,对脱垂严重和病史长久者,即使术前无排便失禁病史,也应警惕,并向病人及家属说明术后失禁的可能性,以免引起不必要的误会。

直肠脱垂术前可存在便秘,但其原因不清,有人解释是:①直肠内脱垂的肠管阻塞了直肠;②合并有结肠慢传输;③耻骨直肠肌收缩不协调。术后便秘可能与直肠周围的分离致瘢痕形成、直肠变硬,从而损害直肠的功能;分离直肠侧韧带破坏了直肠周围的神经;悬吊术使结肠过长而致梗阻等因素有关。

三、预防

直肠脱垂患者要坚持体育锻炼和强壮腹部肌肉锻炼,以改善人体气血亏虚及中气不足的状况,这对于巩固疗效和预防直肠脱垂具有很重要的现实意义。具体预防措施如下。

(1)积极除去各种诱发因素,如咳嗽、久坐久站,腹泻、长期咳嗽、肠炎等疾病,婴幼儿尤要注意。

(2)平时要注意增加营养,生活规律化,切勿长时间地蹲坐便盆,养成定时排便的习惯,防止粪便干燥,便后和睡前可以用热水坐浴,刺激肛门括约肌的收缩,对预防直肠脱垂有积极作用。

(3)有习惯性便秘或排便困难的患者,除了要多食含纤维素的食物外,排便时不要用力过猛。

(4)妇女分娩和产后要充分休息,以保护肛门括约肌的正常功能。如有子宫下垂和内脏下垂者应及时治疗。

(5)经常做肛门体操,促进提肛肌群运动,有增强肛门括约肌功能的效果,对预防本病有一定作用。

第七章　血液系统疾病

第一节　输血

一、概述

(一)安全输血面临的挑战

输血是将全血或血液成分输入患者体内的一种替代性治疗方法。输血可以达到补充血容量,改善循环,增加携氧能力,提高血浆蛋白,增强机体免疫,改善凝血功能及抢救患者生命的目的。通过输血能够最大限度地减少患者的死亡和残疾。然而,输血安全仍面临许多全球性挑战:①血源短缺;②缺少自愿无偿献血者,许多发展中国家仍然依赖家庭成员献血、互助献血和有偿献血;③血液及血液制品存在安全隐患;④降低输血的适应证:在发展中国家,不必要输血所占的比例高达50%,使输血不良反应风险加大。

(二)全球血液安全战略

鉴于血液安全面临的严峻形势,世界卫生组织推荐实施血液安全一体化战略。措施如下:

1.招募献血人群

建立稳定、可持续的自愿无偿献血者队伍,严格按照献血者健康要求进行征询和体检,从健康人群采集血液。我国提倡18～55岁符合体检标准的健康公民自愿献血,每次可采集200mL血量,最多不超过400mL。献血后适当补充富含蛋白质和铁的食物,身体健康不会受到影响。

2.组建输血服务机构

建立国家协调、组织良好的输血服务机构(如地方中心血站),以保证安全的血液和血液制品的供应,并对采集的血液进行输血传播感染、血型和血液相容性检测。充分利用血液资源,制备血液成分,满足患者的特殊输血需求。

3.合理安全输血

临床提倡合理用血,即"在最适合的时机将最适量的安全血制品给予最需要的患者"。输血前施行血液相容性检测、输血时床边核对受血者身份、监控输血不良反应并及时对症处理,提高输血安全性。

二、合理输血

由于全血的血液成分复杂,输注后易发生各种不良反应。而输注血液成分可避免不需要的血液成分所引起的不良反应。将全血制备成血液成分可使宝贵的血液资源得到充分利用并利于血液保护。同时,血液成分具有高效、安全、易于有效保存等优点。临床提倡输注血液成分,常用的血液成分制品分血细胞、血浆和血浆蛋白三大类。

(一)常用血液成分

1.红细胞

红细胞(RBC)是血液中数量最多的血细胞,需在4℃环境中方可保留其生物活性,一般可保存4~5周。临床上常分为:

(1)悬浮红细胞:又称红细胞悬液或添加剂红细胞,是目前最常用的血液成分。悬浮红细胞由全血经离心去除血浆后,加入适量红细胞保存液制成,其黏稠度降低,便于输注。

(2)洗涤红细胞:全血或悬浮红细胞经过离心后,将上层血浆去除,再以无菌等渗溶液洗涤3次,加入适量无菌等渗溶液或红细胞保存液混匀制成,其特点是血浆蛋白含量很少。

2.血小板

血小板(PLT)是机体止血机制的重要成分,需在22℃连续振荡保存方可保留其生物活性。可分为:

(1)浓缩血小板:从采集的全血中分离出血小板,并以适量血浆悬浮制成。以200mL全血制备的浓缩血小板为1个单位,其血小板含量$\geq 20 \times 10^9$/L。在普通血袋的保存期为24小时,在血小板专用血袋的保存期为5天。

(2)单采血小板:采用血细胞分离机在全密闭循环封闭的条件下,直接从献血者的全血中分离和采集血小板,同时将其他血液成分回输献血者体内。1个治疗量单采血小板的血小板含量为2.5×10^{11}。单采血小板的保存期为5天。

3.新鲜冰冻血浆(FFP)

于采血6小时内离心分离出血浆,并迅速冰冻至-30℃以下,制得FFP。FFP不稳定,其凝血因子(因子Ⅷ、Ⅴ等)的含量为正常人血浆的70%以上,其他成分与正常人血浆相同。FFP在-25℃以下可保存24个月。

4.冷沉淀

冷沉淀是血浆的冷沉淀球蛋白部分,将FFP于4℃缓慢融化后,离心,分离出沉淀物制成。冷沉淀富含纤维蛋白原、因子Ⅷ和血管性血友病因子。冷沉淀在-25℃以下可保存24个月。

5.去除白细胞的血液成分

输注含白细胞血液发生输血不良反应的概率较高,如非溶血性发热性输血反应等。可采用白细胞过滤技术去除白细胞,制成去白细胞的红细胞和去白细胞的血小板。适用于:①多次妊娠或反复输血已产生白细胞抗体引起发热反应的患者;②需长期反复输血的患者。

6.辐照血液成分

血液经适量γ射线照射后,其中的淋巴细胞被灭活,而其他血液成分仍保留活性。辐照血液用于预防输血相关移植物抗宿主病(TA-GVHD)高危人群,如:①免疫功能低下的受血者,如骨髓移植患者;②亲属为供血者,或是HLA配型的血小板。凡是淋巴细胞具有活性的血液成分,如红细胞、血小板和粒细胞,均需要辐照。而冰冻红细胞、FFP与冷沉淀,因淋巴细胞已丧失活性,不必辐照。

(二)输血适应证

1.血液携氧能力低下

(1)急性失血:急性失血导致血容量不足时,应首先补充足量的液体,包括晶体液和胶体液,尽快完全纠正血容量不足,必要时适当输血,以提高血液的携氧能力,首选悬浮红细胞。

1)根据循环失血量评估红细胞输血需求:①血容量减少 15%(即 750mL,按成人估算)以下者,可通过机体自身组织间液向血循环的转移而得到代偿,一般无需输血。除非患者原有贫血、严重的心脏或呼吸系统疾病,无力代偿;②血容量减少 15%～30%(即 750～1500mL)者,应首先输注晶体液或胶体液,以快速纠正血容量不足。若患者原有贫血、心肺储备功能低下或继续出血时,可按需输注红细胞悬液;③血容量减少 30%～40%(1500～2000mL)者,应输注晶体液和胶体液,快速扩容,并输注红细胞悬液及全血;④血容量减少 40%(即 2000mL)以上者,应输注晶体液和胶体液,快速扩容,需要输注红细胞悬液,必要时同时输注其他血液成分。

2)根据血红蛋白及病情评估红细胞输血需求:①Hb＞100g/L,不需要输血;②Hb＜70g/L,可输入悬浮红细胞;③Hb 介于 70～100g/L 时,应根据患者的具体情况决定是否输血。成人输注 1U 红细胞(即 200mL 全血制成的红细胞)可提升 Hb5g/L。

(2)慢性贫血:多见于胃肠溃疡、内痔、月经过多、肿瘤等。应积极治疗原发病,因慢性贫血患者已建立代偿机制,多能耐受低水平 Hb。故 Hb 水平不是决定输血的最好指标,而要以缺氧症状为主。慢性贫血患者输注红细胞的适应证为:①Hb＜60g/L,且伴有明显缺氧症状者;②贫血严重,虽无缺氧症状,但需要手术的患者或待产孕妇。慢性贫血患者循环系统已充分代偿,输注液体量不宜过多或过快,以免诱发心功能衰竭,出现急性肺水肿。

(3)红细胞品种的选择:一般情况均应选择悬浮红细胞。但下列情况应选择洗涤红细胞:①患者体内存在血浆蛋白抗体;②器官移植、血液透析、尿毒症的贫血患者;③输血严重过敏的患者。

2.止血功能异常和血浆蛋白成分低下

(1)血小板减少症或功能障碍:血小板输注适用于血小板减少症或血小板功能不良患者出血的治疗或预防。但有些血小板减少症禁忌输注血小板。

1)输注血小板的适应证:①血小板减少所致的活动性出血是治疗性血小板输注的适应证。血小板计数＞50×10⁹/L,一般不需输注;血小板计数＜10×10⁹/L,应尽快输注血小板以防止颅内出血;血小板计数介于(10～50)×10⁹/L 之间,应结合临床决定是否输注,如施行手术则需输注;②大量输注库存血或体外循环手术后,因血小板锐减,应及时补充;③自身免疫性血小板减少症:由于血小板在此类患者体内的存活力降低,因此在大剂量输注血小板的同时,需静脉注射甲强龙和免疫球蛋白才能取得止血效果。

2)输注血小板的禁忌证:①血栓性血小板减少性紫癜:血小板输注可促进血栓形成;②肝素引起的免疫性血小板减少症:输注血小板可导致急性动脉血栓形成。

3)剂量及用法血小板应足量输注:①成年患者通常使用 1 个治疗量的血小板,可提高血小板计数 20×10⁹/L;②年幼儿童(＜20kg)的输注剂量为每千克体重 10～15mL,年长儿童可使用 1 个治疗量。1 个治疗量的输注时间一般应控制在 30 分钟以内。

(2)凝血因子异常:先天性凝血异常以血友病最多见,我国以甲型血友病(即先天性缺乏因子Ⅷ)多见。获得性凝血因子异常通常是其他基础疾病的并发症,如肝功能衰竭引起的出血。

1)FFP 适应证:①血栓性血小板减少性紫癜;②多种凝血因子缺乏,如肝病患者获得性凝血功能障碍;③大量输血引起的稀释性凝血功能障碍;④口服抗凝剂过量引起的出血;⑤抗凝血酶Ⅲ缺乏;⑥DIC;⑦烧伤;⑧心脏直视手术。

剂量及用法:首次剂量为每千克体重 10～15mL,维持剂量为每千克体重 5～10mL。输注前应在 37℃循环水浴箱中融化,融化后 2 小时内输注。

2)冷沉淀适应证:①遗传性或获得性纤维蛋白原缺乏或者功能障碍;②作为浓缩或重组凝血因子制剂的替代品,用于治疗遗传性凝血因子缺乏症。

剂量及用法:常用剂量为 1～1.5U/10kg。用前需融化,融化后用输血器快速输注。大剂量输注时需警惕出现血栓栓塞。

(3)低蛋白血症:以白蛋白低下为主,常用白蛋白制剂有 5%、20% 和 25% 三种浓度。20% 的浓缩白蛋白液,因可在室温下保存,体积小,便于携带与运输,最为常用。当稀释成 5% 溶液应用时,可提高血浆蛋白水平,也用于扩容。如直接应用时尚有脱水作用,适用于治疗营养不良性水肿、烧伤、肝硬化或其他原因所致的低蛋白血症。

3.重症感染

全身性严重感染或脓毒症、恶性肿瘤化疗后致严重骨髓抑制继发难治性感染者,当中性粒细胞低下和抗生素治疗效果不佳时,可考虑输入浓缩粒细胞以控制感染。但因输粒细胞有引起巨细胞病毒感染、急性肺损伤等副作用,故使用受到限制。

三、安全输血

(一)输血基本程序

1.慎重输血

输血之前,必须:①询问患者有无输血史及输血过敏史;②明确本次输血的原因和目的,表明该患者必需输血治疗,无其他替代治疗;③按程序提出输血申请,规范地填写输血申请单;④向患者或家属说明病情及输血风险,并签署输血知情同意书。

2.严格查对

输血前由两名医护人员仔细核对患者和供血者姓名、血型和交叉配合血单,并检查血袋是否渗漏,血液颜色有无异常等。输血完毕后,血袋应保留 2～4 小时备查。

3.注意事项

①输血途径:周围静脉输注,必要时中心静脉置管输注;②使用标准输血过滤器,孔径为 $170\mu m$;③输注速度:成人 5～10mL/min;老年及心功能较差者 1mL/min;小儿 10 滴/分。一次输血不应超过 4 小时;④输注前要充分混匀,除生理盐水外,不可加入任何药物及液体。

4.加强监测

严密观察患者有无输血不良反应,测量体温、脉搏、血压及尿液的颜色,发现问题立即对症处理。输血结束后需继续观察,及早发现处理迟发的输血反应。

(二)输血不良反应

输血不良反应是指在输血中或输血后发生的与输血有关的不良反应。根据其出现的早晚分为急性反应和迟发反应。

1.急性输血不良反应

指在输血开始后 24 小时之内出现的输血不良反应,根据其严重程度可分为轻度、中度和重度反应。

(1)轻度反应:也称过敏反应。多发生在输血数分钟后,也可在输血中或输血后发生。表现为皮肤局限性或全身性瘙痒或荨麻疹,严重者可出现支气管痉挛甚至休克。减慢输血速度并给予抗组胺药可减轻症状。若患者曾有输血后出现荨麻疹的病史,可在输血前30分钟给予抗组胺药(口服苯海拉明25mg或氯雷他啶10mg)加以预防。反应严重者应立即停止输血,皮下注射0.1％肾上腺素0.5~1mL和(或)静脉滴注氢化可的松100mg等。

(2)中度反应:以非溶血性发热反应多见,是最常见的输血不良反应,反复输血或多次妊娠患者好发,常在输血开始后30~60分钟出现寒战、高热,体温可高至39~40℃,同时伴有头痛、出汗、恶心、呕吐及面部发红。导致内生致热原释放的原因是:①血液在保存过程中释放出细胞因子;②输注的白细胞和患者血清中的抗体反应。应注意与急性溶血反应和细菌性反应的发热相鉴别。

1)处理原则:①严重者停止输血;②保持静脉输液畅通;③药物(阿司匹林)或物理降温,出现寒战者可给予肌注异丙嗪25mg或哌替啶50mg;④如出现支气管痉挛等,静滴糖皮质激素和支气管扩张药物;⑤密切观察尿液并检测尿血红蛋白,以确定是否发生溶血。

2)预防措施:①如果患者为反复输血者,或有2次以上的非溶血性发热反应病史,可在输血前1小时给予解热药物(血小板减少症患者不应使用阿司匹林类药物),输血开始3小时后重复给药;②应减慢输血速度,注意保暖;③输注去除白细胞的血液成分,如洗涤红细胞等,可显著降低发热反应的发生率。

(3)重度反应:病情发展迅速,常可危及患者生命,应严密监控和及时抢救。

1)急性溶血反应:是输血最严重的并发症,可引起休克、急性肾衰竭甚至死亡。多数因误输ABO血型不相容的血液发生免疫反应,少数由于A亚型不合或Rh等血型不合时发生溶血反应,导致输入的红细胞溶解,输入量越大,病情越重。也可因输注血浆时输入的血浆抗体与受血者的红细胞发生免疫反应,导致受血者的红细胞溶解。

典型临床表现为输入10~20mL血型不合的血液后,患者立即出现沿输血静脉的红肿及疼痛,寒战、高热、呼吸困难、腰背酸痛、头痛、胸闷、心率加快、血压下降、休克,随之出现血红蛋白尿(酱油色尿)和溶血性黄疸。溶血反应严重者可出现DIC、少尿、无尿及急性肾衰竭。对意识不清或处于麻醉状态的患者来说,低血压和手术野渗血可能是唯一表现。输血前使用糖皮质激素者,其症状和体征将推迟出现。

处理原则:①停止输血,保留输血标本立即送检,并立即抽取5mL静脉血,离心后观察血浆颜色,若为粉红色则证明有溶血。更换输血器,以生理盐水保持静脉输液通畅;②抗休克:静滴晶体、胶体溶液和血浆以扩容,纠正低血容量休克;③保持呼吸通畅,可高浓度吸氧。④保护肾功能:可给予5％碳酸氢钠250mL静滴碱化尿液,溶解结晶的血红蛋白;当血容量基本补足,尿量正常时,给予甘露醇利尿,加速血红蛋白排出,防治急性肾衰竭;⑤监测凝血功能,患者若出现DIC,可用肝素治疗;⑥严重者应尽早换血。

2)细菌污染反应:指受血者因输入了含有细菌或者细菌毒素的血液而出现脓毒症等反应。较少见,但后果严重。最易出现细菌污染反应的血液品种是血小板,因其在22℃保存,细菌最易繁殖;其次是红细胞,其4℃保存环境,适宜小肠结肠炎耶尔森菌和假单胞菌生长繁殖。

临床表现:症状可在输血后迅速出现,也可迟至数小时后发生。轻者表现为高热、寒战、烦躁、呼吸困难、发绀、恶心、呕吐,血压下降等症状,易误诊为非溶血性发热反应。重者可因严重脓毒症休克、急性肾衰竭和 DIC 而死亡。

处理原则:立即停止输血,对患者进行紧急支持性治疗和静滴大剂量抗生素。

3)循环超负荷:好发于心功能低下、严重慢性贫血、婴幼儿和老年患者,由于输血量过大、速度过快而导致循环超负荷,引起急性心衰和肺水肿。表现为输血中或输血后突发心率加快、呼吸急促、发绀、咳血性泡沫痰。伴颈静脉怒张,肺内可闻及大量湿啰音。胸片可见肺水肿表现。

4)严重过敏反应:输注含血浆成分的血液时,患者可出现严重过敏反应,如支气管和血管发生痉挛性收缩,心血管功能衰竭和呼吸窘迫。应迅速给予对症处理。

5)输血相关的急性肺损伤:在开始输血后 6 小时内急性发作,出现急性肺水肿或成人呼吸窘迫综合征的表现,胸闷气急、呼吸急促和困难,迅速出现呼吸衰竭,但无心衰表现,胸片可见弥散性阴影。

处理原则:停止输血,支持治疗(气管插管,吸氧,机械通气)。

2.迟发性输血不良反应

指在输血 24 小时以后出现的输血不良反应。

(1)疾病传播:是最严重的迟发性输血不良反应之一。病毒和细菌性疾病可经输血途径传播。病毒包括肝炎病毒、EB 病毒、巨细胞病毒、人类免疫缺陷病毒(HIV)、人类 T 细胞白血病病毒(HTLV)等,细菌性疾病如布氏杆菌病等,其他感染有梅毒及疟疾等。其中以输血后肝炎多见。

(2)输血相关性移植物抗宿主病(TA-GVHD):因受血者输入含有免疫活性的淋巴细胞(主要是 T 淋巴细胞)的血液或血液成分后出现的致命性免疫性输血不良反应,多发生于有免疫功能抑制的患者,发生率为 0.01%～0.1%,死亡率极高,临床症状不典型,以发热和皮疹最为多见。输注辐照血液能有效预防。

(3)迟发性溶血反应:多数为再次输血时,因 ABO 以外血型不相容所致,临床症状一般较轻且不典型。

(4)免疫抑制:输血可导致非特异性免疫抑制,使机体免疫力下降,术后伤口愈合减慢,易于感染;或使潜伏病毒复活以及恶性肿瘤恶化和术后复发。

3.大量输血的不良反应

大量输血后(24 小时内用库存血细胞置换患者全部血容量,或数小时内输入血量大于4000mL),可出现:①低体温(因输入大量冷藏血);②碱中毒(枸橼酸钠在肝转化成碳酸氢钠);③暂时性低血钙(大量含枸橼酸钠的血制品);④高血钾(一次输入大量库存血所致)及凝血异常等不良反应。预防措施:当患者有出血倾向及 DIC 表现时,应输浓缩血小板。提倡在监测血钙下补充钙剂,每输入库血 1000mL 可缓慢输入 10%氯化钙或葡萄糖酸钙溶液 10mL。快速输血>2000mL,可水浴加热 5～8 分钟,温度以 32～37℃为宜。

(三)自体输血

自体输血又称自身输血,是收集患者自身血液后,在需要时进行回输的方法。因其节约库存血,又可减少输血反应和疾病传播,故逐渐应用于临床。目前,外科自体输血常用的有三种方法。

1.预存式自体输血

适用于身体一般情况良好的择期手术患者,估计术中出血量较大需要输血者。术前一个月开始有计划地分期采血,并妥善存储以备手术之需。术前自体血预存者必须补充铁剂和加强营养。

2.稀释式自体输血

价值优于预存式。一般在术日晨,从患者一侧静脉采血,同时从另一侧静脉输注 3~4 倍的电解质溶液或适量血浆代用品等以补充血容量。采血量取决于患者状况和术中可能的失血量,每次可采血 800~1000mL。采血速度约为每 5 分钟 200mL。血液稀释后不至于因红细胞减少而使组织缺氧。手术中失血量超过 300mL 时,可开始回输自体血,应先输最后采集的血液。

3.回收式自体输血

是将收集到的创伤后体腔内积血或手术中的失血,经抗凝、过滤后再回输给患者。主要适用于外伤性脾破裂、异位妊娠破裂等造成的腹腔内出血,大血管、心内直视手术及门静脉高压症等手术时的失血回输,以及术后 6 小时内所引流血液的回输等。现在多采用洗净回收式,回收浓缩红细胞。

第二节 红细胞疾病

一、缺铁性贫血

【概述】

缺铁性贫血(IDA)是临床上最常见的贫血,在育龄妇女和婴幼儿中发病率最高。在大多数发展中国家里,约有 2/3 的儿童和育龄妇女缺铁,其中约 1/3 患缺铁性贫血。在发达国家中,也有 20% 的育龄妇女及 40% 左右的妊娠妇女缺铁。

铁是人体必需的微量元素,存在于所有生存的细胞内。铁除参与血红蛋白的合成以外,还参加体内一些生化过程。如果铁缺乏,会造成机体多方面的功能紊乱。故缺铁性贫血除了贫血的症状外,还会有一些非贫血的症状。

缺铁性贫血是指体内贮存铁消耗殆尽,红细胞生成受到影响发生的小细胞低色素性贫血。根据实验室检查结果可将缺铁性贫血分为:①缺铁(或贮存铁缺乏)期;②缺铁性红细胞生成期;③缺铁性贫血期。

临床上缺铁性贫血应与慢性病贫血相鉴别。

缺铁性贫血的病因主要是慢性失血(如痔疮、胃十二指肠溃疡、胃肠道肿瘤、长期使用阿司匹林)。偏食习惯、膳食结构不合理、生长发育迅速而铁补充不足以及妊娠、月经过多,均可引起缺铁性贫血。

【临床表现】

1.贫血的症状

头晕、头痛、乏力、易倦、眼花、耳鸣,活动后有心悸、气短。

2.非贫血的症状

儿童生长发育迟缓,智力低下,行为异常,异食癖。

3.体征

皮肤苍白、毛发干枯、无光泽、易折。指甲扁平、易裂,严重者可呈现匙状(反甲),舌炎。

【诊断要点】

1.存在缺铁性贫血的病因、症状及体征

2.实验室检查

(1)小细胞低色素性贫血:血红蛋白男性低于 120g/L,女性低于 110g/L,孕妇低于 100g/L;红细胞平均体积(MCV)小于 80fl,红细胞平均血红蛋白量(MCH)小于 27pg,红细胞平均血红蛋白浓度(MCHC)小于 310g/L;网织红细胞平均血红蛋白量(CHr)小于 28pg/cell,红细胞中心淡染区扩大。

(2)血清铁蛋白(SF)低于 12μg/L。

(3)血清铁(SI)<8.95μmol/L(50μg/dl),总铁结合力(TIBC)>64.44μmol/L(360μg/dl),转铁蛋白饱和度(TS)低于 15%。

(4)骨髓涂片铁染色显示骨髓小粒或块团中可染铁(细胞外铁)消失,铁粒幼红细胞少于 15%。

根据实验室检查结果分期为:①缺铁期(贮存铁缺乏):仅有 2 或 4 项;②缺铁性红细胞生成期:具备 2、3 或 4 项;③缺铁性贫血期:具备 1、2、3 或 4 项。

需注意的是:①单有血清铁减低,不能诊断为缺铁,必须是铁蛋白减低或骨髓涂片铁染色显示细胞内、外可染铁减少,才能诊断为缺铁;②严格掌握缺铁性贫血的诊断标准,注意与慢性病贫血相鉴别。

【治疗方案及原则】

治疗原则:去除造成缺铁的病因,补充铁剂,恢复血红蛋白及铁贮存。

1.去除病因

应予营养知识教育和治疗基础疾病。

2.补充铁剂

(1)口服铁剂:宜选用二价铁盐,治疗剂量为元素铁 100～150mg/d。常用的有:硫酸亚铁,琥珀酸亚铁,葡萄糖酸亚铁及富马酸亚铁。疗程一般应在血红蛋白恢复正常后再服用 2～3 个月。如有条件可测定血清铁蛋白,在血清铁蛋白>30μg/L(女性)或>50μg/L(男性)后停药。

(2)注射铁剂:如患者不能口服和不能忍受口服铁剂的胃肠道反应,或持续失血一时不易控制时,可用肌内或静脉注射铁剂。用前应计算所需注射的总剂量。所需注射的总剂量(mg)=[150-患者血红蛋白(g/L)]×体重(kg)×0.3,分次使用。

3.输血

缺铁性贫血一般不需要输血,仅在患者出现严重贫血而又有不易控制的出血或组织明显缺氧时应用。

二、慢性病贫血

【概述】

早在 19 世纪初,就有学者发现某些传染性疾病(伤寒、天花)伴有小细胞性贫血。以后在临床上逐渐注意到一些慢性感染、炎症、肿瘤及外科创伤持续 1～2 个月后可伴发贫血。这类贫血的特征是血清铁低、总铁结合力也低,而贮存铁是增加的,故早期也称为"铁再利用缺陷性贫血""缺铁性贫血伴网状内皮系统含铁血黄素沉着症"。20 世纪后期改称为慢性(疾)病贫血。此名称易与某些慢性系统性疾病(如肝病、肾病及内分泌疾患)继发的贫血相混淆。后者的贫血是由于系统疾病的多种症状所致,应称为"慢性系统疾病继发性贫血",其发病机制与慢性病贫血是不一样的。随着对慢性病贫血发病机制的进一步了解,应该对之有更为恰当的名称。

慢性病贫血(ACD)的发病机制还不是十分清楚。目前认为可能是:①红细胞寿命缩短;②骨髓对贫血的反应有障碍;③铁的释放及利用障碍。

慢性病贫血时骨髓对贫血缺乏应有的代偿能力,可能是慢性病贫血发病的主要原因。慢性炎症时巨噬细胞在激活中产生 IL-1、TNF、IL-6 及 IFN 等细胞因子增多,不单可抑制体内红细胞生成素(EPO)的产生,且使骨髓对 EPO 的反应迟钝,抑制红系祖细胞(CFU-E)的形成,使骨髓红细胞的生成受到影响。目前临床上用 EPO 治疗可使患者的贫血得到改善,也说明 EPO 分泌不足是慢性病贫血的主要病因。

慢性病贫血时铁释放及利用障碍的原因尚不十分清楚。一种解释是机体的"营养免疫形式"。由于细菌及肿瘤细胞均需要铁营养,低铁被认为是机体对细菌或肿瘤组织生长的反应。另一种解释为:当炎症或感染时,巨噬细胞被激活,巨噬细胞过度摄取铁,造成血清铁低而贮存铁增加,以及快速释放铁的通道被阻断。此外,炎症时增多的 IL-1 刺激中性粒细胞释放乳铁蛋白。乳铁蛋白较转铁蛋白容易与铁结合,造成血清铁浓度降低。与乳铁蛋白结合后的铁不能再被红细胞利用,而是进入巨噬细胞,造成巨噬细胞内的铁贮存增多。

慢性病贫血目前在临床上的发病率仅次于缺铁性贫血,在住院患者中是最多见的。

【临床表现】

(1)轻度或中度贫血,贫血进展较慢。

(2)基础疾病(慢性感染、炎症、肿瘤及外科创伤)的临床表现。

【诊断要点】

(1)伴有基础疾病。

(2)正常细胞正常色素性贫血,部分患者可表现为低色素或小细胞性贫血。

(3)血清铁及总铁结合力均低于正常,转铁蛋白饱和度正常或稍低于正常,血清铁蛋白增高,红细胞游离原卟啉(FEP)也增高。转铁蛋白受体减少。

(4)骨髓中红系细胞可有轻度代偿增生,铁染色示铁粒幼细胞减少,而细胞外及巨噬细胞内贮存铁增多。

诊断时注意:

(1)诊断慢性病贫血需首先排除这些慢性疾病本身造成的继发性贫血(如失血性、肾衰竭性、药物导致的骨髓抑制,以及肿瘤侵犯骨髓或肿瘤晚期时的稀释性贫血等)。

（2）鉴别诊断：主要与缺铁性贫血相鉴别。慢性病贫血时虽然血清铁也低，总铁结合力常低于正常，故转铁蛋白饱和度正常或稍低。血清铁蛋白及骨髓铁正常或增多。FEP在慢性病贫血和缺铁性贫血时都是增加的，缺铁性贫血时FEP增加得更高、更快。慢性病贫血时FEP增加常较缓慢，且不明显。

（3）"功能性缺铁"是指慢性病贫血时铁的利用障碍（用 TfR/logSF＜1 或 CHr＜28pg 表示），不是真正的缺铁（此时体内贮存铁并不少），不需要补铁治疗。

【治疗方案及原则】

（1）慢性病贫血的治疗主要是针对基础疾病。基础疾病纠正后，贫血可以得到改善。

（2）一般不需要特殊治疗，输血只在严重贫血时考虑。

（3）铁剂的补充无效，除非患者同时伴有缺铁性贫血。

（4）补充 EPO 可使部分 EPO 相对减低的患者贫血改善。EPO 的用量为：100～150U/kg，皮下注射，每周3次。

三、再生障碍性贫血

【概述】

再生障碍性贫血是由多种原因（物理、化学、生物或不明原因）、多种发病机制引起骨髓造血干细胞和微环境严重损伤，导致骨髓造血功能衰竭的疾病。

再生障碍性贫血患者的骨髓极度增生不良，外周血全血细胞减少，主要表现为贫血、出血及感染。临床上分为重型再生障碍性贫血（SAA）和再生障碍性贫血（AA）两种类型，二者的发病机制、免疫功能、临床表现、实验室检查及治疗原则均有不同。

诊断再生障碍性贫血必须除外阵发性睡眠性血红蛋白尿（PNH）、急性造血停滞、低增生型白血病和低增生型骨髓增生异常综合征等全血细胞减少的疾病。

【临床表现】

1.贫血

头昏、眼花、乏力、面色苍白和心悸等。

2.出血

皮肤、黏膜出血，妇女常有月经过多。严重时可有内脏出血。

3.感染

常见口腔、呼吸道、胃肠道和皮肤软组织感染，严重时可有败血症。

4.肝、脾、淋巴结一般不肿大。

【诊断要点】

1.临床表现

再生障碍性贫血主要表现为贫血。重型再生障碍性贫血主要表现为出血和感染。

2.实验室检查

（1）血象：全血细胞减少。网织红细胞绝对值减少。

（2）骨髓象：骨髓涂片检查示增生减低或重度减低，巨核细胞明显减少或缺如。骨髓小粒非造血细胞及脂肪细胞增多。骨髓活检见造血组织减少，脂肪组织、网状细胞、组织嗜碱细胞和浆细胞增多，骨髓间质水肿和出血。

3.必须除外的情况

可能引起全血细胞减少的其他疾病,如阵发性睡眠性血红蛋白尿、骨髓增生异常综合征、急性造血功能停滞、骨髓纤维化、低增生性白血病、恶性组织细胞病、巨幼细胞贫血和癌肿骨髓转移等。

4.分型诊断

(1)再生障碍性贫血:①发病慢,以贫血症状为主,感染及出血均相对较轻;②血象:全血细胞减少,网织红细胞减少;③骨髓象:骨髓三系细胞减少,巨核细胞明显减少或缺如,骨髓小粒中非造血细胞及脂肪细胞增加。

(2)重型再生障碍性贫血:①发病急,贫血进行性加重,常伴严重感染和出血;②血象:除血红蛋白下降较快外,网织红细胞少于 1%,绝对值少于 $15 \times 10^9/L$;中性粒细胞绝对值少于 $0.5 \times 10^9/L$;血小板少于 $20 \times 10^9/L$;③骨髓象:多部位增生减低,三系造血细胞明显减少,骨髓小粒中非造血细胞及脂肪细胞增加。

(3)重型再生障碍性贫血Ⅱ型:慢性再生障碍性贫血患者的病情恶化,血象符合重型再生障碍性贫血时,称为重型再生障碍性贫血Ⅱ型。

【治疗方案及原则】

1.一般支持治疗

(1)去除可能引起再生障碍性贫血的病因。

(2)控制感染和出血:①小剂量多次成分输血;②造血细胞因子:G-CSF $5\sim10\mu g/(kg \cdot d)$,皮下注射,每周 3 次,EPO $100\sim150U/(kg \cdot d)$,皮下注射,每周 3 次;③静滴大剂量免疫球蛋白:$0.4\sim1g/(kg \cdot d)$,用 $3\sim5$ 天。

2.再生障碍性贫血的治疗

(1)雄性激素:具有刺激造血作用,但需注意男性化与肝功能异常等不良反应。常用制剂为司坦唑醇 2mg,每天 3 次(或与保肝药同时服用),疗程不应短于 6 个月。

(2)环孢素(与雄激素合用或单用):剂量 $3\sim5mg/(kg \cdot d)$,维持血清浓度在 $150\sim200ng/mL$。疗程至少 3 个月。

3.重型再生障碍性贫血的治疗

除积极控制感染、出血、成分输血外,首先考虑异基因骨髓移植或外周血干细胞移植。其他根据患者的情况采用。

(1)抗胸腺球蛋白或抗淋巴细胞球蛋白:$2.5\sim5mg/(kg \cdot d)$,用 5 天或 $10\sim15mg/(kg \cdot d)$,用 5 天。

(2)环孢素:$3\sim5mg/(kg \cdot d)$,用 $3\sim5$ 个月。

四、巨幼细胞贫血

【概述】

巨幼细胞贫血是指由于叶酸和(或)维生素 B_{12} 缺乏,细胞 DNA 合成障碍引起骨髓和外周血细胞异常的贫血。特点为细胞核浆发育不平衡及无效应造血,呈现形态与功能均不正常的典型巨幼改变。这种巨幼改变可涉及红细胞、粒细胞及巨核细胞三系。除造血细胞外,在更新较快的上皮细胞中也存在类似的改变。临床上巨幼细胞贫血表现为全血细胞减少、黄疸及胃肠道症状。维生素 B_{12} 缺乏时,除上述表现外还可出现神经系统的症状。

巨幼细胞贫血的病因除营养性外,还可能由于叶酸或维生素 B_{12} 吸收利用障碍、内因子缺乏及药物影响等所致。

临床上巨幼细胞贫血的特殊类型有:麦胶肠病,乳糜泻,热带口炎性腹泻,乳清酸尿症及恶性贫血。在我国巨幼细胞贫血以营养性叶酸缺乏为主,以山西、陕西及河南等地的农村较为多见。维生素 B_{12} 缺乏者较少,多见于老年人及萎缩性胃炎,由于内因子缺乏所致的恶性贫血在我国极为罕见。

【临床表现】

(1)贫血症状。

(2)腹胀、腹泻或便秘,以及黄疸、舌痛、舌质色红和表面光滑等体征。

(3)维生素 B_{12} 缺乏的患者,可有脊髓后侧束变性、周围神经病变和精神症状。

【诊断要点】

1.有叶酸或维生素 B_{12} 缺乏的病因及临床表现

2.实验室检查

(1)血常规:大细胞性贫血,MCV 大于 100fl,血涂片中多数呈大卵圆形红细胞,白细胞和血小板常减少,中性粒细胞分叶过多,5 叶者超过 5%,6 叶者超过 1%。

(2)骨髓象:呈典型的巨幼改变,以红细胞系统为主,粒细胞及巨核细胞系统也可见。

(3)血清叶酸、维生素 B_{12} 测定:血清叶酸低于 6.8nmol/L(3ng/mL),红细胞叶酸测定低于 226.6nmol/L(100ng/mL);血清维生素 B_{12} 低于 74.0～103.6pmol/L(100～140pg/mL)。

(4)如有条件做血清或胃液内因子检查(正常人应为阴性)或维生素 B_{12} 吸收试验(24 小时尿中 ^{57}CO 维生素 B_{12} 的含量,正常人应>8%,巨幼细胞贫血患者及维生素 B_{12} 吸收不良者<7%,恶性贫血患者<5%),可帮助诊断恶性贫血。

【治疗方案及原则】

(1)治疗基础疾病,去除病因。

(2)增加营养,纠正偏食及不良的过度烹调习惯。

(3)补充叶酸或维生素 B_{12}:叶酸缺乏可口服叶酸,每次 5～10mg,每日 3 次,至血红蛋白恢复正常。一般不需维持治疗。维生素 B_{12} 缺乏可用维生素 B_{12} 100μg/d。恶性贫血及全胃切除者,要终身维持治疗。

(4)输血:有严重贫血而又有组织脏器明显缺氧时,可输注红细胞。

五、自身免疫性溶血性贫血

【概述】

自身免疫性溶血性贫血系人体免疫功能调节紊乱,红细胞吸附自身不完全抗体 IgA、IgG、IgM 及 C_3 补体,导致红细胞易被肝、脾脏内的巨噬细胞识别和吞噬,使红细胞的破坏增速而引起的一种溶血性贫血。自身免疫性溶血性贫血根据抗体作用于红细胞时所需的温度不同,可分为温抗体型(37℃)和冷抗体型(20℃以下)。根据发病原因分为原发性和继发性,后者常继发于造血系统肿瘤、感染性疾病、风湿病(系统性红斑狼疮、类风湿性关节炎等)、免疫性疾病(低丙种球蛋白血症、免疫缺陷综合征、溃疡性结肠炎等)。由于患者常伴有基础疾病,故临床表现多样。抗人球蛋白试验(Coombs 试验)大多为阳性。冷抗体型见于冷凝集素综合征及阵发性冷性血红蛋白尿症。

【临床表现】

(1)起病缓急不一,多数徐缓,由感染引起者可急骤起病。

(2)温抗体型多为女性,主要表现为慢性血管外溶血症状,个别急性病例可发生急性血管内溶血。

(3)冷抗体型多见于中老年患者,遇冷后出现血红蛋白尿和肢端动脉痉挛,患者有手指和足趾发绀。

(4)基础疾病的表现。

【诊断要点】

1.临床表现

(1)慢性血管外溶血症状。

(2)可能伴有基础疾病。

2.实验室检查

(1)不同程度的贫血,网织红细胞增高,白细胞在急性溶血时可增多。埃文斯综合征时血小板也减少。

(2)血清胆红素增高,以非结合胆红素为主。

(3)直接抗人球蛋白试验阳性。冷抗体型可有冷凝集素增多或冷热抗体。

(4)寻找基础疾病的诊断依据。

【治疗方案及原则】

(1)治疗基础疾病与诱因。

(2)温抗体型首选糖皮质激素治疗,剂量为泼尼松 1mg/(kg・d),分次口服。待血红蛋白正常并稳定后,缓慢减量至停药。病情危重者,可用甲基泼尼松龙或氢化可的松静滴。

(3)脾切除:适用于糖皮质激素治疗有效而所需泼尼松维持量超过 15mg/d 者。

(4)免疫抑制剂:用于糖皮质激素或切脾无效者,选用硫唑嘌呤或环磷酰胺。

(5)输血:尽可能不输或少输血,必要时可输生理盐水洗涤后的红细胞。

(6)其他:可选用环孢素(适用于温抗体型)、免疫球蛋白。达那唑单独或与泼尼松合用。

(7)冷抗体型:糖皮质激素及切脾无效。以保暖为主。苯丁酸氮芥或环磷酰胺有一定疗效,疗程至少 3 个月以上。避免输血,必要时应输注生理盐水洗涤的红细胞,并要加温至 37℃ 后输注。

第三节　白细胞疾病

一、急性白血病

【概述】

白血病是造血干/祖细胞因发生分化阻滞、凋亡障碍和恶性增殖而引起的一组异质性的造血系统恶性肿瘤。

白血病的分化阻滞可出现在造血干/祖细胞发育的不同阶段,急性白血病是阻滞发生在较早阶段。根据白血病的系别表型特征,急性白血病又分为急性髓系白血病(AML)和急性淋巴细胞白血病(ALL)。

【临床表现】

本病的所有临床表现都是因骨髓正常造血衰竭和白血病髓外浸润所引起。而 AML 和 ALL 的主要临床表现基本大同小异,又各有特点。

1.起病

可急骤或较缓慢。起病较缓慢的病例,一旦症状明显,病情常急转直下,与起病急骤的病例相似。

2.贫血

常较早出现并逐渐加重,表现为苍白、乏力、头晕、心悸、食欲不振等。

3.出血

见于约半数病例。程度轻重不一。常见有皮肤出血点、淤斑、鼻出血、牙龈和口腔黏膜出血、月经增多等。严重时可出现血尿(镜下或肉眼血尿)、消化道出血(呕、便血)、视网膜出血(可致视力障碍),若发生颅内出血,常危及生命。AML 中的急性早幼粒细胞白血病(APL)亚型因易合并弥散性血管内凝血(DIC)和纤维蛋白溶解,出血常比急性白血病的其他亚型更严重而多见。

4.发热和感染

发热是初诊尤其是化疗骨髓抑制期患者的常见症状,可为低热或高热,发热的原因主要是感染(包括细菌、病毒和真菌感染)。感染可发生在身体任何部位,其中咽峡炎、口腔炎最多见,呼吸道及肺部感染、肛周炎、肛旁脓肿和胃肠炎较常见,也可发生败血症甚而导致死亡。某些发热患者可无明显感染灶(尤其是中性粒细胞$<0.2\times10^9/L$ 时),但不能排除感染;相反,某些发热也可能与白血病本身有关(肿瘤热)。

5.髓外浸润

可发生在全身各脏器、组织和出现在本病的各亚型。如肝、脾、淋巴结肿大,骨关节疼痛,牙龈增生,皮肤浸润,出现原始细胞瘤或中枢神经系统白血病等。浸润还可累及肺、心、胸膜、肾、胃肠、性腺、乳房、腮腺等,可出现或不出现临床症状。两型急性白血病髓外浸润的发生率和浸润程度常不尽相同。如与 AML 相比,ALL 因骨、关节白血病细胞浸润引起骨关节疼痛的发生率较高,肝、脾、淋巴结肿大的发生率较高,肿大程度也更明显,T-ALL 还常有纵隔淋巴结肿大,中枢神经系统白血病和睾丸白血病的发生率更高等。而在 AML 中,急性单核细胞白血病(M_5)和急性粒单核细胞白血病(M_4)的髓外浸润较多见。

6.代谢异常

主要有低钾或高钾血症、低钠或低钙血症;白血病细胞高负荷尤其是伴肾功能不全的患者,开始化疗后可发生急性肿瘤溶解综合征,表现为高磷酸血症、高钾血症、高尿酸血症和低钠血症;高尿酸血症在急性白血病中很常见,主要是因白血病细胞破坏增多(尤其是在化疗开始后),尿酸生成增多,可引起肾功能不全及痛风样症状。

(一)急性髓系白血病

【诊断要点】

根据临床症状、体征、血象和骨髓象,急性白血病一般不难做出初步诊断。形态学和细胞化学是本病诊断的基础,但开展免疫表型、细胞遗传学和基因型检查,对提高本病分型诊断的准确性、区分不同危险等级患者以选择适宜的治疗方法和判断预后也是必不可少的。

1.形态学标准

(1)骨髓原始细胞≥20%(原始细胞除指原粒细胞外,还包括急性原始单核细胞/单核细胞白血病和急性粒单核细胞白血病中的原始和幼稚单核细胞,急性巨核细胞白血病的原始巨核细胞,而急性早幼粒细胞白血病的原始细胞则指异常的早幼粒细胞);细胞化学原始细胞过氧化物酶(MPO)阳性率≥3%。

(2)伴有多系病态造血 AML:以多系病态造血的形态学证据作为确认本亚型的标志。诊断标准为治疗前骨髓原始细胞≥20%,且髓细胞系中至少两系≥50%的细胞有病态造血。

(3)急性红白血病中的红系/粒单核系白血病(相当于 FAB 分类的 AML-M6):诊断标准为红系前体细胞占骨髓全部有核细胞(ANC)的比例≥50%,原粒细胞占非红细胞(NEC)的比例≥20%;纯红系白血病的诊断标准为骨髓红系前体细胞≥80%,且红系细胞显示明显的不成熟和病态造血,原粒细胞基本缺如或极少。

2.细胞遗传学和分子生物学特征

(1)伴有重现性遗传学异常 AML:已如前述。但当患者被证实有克隆性重现性细胞遗传学异常 t(8;21)(q22;q22)、inv(16)(p13;q22)或 t(16;16)(p13;q22)以及 t(15;17)(q22;q12)时,即使原始细胞<20%,也应诊断为 AML。

(2)伴重现性遗传学异常 AML 的受累基因对某些化学药物(尤其是拓扑异构酶Ⅱ抑制剂)有易感性,因而可见于某些治疗相关性白血病。凡发现有与伴重现性遗传学异常 AML 相同的染色体核型或融合基因,而 AML 发病前又有肯定的化疗药物治疗史者,应划为"治疗相关性 AML"。

(3)伴多系病态造血和烷化剂治疗相关性 AML 常有特征性细胞遗传学异常,如 3q−、−5.5q−、−7、7q−、+8、+9、11q−、12p−、−18、−19、20q−、+21、t(1;7)、t(2;11)以及复杂核型异常等。继发于拓扑异构酶Ⅱ抑制剂的 AML 常见 11q23(MLL)易位。

【治疗方案及原则】

急性白血病的治疗分为诱导缓解治疗和缓解后治疗两个阶段。诱导缓解治疗的目的是迅速、大量减少体内白血病细胞负荷,使之达到缓解,恢复正常造血;缓解后治疗的目的是清除体内残存的白血病细胞,以减少复发,延长生存,乃至治愈。

目前急性白血病常用的治疗包括支持治疗、化疗、诱导分化治疗、髓外白血病防治和造血干细胞移植等。

1.支持治疗

(1)凡 Hb≤80g/L 或贫血症状明显时应输注红细胞,PLT<10×10⁹/L 或有明显出血表现时应输注血小板。输注的血制品需经过滤或照射,以避免产生血小板同种免疫作用,降低巨细胞病毒的感染率,降低免疫抑制患者 GVHD 的发生概率。给拟行 BMT 的患者输注的血制

品应进行 CMV 检测。

(2)做好消毒隔离,防止交叉感染。

(3)患者出现发热或感染症状时应及时进行检查,以发现感染灶,或作细菌和真菌培养,并给予适当的抗生素治疗。

(4)对 WBC 异常增高(>100×10⁹/L)或有白细胞淤滞症状者,可进行白细胞分离,或化疗前先用羟基脲 1～3g/(m²·d)使白细胞数下降,以防出现肿瘤溶解综合征。肿瘤溶解的预防主要是使用别嘌醇和碱化利尿。

(5)对采用 HD-AraC 治疗的患者应密切监测肾功能,注意出现神经毒性(尤其是肾功能不全或年龄>60 岁的患者),对因肿瘤溶解血肌酐迅速升高、出现神经系统症状或异常体征的患者,应停用 HD-AraC 或减量使用 AraC。

(6)APL 治疗中出现分化综合征迹象(发热、WBC>10×10⁹/L、呼吸短促、低氧血症、胸腔或心包积液),应密切监测肺脏情况。若患者出现肺浸润或低氧血症,应予地塞米松治疗(20mg/d×3～5 天,后逐渐减量,共 15 天停药),并暂停使用 ATRA;APL 采用 As₂O₃ 治疗者应注意出现心律失常,注意电解质平衡。

(7)治疗前 WBC>100×10⁹/L、急性单核细胞白血病、复发 APL 或 ATRA 治疗后出现白细胞增多的 APL,发生 CNSL 的危险性增加,应注意腰穿监测,并作预防性鞘注。

(8)对化疗后合并严重粒细胞减少(尤其是老年)的患者,可考虑使用 GM- 或 G-CSF。

(9)APL 合并凝血病时,应积极输注血小板、新鲜冰冻血浆(补充凝血因子)和冷沉淀(补充纤维蛋白原)。

2.化疗

常用化疗方案:

(1)诱导缓解治疗:标准诱导缓解治疗采用蒽环类或米托蒽醌、高三尖杉碱联合阿糖胞苷,国内常用的有 HA(HHT＋AraC)、DA(DNR＋AraC)和 IA(IDA＋AraC)方案,在此基础上还可加用 VP16 或 6MP(或 6TG)等。其中阿糖胞苷一般采用标准剂量[SD-AraC 100～200mg/(m²·d)×7 天],也可采用大剂量[HD-AraC 1～3g/(m²·12h),3～4 天]。

(2)缓解后治疗:常用的缓解后治疗方案主要为蒽环类联合不同剂量 AraC,共治疗 2～6 个疗程,其中包括 HD、ID-AraC[1～3g/(m²·12h),6～12 次]联合化疗 1～4 个疗程。

3.APL 的治疗

(1)诱导缓解:一般采用全反式维 A 酸[ATRA 40mg/(m²·d),连续口服]联合蒽环类为基础的治疗;也可选择砷剂±小剂量化疗或 ATRA＋砷剂±小剂量化疗[砷剂用量为 0.1% As₂O₃ 注射液 10mL,静滴,每天一次或 AS₄S₄ 50mg/(kg·d),分四次口服]。

(2)缓解后治疗:以蒽环类为基础的化疗方案巩固至少 2 个疗程,待证明已取得分子水平完全缓解后,采用 ATRA[40mg/(m²·d),每 3 月用 15 天]加 6MP 90mg/(m²·d)和 MTX 10mg/(m²·W),维持治疗至少 2 年。

(3)诱导治疗不缓解患者的治疗:采用砷剂治疗,或行 HLA 相合同胞/无关供者的 Allo-HSCT。

(4)初次复发患者的治疗:①CR1 期<1 年者,采用砷剂再诱导,获形态学 CR2 后,施行

Auto-HSCT(PCR 检测融合基因阴性者)或 Allo-HSCT;②CR1 期>1 年者,予砷剂或蒽环类＋ATRA 再诱导,获 CR2 或仍不缓解者,施行 Auto-HSCT(PCR 检测融合基因阴性者)或 Allo-HSCT。

(二)急性淋巴细胞白血病

【分类】

WHO 造血和淋巴组织肿瘤分类方案将急性淋巴细胞白血病(ALL)分为三类:

(1)前体 B-急性淋巴细胞白血病/原始淋巴细胞淋巴瘤(前体 B-ALL/B-LBL)。

(2)前体 T-急性淋巴细胞白血病/原始淋巴细胞淋巴瘤(前体 T-ALL/T-LBL)。

(3)Burkitt 淋巴瘤/白血病(即 FAB 分类中的 ALL-L$_3$ 型,WHO 分类将其划归为成熟 B 细胞肿瘤)。

【诊断要点】

前体 B-ALL 和前体 T-ALL 同为前体淋巴细胞肿瘤,在生物学上分别与前体 B-LBL 和前体 T-LBL 是具不同临床表现的同一种疾病。形态学和免疫表型检测是 ALL 诊断的基础,遗传学特征更是 ALL 重要的预后因素。

【治疗方案及原则】

1.支持治疗

与急性髓系白血病相同。对 WBC 异常增高($>100\times10^9$/L)者,也可使用泼尼松($40mg/m^2$或采用剂量递增)治疗,使 WBC 下降。采用 HD-MTX 治疗的患者应密切监测肝、肾功能。MTX 给药结束后 12～24 小时起定时予四氢叶酸解救;采用 HD-CTX 治疗的患者应注意充分碱化利尿,必要时使用 mesna,以预防出血性膀胱炎。

2.常用化疗药物

(1)前体 B-ALL 和前体 T-ALL:①诱导缓解治疗:通常采用 VCR、泼尼松和蒽环类(主要是 DNR)为主的常规诱导缓解方案,在上述三药方案基础上还可加用 L-asp 和(或)CY(T-ALL 也可加用 AraC),治疗周期一般为 4～6 周;②缓解后治疗:联合多种药物(蒽环类、鬼臼类、AraC、MTX、CY、VCR、泼尼松等)进行周期性强化治疗。巩固强化治疗中常使用 HD-CY[如 $1200mg/(m^2\cdot$次)]、HD-AraC[$1\sim3g/(m^2\cdot12h)$,4～12 次,适用于 T-ALL]和 HD-MTX[$0.5\sim6g/(m^2\cdot$次),适用于 B-ALL],维持治疗使用 6MP(或 6TG)$75\sim100mg/m^2$,每天一次和 MTX $20mg/m^2$,每周一次,需历时 2～3 年,其间可加用原诱导方案作定期再强化治疗。

(2)Burkitt 白血病:采用特殊短程强烈化疗。前期治疗先予 CY $200mg/m^2$ 加 Pred $60mg/m^2$,共 5 天。继予 HD-MTX($1.5g/m^2$,第 1 天)、HD-CY($200mg/m^2$,第 1～5 天)或 ifosfamide($800mg/m^2$,第 1～5 天),加或不加 HD-AraC 联合 VCR、蒽环类、VM26、地塞米松作短程周期治疗,完成 6～8 个疗程后停药不再维持。

3.ALL 按预后分组的缓解后治疗

按患者年龄、初诊时白细胞数、达 CR 时间和细胞遗传学特征,将成人前体 B-ALL 和前体 T-ALL 划分为三个不同的预后组。

(1)Burkitt 白血病:①推荐使用以 HD-MTX 和 HD-CY 等为主的短程强烈治疗方案;

②上述短程强烈化疗的 DFS 较高,因此可能无须在 CR1 期选择造血干细胞移植(HSCT);③应继续探索与复发(常在 CR 一年之内)相关的预后因素,对有高度复发可能或连续化疗 2 个疗程仍不缓解的患者,考虑采用 HSCT。

(2)预后良好组:①前体 T-ALL 的诱导和缓解后治疗主张使用常规方案加 CTX 和 AraC;②本组患者化疗的 DFS 较高,一般不主张于 CR1 期选择 Allo-或 Auto-HSCT;③为进一步改善生存,应开展新药、新方案研究,而非一味增加化疗剂量。

(3)预后中间组:①本组患者的 DFS 呈异质性,其中某些病例选择 HSCT 可能有助于提高 DFS;②本组患者可能有特殊的、目前尚未被认知的白血病生物学特征,应继续探索发现新的预后因素(白血病分子标记、MRD 数量等),以确定有高危复发倾向、需要采用 HSCT 治疗的患者亚群。

(4)预后不良组:①应于 CR1 期选择 Allo-HSCT;②老年患者需进一步探索适宜的化疗剂量强度,改善支持治疗,考虑使用非骨髓清除性 HSCT 和寻找新的低毒治疗方法。

(三)双表型急性白血病

【分类】

WHO 造血和淋巴组织肿瘤分类方案将双表型急性白血病归入系列不确定的急性白血病。双表型急性白血病又进一步分为:

1.双表型

原始细胞比较均一,但同时表达髓系和 B 或 T 淋巴细胞系特异抗原,或同时表达 B 和 T 淋巴细胞系特异抗原,少数病例原始细胞可同时表达髓系、T 系、B 系三系抗原标志。

2.双系列型

原始细胞分为两群,分别表达各自的系列表型特征,如髓系和淋巴细胞系(B 或 T 系)或 B 和 T 淋巴细胞系,急性双系列白血病可演变为双表型白血病。

【诊断要点】

患者有急性白血病的临床表现,骨髓原始细胞≥20%,既可类似 AML 或分化很差的 AML,也可类似 ALL。细胞化学原始细胞过氧化物酶(MPO)可以≥3%,但双表型白血病的确诊需要依赖免疫表型分析。

双系列和双表型白血病的细胞遗传学异常发生率高,但未发现特异性细胞遗传学改变。约 1/3 的患者 Ph 染色体阳性,其原始细胞常有 CD10＋的前体 B 细胞成分;某些有 t(4;11)(q21;q23)或其他 11q23 异常的病例常有 CD10－的前体 B 细胞成分,并伴单核细胞分化;T 系/髓系双系列或双表型白血病常有复杂的核型异常;免疫球蛋白重链或 T 细胞受体重排或缺失在双表型急性白血病中常见。

【治疗方案及原则】

对双表型急性白血病目前没有标准的治疗方案,国内、外对这类病例的系列研究报道很少。经验上这类白血病的诱导方案采用兼顾髓、淋两系的 DOAP 方案(DNR、VCR、AraC、Pred)较佳,但采用 AML 或 ALL 的诱导方案有时也可获得完全缓解。由于双表型白血病大多预后较差,在获得缓解后,有条件者应尽早行异基因造血干细胞移植。

二、慢性髓系白血病

【概述】

慢性髓系白血病(CML)是造血干细胞克隆性增殖所致的骨髓增殖性疾病。临床特征为进行性外周血白细胞增多,可见到各阶段的不成熟粒细胞,嗜碱及嗜酸性粒细胞增多,骨髓有核细胞极度增多,以粒细胞系为主,幼稚中性粒细胞及成熟粒细胞明显增多,肝、脾肿大;骨髓细胞具有特征性的 Ph 染色体[t(9;22)]和 BCR/ABL 融合基因。中位生存期 3~4 年。

CML 还可以和其他骨髓增殖性疾病(原发性血小板增多症、真性红细胞增多症、原发性骨髓纤维化症)共同存在或互相转化。

【临床表现】

CML 的自然病程可为慢性期、加速期、急变期。个别患者可以急性变为首发症状。

(1)若白细胞数低于 $30×10^9/L$ 时多无症状,仅在体检或血常规检查时能发现。

(2)可有乏力、低热、多汗、体重减轻、上腹部胀满不适、左上腹部肿块。脾肿大的程度不一,可肋下及边至脐部,甚至达盆腔,质硬有明显切迹。有时可有脾区疼痛。肝脏可轻至中度肿大。淋巴结肿大罕见。

(3)剧烈的骨及关节疼痛,不明原因高热,皮肤、黏膜或内脏出血,进行性脾脏迅速肿大,多见于加速期及急变期。

【诊断要点】

(1)慢性期起病隐袭,病程进展缓慢。

(2)可有乏力、低热、多汗、消瘦、轻微贫血。但进入加速期、急变期则病情进展急骤,有重度贫血或出血症状。

(3)体征:脾脏肿大,脾肿大与白细胞增多成正比。急变期巨脾可达盆腔,可发生脾梗死或脾周围炎。肝轻至中度肿大。淋巴结多不肿大。若淋巴结肿大明显,多为急性变或并发恶性淋巴瘤。

【实验室检查】

(1)血象:慢性期血红蛋白及红细胞早期多正常或稍低于正常,白细胞总数明显增多,多在 $50×10^9/L$ 以上,分类以成熟粒细胞为主,可见部分中性晚幼粒细胞及中幼粒细胞,原粒细胞和早幼粒细胞少于 5%,嗜碱性粒细胞及嗜酸性粒细胞增多,可见有核红细胞。血小板增多或正常,有时可高达 $(1000~2000)×10^9/L$。加速期或急变期可出现严重贫血,外周血中原粒细胞及早幼粒细胞比例增多,血小板减少或显著增多。

(2)骨髓象:有核细胞极度增多,以粒系为主,各阶段粒细胞比例增多,以中、晚幼粒及成熟粒细胞为主,原粒细胞<5%~10%,嗜碱性及嗜酸性细胞比例增多,巨核细胞可增多,可见小巨核细胞。骨髓活检示细胞极度增生,粒系显著增生,以中、晚幼粒及杆状核为主。可合并骨髓纤维化,多见于晚期。加速期或急性变期骨髓中原始粒细胞、早幼粒细胞明显增多,也可以原始及幼稚淋巴细胞或原始及幼稚单核细胞为主,也可以原始红细胞或原始巨核细胞为主。急变期原始细胞>30%或原粒细胞、早幼粒细胞>50%。

(3)成熟粒细胞碱性磷酸酶阳性率和阳性指数(积分)明显减低。

(4)染色体检查:染色体核型分析显示患者的白血病细胞具有 Ph 染色体,即第 9 号染色体长臂与第 22 号染色体长臂发生易位,呈 t(9;22)(q34;q11)。90%以上的患者骨髓中期分裂细胞都具有 Ph 染色体。若用荧光染色体原位杂交技术(FISH)检测 Ph 染色体,敏感性更高。慢性期多为单纯 Ph 染色体,加速期和急变期还可出现双 Ph 染色体或附加其他染色体异常。

(5)融合基因检查:用 DNA 印迹或反转录聚合酶链反应可发现 BCR/ABL 融合基因,绝大部分 CML 为 M-BCR/ABL 型(P210$^{BCR/ABL}$ 融合蛋白),个别为 m-型(P190$^{BCR/ABL}$ 融合蛋白)或 μ-型(P230$^{BCR/ABL}$ 融合蛋白)。所有的 CML 患者 BCR/ABL 融合基因检查均为阳性。

【治疗方案及原则】

CML 患者的生存期与治疗相关,治疗目的为改善健康状况,提高生活质量,尽可能延长生存期。所有的 CML 患者应采取个体化治疗措施。根据起病时临床特点(贫血程度、脾脏大小、血中原粒细胞数、嗜碱及嗜酸性粒细胞数、血小板数及年龄)判断高、中、低危组,然后选择适合患者的不同治疗方案,并根据治疗反应及时调整治疗方案。

1.药物治疗

(1)分子靶向药物格列卫(伊马替尼、STI571):格列卫为一种酪氨酸激酶抑制剂,对 BCR/ABL 融合基因的酪氨酸激酶有特异性抑制作用,它能抑制所有的 ABL 激酶。慢性期剂量为 400mg/d,加速期、急变期为 600mg/d。慢性期患者多数可取得细胞遗传学缓解,明显高于 α-干扰素。

(2)α-干扰素:应早期、大剂量、持续不间断(>6~10 个月,甚至数年)应用。剂量为 300 万 U/m²,每日或隔日皮下或肌内注射。干扰素可与羟基脲、高三尖杉碱或阿糖胞苷联合应用。

(3)羟基脲:通常剂量为 1.5~2.0g/d,也可加大至 3.0~4.0g/d,能使白细胞数下降,副作用较轻。

(4)白消安:常用剂量为 4~8mg/d,尤其适用于血小板增高的 CML 患者。此药有明显的后继作用,即停药后一段时间内白细胞或血小板还可继续下降,甚至发生骨髓严重抑制,应该避免过量使用。

(5)靛玉红及其衍生物甲异靛:剂量为 75~150mg/d,应由小剂量开始,逐步加大剂量。缩脾效果较好,与羟基脲等有协同作用,也可作为维持缓解用药。可有骨、关节疼痛。

(6)联合化疗:用于急变期或加速期,可用 COAP、DOAP、DA、HA 等方案。CML 高、中危组患者慢性期也可以用一些联合化疗。

2.造血干细胞移植

是唯一治愈 CML 的方法,青少年或儿童应尽早进行。

3.脾切除术

一般情况下不宜切脾,若巨脾合并脾功能亢进可选择切脾。发生脾破裂或严重脾梗死可紧急施行脾切除术。

三、慢性中性粒细胞白血病

【概述】

慢性中性粒细胞白血病是一种少见类型的白血病,以外周血及骨髓中持续性成熟中性粒细胞增多为特点,多见于老年人。

【临床表现】

初起可无临床症状,病情进展后可有低热、贫血、乏力或消瘦。

【诊断要点】

1.老年患者

2.起病缓慢,肝、脾轻中度肿大。无引起反应性中性粒细胞增多的病因。

3.实验室检查

(1)血象:白细胞持续增高,$(20\sim50)\times10^9/L$,甚至$>100\times10^9/L$,以成熟中性粒细胞为主(80%以上),偶见幼稚粒细胞。血红蛋白轻度下降,血小板数正常。

(2)骨髓象:增生明显活跃,粒系明显增多,以成熟粒细胞为主,有的患者中、晚幼粒细胞比例增加,巨核细胞多正常。

(3)其他:外周血中性成熟粒细胞碱性磷酸酶染色阳性率及阳性指数(积分)明显增高。细胞遗传学检查 Ph 染色体阴性。BCR/ABL 融合基因阴性。

【治疗方案及原则】

本病可有指征地进行治疗。白细胞增多进展迅速,且有贫血、出血、脾肿大时可按慢性粒细胞白血病的相似治疗,服用羟基脲、白消安等。

四、毛细胞白血病

【概述】

毛细胞白血病(HCL)是一种慢性 B 淋巴细胞克隆性增殖疾病,其特征是外周血中出现有毛状突起的淋巴细胞(毛细胞),骨髓和脾脏红髓中有弥漫性毛细胞浸润。本病罕见,约占所有淋巴细胞白血病的 2%左右,主要发生于中、老年人,男女之比约为 5∶1。

【临床表现】

本病起病隐袭,病程进展缓慢,患者肝、脾肿大,特别是脾脏可发展成巨脾,但无周身淋巴结肿大。患者由于全血细胞减少,可有贫血相关症状及出血、感染、体重减低、盗汗等。

【实验室检查】

(1)血象示全血细胞减少,外周血涂片中可见到数量不等的毛细胞,单核细胞减少或缺如。

(2)骨髓穿刺常为"干抽",如抽吸成功,涂片中也可见到毛细胞。

(3)骨髓活检切片呈现特征性毛细胞弥漫浸润的"海绵样"组织像。脾脏病理示红髓侵犯。

(4)毛细胞抗酒石酸酸性磷酸酶(TRAP)阳性。

(5)透射电镜检查,毛细胞中可有核小体板层复合物。

(6)毛细胞免疫表型:①泛 B 细胞抗原(slg、CD19、CD20、CD22、CD79a)阳性;②CDllc、FMC7、CD25、HC2、CD103 阳性;③CD5、CD10、CD23 阴性;④组织切片中毛细胞 DBA44 阳性。

【诊断要点】

(1)外周血涂片中见到毛细胞。

(2)脾脏显著肿大。

(3)血象示全血细胞减少。

(4)毛细胞呈现前述的免疫表型。

(5)骨髓组织切片呈现前述的特征性组织像。

【治疗方案及原则】

(1)除少数无症状而且基本上无外周血细胞减少的 HCL 患者可暂不予特殊治疗外,绝大多数 HCL 都需要治疗。

(2)首选核苷类似物 pentostatin(DCF)或 cladribine(CDA)治疗。

(3)也可使用 α-干扰素或苯丁酸氮芥。

(4)巨脾有压迫症状或显示继发性脾功能亢进时,可行脾切除术。

五、中枢神经系统白血病

【概述】

常用化疗药物由于不能透过血脑屏障,于是循环中的白血病细胞进入中枢神经系统后受到"庇护",并逐渐增生而形成明显的中枢神经系统白血病。中枢神经系统白血病多见于急性淋巴细胞白血病,儿童比成人多见,且常发生在白血病缓解期患者。

【临床表现】

(1)重症者可出现头痛、呕吐、颈项强直、视盘水肿,甚至抽搐、昏迷等颅内压增高的典型表现。若发生脊髓被压迫,则出现截瘫。

(2)轻症者仅诉轻微头痛、头晕。脑神经受累(常见 Ⅱ、Ⅲ、Ⅳ、Ⅵ、Ⅶ、Ⅷ等对脑神经受累为主)可引起视力障碍和面瘫等。

【诊断要点】

(1)有中枢神经系统症状和体征(尤其是颅内压增高的症状和体征)。

(2)有脑脊液的改变:①压力增高($>200mmH_2O$),或脑脊液滴速>60滴/分;②白细胞数$>0.01×10^9/L$;③脑脊液离心沉淀涂片见到白血病细胞;④蛋白$>450mg/L$,或潘氏试验阳性。

(3)排除其他原因造成的中枢神经系统或脑脊液的相似改变。

附注:

1)符合(3)及(2)中任何一项者为可疑中枢神经系统白血病,符合(3)及(2)中涂片见到白血病细胞或任两项者,可诊断为中枢神经系统白血病(CNSL)。

2)无症状,但有脑脊液改变,可诊断为 CNSL。如只有单项脑脊液压力增高,暂不确定 CNSL 的诊断。若脑脊液压力持续增高,而经抗 CNSL 治疗后压力下降并恢复正常者可诊断 CNSL。

3)有症状而无脑脊液改变者,如有脑神经、脊髓或神经根受累的症状和体征,可排除其他原因所致,且经抗 CNSL 治疗后症状有明显改善者,可诊断为 CNSL。

【治疗方案及原则】

1.ALL 鞘内化疗

(1)白血病缓解后尽早开始:常用 MTX 10～15mg(或 AraC 40～50mg),每 2～3 天鞘注1 次,共 4～6 次,以后每 1～2 个月 1 次,连续治疗 1～2 年。也可采取 MTX、AraC(剂量同上)加地塞米松三联鞘注,效果更好。

(2)放射治疗:一般在缓解后巩固化疗期进行。放射部位为单纯头颅或头颅加脊髓。总剂量 1800～2400cGy，分 12～15 次完成。

（3）大剂量全身化疗：常用的有 HD-MTX，参考剂量为每次 3～5g/m² 或 HD-AraC 1～3g/(m² · 12h)，6～12 次。

为提高疗效，提倡鞘内化疗加全身大剂量化疗（或加放疗），颅脑放疗有导致患者（尤其是儿童）生长停滞、智商低下或继发脑肿瘤的可能。

2.AML 鞘内化疗

NCCN 不建议在诊断时即对无症状的患者行腰穿检查。对有头痛、精神错乱、感觉改变的患者应先行放射学检查，排除神经系统出血或感染，这些症状也可能是由于白细胞淤滞而引起，可通过白细胞分离等降低白细胞计数的措施解决。若体征不清楚、无颅内出血的证据，可在纠正凝血病和血小板支持的情况下行腰穿，脑脊液中发现白血病细胞者，应在全身化疗的同时鞘注 AraC 和 MTX。

对大多数 CR 患者也不建议进行常规的 CNSL 筛查（但治疗前 WBC＞100×10^9/L 或单核细胞白血病患者例外），脑脊液阳性者应予鞘注化疗。

3.腰穿阳性，诊断时有 CNS 症状

（1）无局部神经损伤：每周鞘注化疗 2 次，直至脑脊液正常，以后每周 1 次×4～6 周。

（2）局部神经损伤和（或）放射检查发现引起神经病变的绿色瘤：主张放射治疗；若采用鞘注，则每周鞘注化疗 2 次，直至脑脊液正常，以后每周 1 次，4～6 周。

4.CR1 后腰穿检查阳性但无症状

每周鞘注化疗 2 次，直至脑脊液正常。若接受 HD-AraC 治疗，应定期查脑脊液至恢复正常。

六、多发性骨髓瘤

【概述】

多发性骨髓瘤属恶性浆细胞性疾病的一种。由于单克隆浆细胞恶性增生、广泛浸润并分泌大量单克隆免疫球蛋白，从而引起广泛骨质破坏、反复感染、贫血、高钙血症、高黏滞综合征及肾功能不全等一系列临床表现。本病主要发生在中老年人，男性多于女性。

【临床表现】

1.骨骼疼痛

常常是 MM 患者最常见的症状，常见的疼痛部位为腰背部、肋骨或四肢等，突然出现的严重疼痛常常预示骨折，常见的骨折部位包括胸、腰椎、骨盆、肋骨和锁骨等。

2.贫血及出血倾向

疾病进展到中晚期主要和常见的临床症状。

3.反复感染

这可以是一些患者的首发症状，也是 MM 患者的主要死因之一。感染的部位多为肺部、上呼吸道、泌尿道、鼻窦区、喉或皮肤等。

4.肾功能损害

是 MM 的重要特征。高黏滞综合征：由于血中单克隆免疫球蛋白增多导致血液黏度增加，从而引起循环障碍或出血的表现。

5.高钙血症引起的头痛、呕吐、多尿、心律失常等

6.神经系统损害

通常是由于瘤体或骨折压迫脊柱或神经根所造成,多表现为神经根综合征,外周神经损害多为淀粉样变性所致。

7.淀粉样变

M蛋白的轻链可变区或整个轻链与多糖的复合物沉积于组织、器官所致,可引起相应器官的功能障碍,常见症状包括舌肥大、腮腺肿大、皮肤苔藓样变、心脏扩大、腹泻或便秘、外周神经病、肾功能损害、肝脏肿大等。

【实验室检查】

(1)血象:早期正常,中晚期后呈进行性加重的贫血,白细胞或血小板减少。红细胞呈缗钱状排列。

(2)骨髓中浆细胞增多,出现异常浆细胞(骨髓瘤细胞),比例>5%。

(3)血免疫球蛋白量增高。血或尿免疫球蛋白电泳出现异常沉淀弧。血清蛋白电泳可出现特征性M蛋白。

(4)尿本周蛋白阳性。尿轻链定量可有 κ 或 λ 链含量显著增加。

(5)肾功能检查可有不同程度的血肌酐和(或)尿素氮升高。

(6)血钙常升高,血磷一般正常。血尿酸水平常升高,部分患者血黏度升高。

(7)X线检查有弥漫性骨质疏松、溶骨性病变、病理性骨折和骨质硬化等改变。

【诊断要点】

1.主要指标

(1)骨髓中浆细胞明显增多(>30%)。

(2)组织活检证实为骨髓瘤。

(3)单克隆免疫球蛋白(M蛋白)的出现:IgG>35g/L;IgA>20g/L;尿中出现大量单一(单克隆)轻链(本周蛋白)>1.0g/24h。

2.次要指标

(1)骨髓中浆细胞增多(10%～30%)。

(2)血清中有单克隆免疫球蛋白(M蛋白)的出现,但未达到上述标准。

(3)出现溶骨性病变。

(4)免疫球蛋白水平降低(<正常50%),IgG<6g/L;IgA<1g/L;IgM<0.5g/L。

【分型】

1.IgG 型

最常见,约占全部骨髓瘤的 50%～60%,具有典型 MM 的临床表现。

2.IgA 型

约占 15%～20%。瘤细胞呈火焰状。易发生高脂血症、高胆固醇血症及髓外骨髓瘤。

3.IgD 型

约占 5%～10%。发病年龄早,易见髓外浸润和骨质硬化。本周蛋白尿多为阳性。

4.轻链型

约占 15％～20％。血清蛋白电泳无 M 成分,血和尿中可检出大量单克隆免疫球蛋白轻链,尿本周蛋白阳性,骨破坏及肾功能损害严重。

5.IgE 型

较罕见。

6.双克隆型或多克隆型

少见,双克隆常为 IgM 和 IgG 或 IgA 联合。

7.IgM 型

少见。易发生高黏滞血症及雷诺现象。

8.不分泌型

仅有典型 MM 表现,但血和尿中无 M 蛋白或其他肽链亚单位。

【临床分期】

对 MM 的正确分期有助于对病情和预后作出判断以指导治疗。目前最常用的分期系统为 Durie-Salmon 分期系统,它是依据血红蛋白浓度、血清钙浓度、M 蛋白水平、溶骨性病变的程度等参数对总体肿瘤负荷做出评估,将 MM 分为Ⅰ、Ⅱ、Ⅲ期。每期又可根据肾功能水平再分为 A 组和 B 组:A 组肾功能正常(血肌酐＜176.8μmol/L);B 组肾功能异常(血肌酐＞176.8μmol/L)。

除了 Durie-Salmon 分期系统外,大量临床研究表明,血清 β_2 微球蛋白水平与体内 MM 细胞总数密切相关,而人血白蛋白作为负性急性期蛋白,其血清水平与 MM 细胞的生长因子 IL-6 活性呈负相关。因此,由 Bataille 提出依据血清 β_2 微球蛋白水平和白蛋白水平进行分期的简易分期,现已被国际预后分期系统(IPSS)采纳。其标准如下:

1.Ⅰ期

血清 β_2 微球蛋白＜6.0mg/L,人血白蛋白＞30g/L。

2.Ⅱ期

血清 β_2 微球蛋白≥6.0mg/L,人血白蛋白＞30g/L。

3.Ⅲ期

血清 β_2 微球蛋白≥6.0mg/L,人血白蛋白＜30g/L。

【治疗方案及原则】

目前对于 MM 治疗的总体原则是:对于年轻患者的治疗应以最大限度地延长生命甚至治愈为目的,而对于老年患者则以改善生存质量为主。因此,对于年龄 60～65 岁以下、一般状态较好的患者,在制定治疗方案时应该将 AHSCT 作为整体治疗的一部分进行考虑;对于年龄较大、临床状态较差、进行性肾功能不全、不能行干细胞移植的患者,主要进行支持治疗和常规化疗治疗。MM 开始治疗的时机,多数作者认为除少数无临床症状的Ⅰ期患者可以无须治疗观察外,多数患者一经诊断就应进行积极治疗。

1.支持治疗

MM 存在的贫血、高钙及高尿酸血症、溶骨性骨破坏、肾功能不全及高黏滞血症等并发症严重影响患者的生存与预后,因此应积极予以处理以提高患者的生存质量。主要治疗措施:

(1)纠正贫血:一般情况下应通过输注红细胞使血红蛋白维持在 80g/L 以上,应用 EPO (3000IU/次,隔日一次或每周 2～3 次,皮下注射)有助于改善贫血。

(2)缓解骨痛:每月一次应用双膦酸盐可以明显减轻骨质损害及缓解骨痛,改善生活质量,因此对于有骨痛的 MM 患者应常规推荐使用。经常而适当的活动有助于患者改善症状,疼痛严重时可适当服用止痛剂。服用钙剂或维生素 AD 也有助于减轻骨质破坏。

(3)肾功能损害的防治:保证液体的输入量,有利于轻链、尿酸、钙等物质的排除,及时纠正泌尿系感染。对急性少尿和急性肾小管坏死的患者应行血液透析。

(4)高尿酸血症及高钙血症的治疗:黄嘌呤氧化酶抑制剂能够减轻血和尿中的尿酸水平,高尿酸血症者口服别嘌醇 300～600mg/d,可有效降低血尿酸水平。高钙血症常合并肾功能不全和脱水,因此首先要纠正脱水,应充分补液,也可以给予中等剂量的利尿剂,保证每天尿量在 2000mL 以上。

(5)高黏滞血症:血浆置换可以迅速减轻高黏滞血症的症状,但血清粘滞度常常同临床症状和体征不相平行,因此要根据体征和眼底检查决定是否应该行血浆置换,而不能根据血液粘度水平。

2.诱导化疗

化疗仍然是本病基本和主要的治疗手段。近年来,一些新的化疗药物的应用和用药方法的改进,以及联合其他治疗方法进行综合治疗,使得 MM 的疗效有了较明显的提高。常规的化疗方案有 MP(美法仑、泼尼松)、VAD(长春新碱、阿霉素、地塞米松)、HD-DEXM、M2(卡莫司汀、长春新碱、美法仑、环磷酰胺、泼尼松)等,缓解率(PR＋CR)为 40％～70％。有文献报告在这些方案的基础上联合沙利度胺可以提高缓解率。对于拟接受自体造血干细胞移植的患者,在采集自体造血干细胞特别是外周血干细胞动员前应尽可能避免应用烷化剂,特别是大剂量和长期应用。

3.造血干细胞移植

HSCT 能够使 MM 患者的 CR 提高,中位生存期和 OS 显著延长,异基因干细胞移植 (Allo-HSCT)具有潜在治愈 MM 的可能。美法仑可以影响外周血干细胞动员的效果,如行自体外周血移植,应避免使用美法仑。

4.平台期维持治疗

初诊患者经过一段时间的化疗后会进入一个平台期,这段时间肿瘤相对静止。平台期持续的长短决定了患者生存期的长短。目前尚无标准的维持治疗方案用于延长平台期,也没有确切的证据表明在平台期进行维持治疗可以延长平台期。可采用的维持治疗方案为:泼尼松 50mg,qod;干扰素-α300 万单位,皮下注射,2～3 次/周。此外,沙利度胺也被逐渐应用于平台期治疗,剂量一般为 200～300mg/d。

5.复发和难治性 MM 的治疗

如果患者在停止治疗期间复发,尤其是缓解期超过 3 个月后复发,半数患者可能对原来的治疗重新获得反应,但第二次获得缓解的持续时间要短于第一次的时间。难治性病例是指应用标准 MP 或多药联合化疗治疗 2 个疗程无效的病例,其中初治无效者称为"原发性难治性 MM",初治有效而复发后再治无效则为"继发性难治性 MM"。VAD 方案是烷化剂治疗复发或耐药的首选治疗方案,其他复发或难治病例可采用的化疗方案有 DVD(用脂质体阿霉素取代 VAD 方案中的普通阿霉素)、C-VAD(在 VAD 方案基础上加 CTX)、大剂量美法仑($80\sim110\text{mg/m}^2$,HD-MEL)、HD-CTX、EDAP、DECP 及 DT-PACE 等,可获得 $30\%\sim60\%$ 的有效率。也可应用一些新的药物如沙利度胺、蛋白酶体抑制剂如 PS-341(商品名,velcade)及 As_2O_3 等。

6.新药治疗

目前主要用于 MM 治疗的新药包括沙利度胺及由沙利度胺衍生出的其他免疫修饰药物,如 revimed(CC-5013)、actimid(CC-4047)、蛋白酶体抑制剂如 PS-341(商品名,velcade)、As_2O_3 等。

7.放射治疗

主要用于改善骨痛等局部症状。

七、浆细胞白血病

【概述】

浆细胞白血病(PCL)是一种以骨髓和外周血中恶性浆细胞增高为特征的少见白血病,可分为原发性和继发性两种,后者由多发性骨髓瘤演变而来,也有少数继发于原发性巨球蛋白血症、淋巴瘤和淀粉样变等疾病。本病对治疗反应差,预后不良,中位生存期 $2\sim7$ 个月。

【临床表现】

原发性 PCL 的中位发病年龄约 45 岁,临床除有发热、出血、肝、脾、淋巴结肿大及胸骨压痛等白血病的常见临床症状和体征外,部分病人还有骨痛、淀粉样变引起的脏器肿大或功能障碍、高钙血症、高黏滞血症,以及周围神经病或神经根综合征等浆细胞病,常见症状和体征。

【诊断要点】

(1)外周血浆细胞 $>20\%$ 或绝对值 $\geq2.0\times10^9/\text{L}$。

(2)骨髓中浆细胞明显增多,不成熟浆细胞比例明显增高且有形态异常。异常原、幼浆细胞细胞化学染色示 POX($-$)、SBB($-$)、ACP($+$)、PAS($+$),NSE 可呈阳性。免疫表型分析 CD38($+$)、CD45($-$),HLA-DR、CD19 和 CD20 常呈阳性,浆细胞抗原 1(PC-1)和 PC-2 也可阳性。

(3)血清出现 M 成分并经免疫电泳或免疫固定检测证实,正常免疫球蛋白减少。常有血钙升高。血清 β_2-微球蛋白、血清乳酸脱氢酶、血尿酸水平升高。血清尿素氮和肌酐可以升高。

(4)影像检查有骨质疏松、溶骨性病变、病理性骨折和骨质硬化。

【治疗方案及原则】

(1)目前尚无取得共识的有效治疗方案,多采用与多发性骨髓瘤相类似的治疗策略。

(2)支持治疗:对肾衰竭者必要时可进行透析治疗。骨骼破坏较重者加用双膦酸盐。慢性肾功能不全致肾性贫血者可用重组红细胞生成素(rEPO)。

(3)联合化疗:常用化疗方案有 MP 方案[美法仑,泼尼松]、VAD 方案[长春新碱,阿霉素,地塞米松]和 M2 方案[卡莫司汀,环磷酰胺,美法仑,泼尼松,长春新碱]。

(4)试验性治疗:以下方案已有个案或小系列临床病例研究报道,可在严格设计的临床试验中进行探索性治疗:DVD 方案(脂质体阿霉素,40mg/m^2,iv,第 1 天;长春新碱,2mg,iv,第

1 天;地塞米松 40mg/d,iv/po,第 1～4 天,第 9～12 天,第 17～20 天);沙利度胺(初始剂量一般为 100～200mg/d,以后逐周递增,每周增加 50～100mg,最终剂量可根据个体差异选择能耐受的最大剂量,一般 400～800mg)联合地塞米松或其他联合化疗(如 VAD 方案);中剂量的美法仑(80mg/m²)联合地塞米松。

(5)造血干细胞移植:如果患者一般状况允许,自体或异基因造血干细胞移植可作为巩固治疗手段。

(6)维持治疗:对化疗或造血干细胞移植治疗有效的患者用于扰素、沙利度胺进行维持治疗。

八、恶性组织细胞病

【概述】

恶性组织细胞病(MH)是组织细胞及其前体细胞的恶性增殖性疾病。其特点为恶性组织细胞或分化程度较高的组织细胞在肝、脾、淋巴结及骨髓等器官和组织中灶性增生,常伴有明显的噬血细胞现象。随着免疫组化染色、细胞遗传学、分子遗传学研究的进展,近来国外学者发现过去诊断的 MH 中很多病例实际上是噬血细胞综合征或间变性大细胞淋巴瘤,从而认为 MH 极为罕见。本病病情凶险,预后极差。

【临床表现】

高热伴进行性全身衰竭,淋巴结、脾、肝进行性肿大以及脏器功能受累的表现。病程中可出现黄疸、皮肤黏膜出血、皮肤损害以及胸水、腹水、心包积液等症状。

【诊断要点】

1.症状和体征

高热;伴淋巴结、脾、肝进行性肿大以及脏器功能受累;皮肤损害、黄疸,进行性全身衰竭。

2.实验室检查

(1)血常规:全血细胞减少,涂片可有少量异常组织细胞和(或)不典型单核细胞。

(2)恶性细胞形态学:发现数量不等的多形态异常组织细胞和(或)多核巨组织细胞,是诊断本病的主要细胞学依据。

1)异常组织细胞:胞体大(直径 20～50μm),外形多不规则,常有伪足样突起;胞质丰富,呈蓝色或深蓝色,深蓝者常无颗粒,浅蓝者可有少数嗜苯胺蓝颗粒,可有空泡;核圆形、椭圆形或不规则形,有时呈分支状,偶有双核;核染色质呈网状;核仁常较大而清晰,1～3 个不等。

2)多核巨组织细胞:胞体直径达 50μm 以上,外形不规则,胞质蓝或灰蓝,无颗粒或有少数小颗粒;含有 1～10 个或多叶核。

3)吞噬型组织细胞:形态与一般分化的组织细胞相似。体积大,外形不规则,单核或双核,呈圆形或椭圆形,偏位,染色质疏松;核仁隐约可见;浆丰富,含被吞噬的细胞或其碎片。但该形态的组织细胞常被认为是反应性组织细胞增生的证据。

3.组织病理学检查

骨髓、肝、脾、淋巴结及其他受累的组织病理切片中出现片状或散在分布的异常组织细胞。

符合上述 1 加 2 或 1 加 3 并排除反应性组织细胞增生性疾病(如噬血细胞综合征、间变性大细胞淋巴瘤等),可确定本病的诊断。

【治疗方案及原则】

本病目前尚缺乏有效的治疗方法,现采用的主要措施是抗癌药物的联合化疗。也有同种异体骨髓移植治疗本病的成功报道,治疗方案与恶性淋巴瘤基本相同。

(1)联合化疗:应用的主要方案有 COPP 方案(环磷酰胺、长春新碱、丙卡巴肼、泼尼松);CHOP 方案(环磷酰胺、长春新碱、阿霉素、泼尼松);MOPP 方案(丙卡巴肼、长春新碱、氮芥、泼尼松);VPMP 方案(替尼泊苷、丙卡巴肼、氮芥、泼尼松);CVBP(环磷酰胺、长春新碱、平阳霉素、泼尼松)方案等。

(2)对巨脾产生压迫症状或显示脾功能亢进的患者,可在适当的时机行脾切除术。

(3)对症治疗:控制感染,应在细菌学监测条件下选择敏感、有效的抗生素治疗,以达到控制感染的目的。若白细胞低于 $2\times10^9/L$,中性粒细胞小于 $0.5\times10^9/L$,应予以造血因子治疗(G-CSF$5\mu g/kg$,皮下注射)至白细胞恢复后停药。严重贫血应予以输血。

九、慢性特发性骨髓纤维化症

【概述】

慢性特发性骨髓纤维化症(CIMF)也称骨髓纤维化伴髓样化生,是一慢性克隆性骨髓增殖性疾病,以不同程度的骨髓纤维化、脾脏肿大并髓外造血和幼红、幼粒细胞贫血为特征。尽管骨髓病理的突出表现为纤维沉积,但其实为造血干细胞克隆性增殖的继发性反应,异常造血细胞在骨髓中释放某些细胞因子和生长因子,导致骨髓成纤维细胞过度增殖。异常造血细胞尚可随血流定植于其他髓外器官或部位,表现为髓外造血。本病的病因未明,约 60% 的患者可有骨髓造血细胞遗传学异常,最常见的异常包括 del(13q)、del(20q)等,Ph 染色体阴性,BCR/ABL 融合基因阴性。临床呈慢性疾病经过,早期为前纤维化期,也称细胞期,骨髓造血活跃,网状纤维沉积不明显;后期为骨髓纤维化期,骨髓网状纤维和胶原纤维明显增多,经常伴发骨硬化,此期外周血出现幼红、幼粒细胞,成熟红细胞异形性明显,可见较多泪滴形红细胞。另外,髓外造血明显,肝、脾明显肿大并随疾病进展而加重。晚期患者表现为骨髓衰竭,或转化为急性白血病。

【临床表现】

本病好发于中老年,中位年龄 60 岁,偶见于青年或儿童,发病无性别差异。起病潜隐,30% 的患者诊断时无明显症状,由常规体检发现脾大或血常规检查出现贫血或血小板升高等而进一步检查得以诊断。多数患者病程进展缓慢,早期可表现为乏力、气短、体重减轻、盗汗、低热等高代谢症候群。随病情进展渐出现脾大,左上腹隐痛、胀满不适,稍进食即感饱胀。后期以骨髓衰竭和髓外造血症状为主,贫血、出血,明显消瘦,肝、脾肿大,偶可出现肝、脾、淋巴结以外其他部位的髓外造血,呈相应的临床表现。患者的病程依疾病诊断早晚而差异极大,可1~20 年,平均 4~6 年。主要死因为骨髓衰竭、血栓、门脉高压、心功能衰竭,约 5%～30% 的患者最终转化为急性白血病。

【诊断要点】

主要根据骨髓活检,病理显示网状纤维及胶原纤维增生,并除外继发性骨髓纤维化可诊断本病。典型病例常不难诊断,早期患者的临床症状和外周血象变化不明显,常易被忽略。凡中年以上伴有脾大,外周血出现幼红、幼粒细胞,红细胞大小不均和泪滴形红细胞者,均应考虑骨髓纤维化的可能。早期,血红蛋白、白细胞及血小板可轻度增高或减低,中性粒细胞碱性磷酸酶积分正常、增高或减低;明显纤维化时出现全血细胞减少,幼红、幼粒细胞及泪滴形红细胞增多、易见,有时外周血尚可见巨核细胞。骨髓穿刺常"干抽",活检示增生活跃,粒系及巨核系明显增生,HE染色胶原纤维增多,银染显示网状纤维增多。明显纤维化时骨髓造血细胞减少,但巨核细胞仍较多,形态不典型(巨大巨核细胞、小巨核细胞、核分叶异常及裸核巨核细胞等),或可成簇出现。粒细胞也可形态不典型,骨髓血窦扩张。骨骼X线在骨密度均一增高背景下可见弥漫性细小对称光亮区,也可出现粗糙骨膜新生骨或弥漫性骨硬化的影像学改变。

(1)脾明显肿大。

(2)贫血,白细胞、血小板计数高低不定。

(3)外周血出现幼红、幼粒细胞,有数量不一的泪滴形红细胞。

(4)骨髓穿刺"干抽"。

(5)骨髓活检病理切片显示纤维组织明显增生,巨核细胞增生、形态异常。

(6)Ph染色体和(或)BCR/ABL融合基因阴性,并除外其他继发性骨髓纤维化,包括真性红细胞增多症、原发性血小板增多症、骨髓增生异常综合征、急性白血病、毛细胞白血病、骨髓转移瘤等。

【治疗方案及原则】

除异基因造血干细胞移植治疗外,目前其他治疗方法仅能减轻患者的临床症状,改善生存质量,不能治愈本病,甚至也并不能延长患者的生存期。如患者病情稳定,临床症状不明显,无发生严重并发症的高危因素(如血小板计数明显增高),则可密切观察,不予积极治疗干预。

1.贫血治疗

在纠正可能存在缺铁、叶酸和维生素 B_{12} 缺乏及自身免疫性溶血性贫血因素后,贫血患者可采用雄性激素治疗,如司坦唑醇、达那唑等,能刺激骨髓造血。剂量 $600\sim800mg/d$,至少应用 6 个月。有效率 $30\%\sim60\%$,骨髓造血功能严重衰竭及伴有克隆性细胞遗传学异常者疗效差。轻、中度贫血伴有红细胞生成素不适当分泌者可采用重组 EPO 治疗,初始剂量10000U,每周 3 次;$1\sim2$ 个月治疗无效者剂量加倍,再经 $3\sim4$ 个月仍无效则停用。严重贫血和贫血症状明显者可输注红细胞。

2.化学治疗

对于早期骨髓呈"高增生性"患者伴有脾脏肿大压迫症状,白细胞、血小板计数明显增高或全身症状明显者,可采用化疗。常用羟基脲、白消安和美法仑等,一般以小剂量开始应用,以免导致或加重贫血。干扰素治疗本病的疗效有限,且不良反应较大,"高增生性"患者其他治疗不佳时可考虑应用。2-CDA 对于缓解脾切除后进行性肝脏肿大和血小板增多有效。

3.脾切除和放射治疗

脾脏肿大引起明显的症状,尤其巨脾或脾脏疼痛,严重全身症状、不能控制的严重溶血、严重贫血需输血支持、并发明显门脉高压、重度血小板减少经其他治疗无效可考虑脾切除治疗,血小板计数增多的患者不应施行该疗法。脾切除术的风险及可伴发的近期、远期并发症应予充分考虑。有脾切除适应证而存在手术禁忌状况者可行脾区放射治疗,一般采用小剂量放疗。放疗也可用于某些部位的髓外造血、骨粒细胞肉瘤和肝脏明显肿大。

4.造血干细胞移植

目前异基因造血干细胞移植(Allo-HSCT)是唯一可能治愈本病的疗法,移植失败率及移植相关死亡率较高,仅在45岁以下高危患者中可考虑实施。无合适供者的难治性骨髓纤维化患者可行自体造血干细胞移植。

5.其他治疗

糖皮质激素、环孢素可用于伴有免疫性溶血性贫血的患者;沙利度胺能抑制VEGF和bF-GF依赖性骨髓血管新生和肿瘤坏死因子,与小剂量糖皮质激素合用能改善患者的贫血和血小板减少,缩小脾脏。

第四节 出血性疾病

一、单纯性紫癜

【概述】

单纯性紫癜是一种常见的、不明原因的皮肤出血点与淤斑而无其他异常的良性出血性疾病。

【临床表现】

本病好发于儿童及青年女性,男性少见。临床特点为皮肤自发出现淤点或淤斑,常位于双下肢。淤斑或淤点大小不等,分布不均,不高出皮面,压之不褪色也不疼痛。不经治疗可自行消退,易反复发作,常于月经期出现。

【诊断要点】

(1)皮肤黏膜出血倾向,以淤点、淤斑为多。

(2)血小板计数正常。

(3)出血时间和束臂试验可能异常(少数病例正常)。

(4)可有服药史或导致血管性紫癜的基础疾病。

(5)血小板功能、凝血功能、纤维蛋白(原)溶解活性正常。

【治疗方案及原则】

本病无须特殊治疗,可用维生素C、芦丁等药物改善血管壁的通透性。

二、过敏性紫癜

【概述】

过敏性紫癜是多种原因引起的血管性变态反应性疾病,又称出血性毛细血管中毒症。由于机体对某种致敏原发生变态反应,导致毛细血管的脆性及通透性增高,血液外渗,产生皮肤紫癜、黏膜及某些器官出血。

【临床表现】

(1)起病方式多种多样,可急可缓。多数患者发病前1~3周有全身不适、低热、乏力及上呼吸道感染等前驱症状。成人的过敏性紫癜往往与免疫性疾病有关。

(2)典型的皮肤改变紫癜呈对称性分布,猩红色,分批反复出现,以四肢多见,可同时出现皮肤水肿、荨麻疹、多形性红斑或溃疡坏死。

（3）临床分型根据病变主要累及部位的不同分为单纯型、腹型、关节型、肾型和混合型。

【诊断要点】

（1）皮肤特别是下肢伸侧、臀部有分批出现、对称分布、大小不等的丘疹样紫癜，可伴有血管神经性水肿。除外其他紫癜性疾病。

（2）在皮肤紫癜出现之后或之前可有腹痛、血便、关节痛、血尿及浮肿等表现。

（3）血小板计数与功能以及凝血因子检查均正常。应定期做尿常规检查，注意本病的肾脏损害。一般不需做骨髓检查。

（4）病理检查见受累皮肤或组织呈较均一的过敏性血管炎表现。

（5）分型

1）单纯型：为最常见的类型，主要表现为皮肤紫癜。

2）腹型：除皮肤紫癜外，因消化道黏膜及腹膜脏层毛细血管受累，而产生一系列消化道症状及体征，如恶心、呕吐、呕血、腹痛、腹泻、便血等。

3）关节型：除皮肤紫癜外，因关节部位血管受累而出现关节肿胀、疼痛、压痛及功能障碍等表现。

4）肾型：在皮肤紫癜的基础上，因肾小球毛细血管炎性反应而出现血尿、蛋白尿及管型尿，偶见水肿、高血压及肾衰竭等表现。肾脏损伤是影响过敏性紫癜预后的最主要因素。

5）混合型：皮肤紫癜合并以上两项临床表现。

【治疗方案及原则】

（1）去除病因，控制感染，避免接触或服用可能致敏的物品、药物及食物。

（2）抗组胺类药物：苯海拉明、阿司咪唑、异丙嗪、氯苯那敏等。

（3）肾上腺皮质激素：有抗过敏及降低毛细血管通透性的作用，主要用于有严重皮肤紫癜、混合型及有肾脏损害者。可用泼尼松口服。重者可静滴氢化可的松或地塞米松，显效后改口服治疗。病情控制后激素应逐渐减至最小维持量，疗程视病程而定，一般不超过4～12周。

（4）免疫抑制剂：多用于治疗肾型及疾病迁延不愈者，常与激素联用。常用药物有硫唑嘌呤、环磷酰胺、环孢素等。

（5）其他治疗：卡巴克络、维生素C及芦丁等可降低毛细血管的通透性，减轻出血倾向。也可用紫草等中药治疗。

三、血友病

【概述】

血友病是一种X染色体连锁的隐性遗传性出血性疾病，可分为血友病A和血友病B两种。前者为凝血因子Ⅷ（FⅧ）的质或量异常所致，后者系凝血因子Ⅸ（FⅨ）的质或量异常所致。

【临床表现】

（1）血友病A和血友病B的临床表现相同，主要表现为关节、肌肉和深部组织出血，也可有胃肠道、泌尿道、中枢和周围神经系统出血以及拔牙后出血不止。若不及时治疗可导致关节畸形和假肿瘤等。

（2）外伤或手术后延迟性出血是本病的特点。

（3）轻型患者一般很少出血，只有在损伤或手术后才发生；重型患者则自幼即有出血，身体的任何部位都可出血；中间型患者出血的严重程度介于轻型和重型之间。

【诊断要点】

（1）血小板计数正常，凝血酶原时间（PT）、凝血酶时间（TT）、出血时间等正常，纤维蛋白原定量正常。

（2）重型血友病患者的凝血时间延长，活化部分凝血活酶时间（APTT）延长，轻型血友病患者 APTT 仅轻度延长或为正常低限。

（3）血友病 A 的 FⅧ：C 减低或极低，FⅧ：Ag 正常或减少，vWF：Ag 正常，FⅧ：C/vWF：Ag 明显降低。血友病 B 的 FⅨ：C 减低或缺乏，FⅨ：Ag 正常或减少。若患者 FⅧ：C（或 FⅨ：C）降低而 FⅧ：Ag（或 FⅨ：Ag）正常则称为交叉反应物质阳性（CRM＋），若 FⅧ：C（或 FⅨ：C）和 FⅧ：Ag（或 FⅨ：Ag）均降低则为 CRM－。

分度：根据 FⅧ 或 FⅨ 的活性水平可将血友病分为 3 度：重度（＜1％）、中度（1％～5％）和轻度（5％～25％）。

【治疗方案及原则】

血友病患者应避免肌内注射和外伤。禁服阿司匹林或其他非甾体类解热镇痛药，以及所有可能影响血小板聚集的药物。若有出血应及时给予足量的替代治疗。

（1）血友病 A 的替代治疗可选用新鲜血浆、新鲜冰冻血浆、冷沉淀、因子Ⅷ浓制剂和重组因子Ⅷ等。要使体内因子Ⅷ保持在一定水平，需每 8～12 小时输注一次。

（2）血友病 B 的替代治疗可选用新鲜血浆、新鲜冰冻血浆、凝血酶原复合物、因子Ⅸ浓制剂和重组因子Ⅸ等。要使体内因子Ⅸ保持在一定水平，需每天输注一次。

（3）轻型血友病 A 和血友病 A 携带者，首选 1-去氨基-8-D-精氨酸加压素（DDAVP）。每次剂量一般为 0.3μg/kg 体重，静脉滴注。因该药有激活纤溶系统的作用，需同时合用氨甲环酸或 6-氨基己酸。

（4）其他药物治疗

1）抗纤溶药物：常用药物有 6-氨基己酸、氨甲苯酸等；

2）肾上腺皮质激素：对控制血尿、加速急性关节出血的吸收、减少局部炎症反应等有辅助作用。

血友病患者应尽量避免各种手术，如必须手术时应进行充分的替代治疗。

第八章 外科创伤性损伤

第一节 颅脑损伤

颅脑损伤无论在平时还是战时都很常见,占全身各部位创伤的 $10\%\sim20\%$,仅次于四肢创伤而居第二位。和平时期以交通事故伤占首位,其次是高处坠落、工伤事故、意外事故等。据统计,各种多发伤的总病死率约为 20%,其中伴有颅脑伤者高达 $35\%\sim40\%$,而不伴颅脑伤者仅为 10%。由此可见,多发伤中的颅脑损伤是影响病死率的重要因素,已成为现代创伤急救中的重要课题。

(一)头皮损伤

头皮损伤的形式多样,大体可以概括为闭合性和开放性两大类。主要是头皮挫伤、头皮血肿和头皮裂伤。

【临床表现】

1.擦伤

受伤局部头皮轻微疼痛,创面不规则,可有少量血清渗出和点状出血。

2.挫伤

钝物打击所致,伤后局部自觉疼痛。检查时可见皮下组织肿胀、淤血,扪之坚实,压痛明显。严重时,局部皮肤可因缺血而坏死。

3.裂伤和切割伤

可由钝器或锐器所致。依致伤物的性质和力度不同,伤口的大小和深度可有不同。钝器伤的创缘不规则,严重者尚有组织缺损。由于头皮血管丰富,破裂后血管开口又不易自行闭合,因此即使伤口不大,出血也较严重。帽状腱膜完整者伤口一般小而浅,全层裂伤的伤口可深达骨膜,常夹杂有毛发或泥土等异物。

4.撕脱伤

多因发辫受机械力牵拉,使大块头皮自帽状腱膜下层或连同颅骨骨膜被撕脱。伤员常因大量失血和伤口疼痛而发生休克。

5.血肿

多为钝器直接击伤所致,也可能是颅骨骨折的结果。按血肿出现于头皮内的具体层次,可分为皮下血肿、帽状腱膜下血肿和骨膜下血肿三种。

【治疗】

1.擦伤

局部清洗消毒,可不包扎。

2.挫伤

清洗消毒后做伤处包扎。

3.裂伤

彻底清创止血后做伤口全层缝合。

4.撕脱伤

未伤及骨膜,撕脱部分血供良好者,可于清创后原位缝合。如完全撕脱,可行血管吻合,原位植皮。对不能做血管吻合者,可将撕脱部分制成中厚或全厚皮片植回。连同骨膜一起撕脱者,可将颅骨外板切除或钻孔至板障,待肉芽形成后再植皮。

5.血肿

血肿不大者多能自行吸收。对出血较多的帽状腱膜下血肿,应在严格无菌技术下从低位穿刺抽吸,然后加压包扎。常需多次反复穿刺抽吸才能治愈。

【预后】

(1)如遇较大的血肿经抽吸后在短期内又很快出现,则要考虑是否为较大的动脉破裂所致,必要时需结扎相关动脉(如颞浅动脉)。

(2)陈旧性骨膜下血肿可以演变成骨囊肿。

(3)头皮下血肿中央有波动,且有凹陷者,必须做 X 线摄片,确定是否合并有颅骨骨折。

(二)颅骨损伤

通常是由直接或间接暴力作用于颅骨所致。根据骨折发生的部位不同,分为颅盖骨和颅底骨骨折。

【临床表现】

1.颅盖骨骨折

颅盖是指穹窿部,呈半球形,对脑组织有保护作用,只有在较大外力作用下才会发生颅盖骨骨折。

(1)线性骨折:可为单发或多发,后者可能为几条骨折线互不相关地发生于几处,或互相交错地集中于某处。可能伴有头皮挫伤和血肿,有时继发颅内血肿。X 线平片或 CT 扫描可帮助确诊。

(2)凹陷性骨折:颅骨全层或仅为内板向颅腔内凹陷,骨折片可为粉碎性,向内插入脑组织或血管而出现神经系统受损体征。X 线平片或 CT 扫描可确诊。

2.颅底骨骨折

颅底骨骨折多为线性骨折,合并脑实质伤、硬膜破裂和血管窦破裂的机会相对较多。X 线平片仅有 30%～50%能显示骨折线,故诊断主要依据临床症状。

【治疗】

1.单纯线性骨折

如不伴颅内高压及脑损伤症状者,可不作特殊处理。但应警惕跨血管区骨折线可能造成的血管损伤。

2.凹陷性骨折

如骨折片陷入较浅,且无脑受压症状者,可不手术。如陷入深度超过 1cm,或陷入重要功能区,均应及时手术,整复凹陷的骨片。

3.颅底骨骨折伴脑脊液漏

不能填塞或冲洗,保证鼻腔和耳道的清洁,多在1个月内自愈。对经久不愈者可考虑手术修补。如碎骨片压迫视神经或面神经者,应尽早去除碎骨片。

【预后】

(1)各种类型的开放性骨折均须及时做头皮清创缝合,大量使用抗生素预防颅内感染。

(2)颅底骨折多为开放性骨折,必须使用易透过血-脑脊液屏障的广谱抗生素,预防颅内感染。

(3)颅后窝骨折可以出现吞咽困难、声音嘶哑和舌肌瘫痪等症状,必须注意诊断和处理。

(三)原发性脑损伤

原发性脑损伤是指暴力作用于头部时立即发生的脑损伤,其症状和体征在受伤当时就会出现,一般不需紧急手术治疗。

【临床表现】

1.脑震荡

是脑损伤中最轻的一种,表现为一过性脑功能障碍,昏迷时间不超过半小时。伤员清醒后大多不能回忆受伤当时乃至伤前一段时间内的情况,称之为逆行性遗忘。较重者伤后可有短时间皮肤苍白、血压下降、脉搏弱缓、呼吸浅慢等症状。在此后的一段时间内伤员可能有头痛、头晕、恶心、呕吐等表现,而各项辅助检查均无异常发现。

2.脑挫裂伤

是脑实质挫伤和裂伤的统称,既可发生于受力部位,也可发生于对冲部位。临床特点是意识障碍明显,持续时间长,绝大多数在半小时以上。有明显的神经定位体征,如偏瘫、失语等。由于继发出血、水肿和血肿,可表现为头痛、恶心、呕吐和脑膜刺激征。脑皮质挫伤可引起癫痫发作,包括局限性发作和大发作。

根据头部外伤史和伤后表现可以做出初步诊断,脑脊液检查可见血液,含血量的多少与脑挫裂伤的程度相关。CT扫描可见脑组织水肿,脑实质内有散在或成片状低密度区,中间有高密度出血灶。脑室常受压变小,如一侧脑挫裂伤可引起中线结构移位。

3.原发性脑干损伤

脑干损伤分原发性和继发性两类。原发性脑干损伤是外力直接作用于脑干引起的损伤。单独的原发性脑干损伤较少见,常与其他部位的脑损伤并存。临床特点是受伤当时立即昏迷,多为持续时间长的深昏迷,四肢软瘫,腱反射消失。瞳孔变化多种多样或大小多变,对光反应无常。眼球位置不正,随受损部位不同而有多种变化。出现病理反射,肌张力增高和去皮质强直。累及延髓时,则出现严重的呼吸循环功能紊乱。

【诊断依据】

因为原发性脑干损伤多与其他部位的脑挫裂伤同时存在,所以单依靠体征很难做出定位诊断。CT和MRI有助于明确诊断,在肿胀的脑干内可见点片状密度增高区,四脑室有受压或闭塞。

【治疗】

1.非手术治疗

原发性脑损伤以非手术治疗为主。在对症处理的同时,注意观察病情变化,防止发生危及生命的颅内高压和脑疝。

(1)对于无明显器质性病变的脑震荡,可给予镇静止痛。恶心、呕吐严重,不能进食者,要适量补液。可用胞磷胆碱、ATP、维生素等药物治疗。

(2)昏迷患者要保持呼吸道通畅,通过鼻导管供氧。估计短时间内不能清醒者,要尽早行气管插管或气管切开,对呼吸减弱,潮气量不足者,要及早用呼吸机做辅助呼吸。长期昏迷患者要注意营养支持治疗。早期宜采用肠道外营养,待肠蠕动恢复后可通过鼻胃管向胃内灌注营养食物,如牛奶、蛋黄、糖等。凡需要长时间经肠道营养者可考虑做胃造口或空肠造口,定时滴入肠道营养液。

(3)脑损伤严重者都有不同程度的脑水肿和颅内高压,应及时给予脱水治疗。常用的脱水药有甘露醇、呋塞米、白蛋白。20%甘露醇和呋塞米联合应用,可增强疗效。肾上腺皮质激素可防治脑水肿,宜尽早短期使用,一般 3d 后停药。在脱水治疗的过程中,须适当补充液体与电解质,维持良好的周围循环和脑灌注压。

2.手术治疗

重度脑挫裂伤、脑水肿及出现脑疝危象时,要及时行手术治疗。手术原则是行内、外减压。内减压是清除血肿和失去生机的脑组织,解除脑受压;外减压是作大骨瓣去除,敞开硬脑膜。对病情严重的广泛脑挫裂伤,可考虑行两侧去骨瓣减压。

【预后】

1.GCS 评分

对于伤情轻重及预后的判断,目前国内外均采用格拉斯哥昏迷分级法(GCS)。

2.伴丘脑或脑干损伤

可能会发生应激性溃疡和上消化道大出血,也可能发生尿崩症和神经源性肺水肿,应给予及时诊断和处理。

(四)继发性脑损伤

继发性脑损伤是指受伤一段时间后出现的脑损伤,主要有脑水肿和颅内血肿。其临床表现有进行性加重趋势,多需要开颅手术治疗。

【临床表现】

1.硬膜外血肿

硬膜外血肿为血液凝聚于颅骨与硬脑膜之间。多为头部一侧着力所致,95%合并有颅骨骨折,其骨折线跨越脑膜血管沟或静脉窦,血肿的部位往往与颅骨骨折部位相一致。临床上分为三种类型:①当时有昏迷,清醒一段时间后再次出现昏迷,中间清醒期为数分钟到24h,清醒期内仍有颅内压增高症状,如头痛、头晕、恶心、呕吐等;②原发性脑损伤重或血肿形成迅速,来不及清醒昏迷又加重;③原发性脑损伤轻,早期无昏迷,血肿形成后才出现昏迷。属于第一种类型者占50%～70%,容易做出初步诊断。X 线平片对定位诊断有帮助。CT 扫描是最有价值的诊断手段,表现为梭形高密度区,边界清楚,向内压迫脑组织和脑室,使中线向对侧移位。

2.硬膜下血肿

硬膜下血肿是指出血积聚于硬脑膜下腔,较常见,占颅内血肿的 50%～60%,两个以上的多发性血肿约占 30%。急性硬膜下血肿的出血源多为脑挫裂伤或脑内血肿的血液流到硬脑膜下,故症状较重。多数原发性昏迷与继发性昏迷相重叠,表现为昏迷进行性加深。脑水肿、颅内高压和脑疝的征象多在 1～3d 内进行性加重,表现为恶心、呕吐、烦躁、血压增高、偏瘫、失语、瞳孔散大和去皮质强直等。确诊方法主要靠 CT,在颅骨内板和脑表面间有新月形高密度区(急性)或等密度、低密度区(慢性)。血肿较大时,有脑室受压和中线结构移位。

3.脑内血肿

常合并有严重的脑挫裂伤或凹陷性颅骨骨折,是脑伤出血逐渐扩大而形成。临床表现以进行性昏迷加深为主,也有颅内高压和脑挫裂伤相同的症状。由凹陷性骨折所致者,可能有中间清醒期。仅根据症状和体征很难明确诊断。CT 检查见脑挫裂伤附近有高密度血肿区和血肿周围的低密度水肿区。

【治疗】

1.非手术治疗

(1)适应证:颅内血肿较小,中线结构不移位,或移位不明显。无昏迷或仅有嗜睡,无颅内压增高表现。亚急性或慢性血肿伴轻微神经症状者。年老体弱或有严重其他系统疾病,不宜行开颅手术者。在非手术治疗期间要密切观察病情变化,一旦病情恶化要及时行手术治疗。

(2)方法:同原发性颅脑损伤。主要是对症处理和控制颅内压,应用止血药防止血肿扩大。

2.手术治疗

对术前 CT 检查已明确血肿部位者,可按 CT 提示的位置直接开颅,清除血肿,脑挫裂伤中的失活脑组织也要给予清除。破裂的脑血管可采用电凝、银夹夹闭或缝扎止血。已有明显脑疝症状或 CT 提示中线结构有明显移位者,应将硬脑膜敞开并去骨瓣减压,以减轻术后脑水肿引起的颅内压增高。对硬膜下血肿和脑组织内血肿,在血肿清除后仍有高颅压和脑组织膨隆者,要警惕有多发血肿,可在相应部位钻孔探查。血肿清除后要酌情置皮片或引流管引流。术后要常规使用脱水药、止血药和抗生素。

【预后】

伤后昏迷进行性加深或出现重度再昏迷,同时有其他体征证明脑疝已经形成者,这时已经没有时间去做 CT 检查,可在急诊手术室就地钻孔探颅。钻孔可选在瞳孔首先扩大的一侧,或肢体瘫痪的对侧。如果此时再去做辅助检查或者转科,将是很危险的。另外,在观察期间患者躁动不安,常为意识变化的先兆,提示有颅内血肿或脑水肿。必须寻找原因,做相应处理。这时如果轻率地使用镇静药也是很危险的。因为强行使患者镇静并不能阻止病情发展,反而会延误正确的诊断和处理。

(五)开放性颅脑损伤

外力作用使头皮、颅骨和硬脑膜破裂,并伤及脑组织,使颅脑与外界相通,有脑脊液外流,甚至有脑组织外溢,称为开放性颅脑损伤。战时为火器伤,和平时期主要是由锐器砍伤和重钝器击伤。

【临床表现】

由锐器砍伤者,主要伤及颅脑的某一局部,很少引起脑震荡和弥漫性脑损伤,所以多无昏迷史。但钝器伤可引起脑挫裂伤和颅内血肿,可有不同程度昏迷。因有脑脊液外流和脑组织外露,脑水肿和颅内高压症状较轻。重要功能区的损伤可出现神经系统定位体征,如偏瘫、偏盲等。如果有颅内外大血管破裂,或者治疗不及时,可以发生失血性休克。

【诊断依据】

根据外伤史和体格检查就可以诊断开放性颅脑损伤。但必须与开放性颅骨骨折相鉴别。如果硬脑膜完整,就是开放性颅骨骨折。硬脑膜同时破裂,并有脑脊液外流或脑组织外露,就可确诊为开放性颅脑损伤。要想了解骨折范围和脑内有无异物存留,必须摄头颅部 X 线片。CT 扫描可显示创道的密度,了解有无脑内血肿及异物。

【治疗】

1.现场或急诊室救治

首先用敷料包扎伤口,然后行补液、输血等抗休克治疗。病情稳定后把伤员送到有条件的手术室,行彻底清创和止血。清创时间最好在 6h 以内,超过 6h 将会增加感染的机会。

2.清创处理

应扩大皮肤创口,在直视下逐层去除失去生机的碎骨片、血块和异物,对出血点进行彻底止血。如有失活的脑组织和脑内异物,也要给予取出,并做冲洗,争取一期缝合硬脑膜。如清创后仍有严重脑水肿和高颅内压,也可敞开硬脑膜。颅骨缺损不宜立即修补,头皮要严密缝合,皮下放置引流片。术后常规用抗生素预防感染。

【预后】

1.颅骨骨髓炎

由于污染严重或清创不彻底,术后可能引起颅骨骨髓炎。急性期有急性化脓性感染的表现,慢性期常有瘘管形成,经常从瘘管流脓。必须给予相应处理。

2.脑脓肿和脑内异物

如果异物残留于脑组织内,以后可能发生脑脓肿。患者有全身感染和颅内压增高症状。CT 可以帮助诊断。

第二节　颈部损伤

颈部是连接头颅和躯干的部分,又是人体的暴露部位。因此,无论是在平时还是战时,颈部损伤都较常见。颈部有咽、喉、气管和食管,这些器官损伤可引起气道阻塞和吞咽困难,严重者可立即致死。颈部还有重要的大血管和神经,大血管损伤后可引起大出血和失血性休克,重要的神经损伤可产生明显的功能障碍,影响生存质量。由此可见,颈部损伤的及时抢救与正确处理是非常重要的,必须高度重视。

(一)颈部大血管伤

颈部的血管密集,动脉距心脏较近,有较高的血流压力,损伤后可产生猛烈的出血,甚至因大量失血而死亡。颈内静脉破裂后可发生空气栓塞,也会致伤员死亡。

【临床表现】

颈部血管主要有颈总动脉、颈内动脉、颈外动脉、颈外静脉、颈内静脉和椎动脉等。小动脉和静脉损伤时,虽有较多出血,但很少危及生命。大的动脉、静脉损伤,可发生大量出血、休克,甚至迅速死亡。如伤道狭窄(刺伤或弹伤),血液不能向外流出,在局部形成大血肿,压迫周围组织,表现为呼吸困难和吞咽困难。小的动脉性血肿只在颈部形成搏动性肿块,即假性动脉瘤。如同时损伤动、静脉,则会形成颈部动静脉瘘,瘘口近端的静脉内血流量增加,有搏动。而动脉内的血流量减少,组织灌注会减少。

颈部大静脉损伤时,虽也可引起严重的出血,但主要的危险是空气栓塞。因胸腔的负压作用,将空气吸入到近心端的静脉内,常可闻及吸吮声,伤员有呼吸急促,脉搏快而不规则,胸痛等症状。大量空气进入心脏内,心脏搏动立即停止,患者很快死亡。

颈部血管损伤伴有气管损伤时,可因误吸血凝块而发生呛咳和窒息,表现为呼吸困难和缺氧。颈部巨大血肿压迫或动脉血外流,导致伤侧脑供血不足,表现为偏瘫、偏侧不全麻痹、失语或单侧眼失明等。

【诊断依据】

对颈部血管损伤的诊断主要依据外伤史和体格检查。颈部前后位和侧位 X 线片可排除颈椎骨折、颈部游离气体和金属异物。X 线检查还可发现纵隔气肿。对外伤性动脉瘤和动静脉瘘的诊断要靠动脉造影。颈动脉造影还可以了解颈内动脉和颅内动脉的状况,以决定是否需要手术修补或结扎。多普勒超声检查可显示血管阻塞、管腔狭窄和颈部血肿情况,能精确地计算出血流量,对血管损伤的诊断有一定参考价值。

【治疗】

1.现场急救

颈部大动脉出血很凶猛,当时可用手指压迫止血。伤员仰卧,头转向健侧,术者用手在胸锁乳突肌前缘扪及颈总动脉搏动,然后垂直将其压迫到第 6 颈椎的横突上,以暂时阻断其血流。此法是应急措施,每次压迫时间不宜超过 10min。另一急救措施是用消毒纱布填塞到伤口内,紧紧压住出血的血管。然后将健侧上臂举起,作为支架,施行加压包扎。颈部伤口不宜做环绕颈部的加压包扎,以防压迫呼吸道。填塞物可在 3～5d 内取出,否则可引起感染。一般是在条件好的手术室内取出,接着进行损伤血管的处理。

2.受损伤血管的处理

颈外动脉、甲状腺上下动脉、椎动脉和颈总动脉的小分支损伤,都可以做血管结扎,结扎后不会引起组织缺血坏死。颈总动脉和颈内动脉不能结扎,且暂时阻断的时间不宜超过 5～6min,因为颈内动脉要保证脑部前 3/5 区域的血流供应。结扎后可引起脑部血液循环障碍,出现偏瘫、失语等严重并发症,甚至死亡。如果颈总动脉和颈内动脉损伤,要尽量做破口缝合修补,如直接缝合有困难,或者直接缝合后能引起明显狭窄时,可用自体血管或人造血管的修片进行修补。损伤范围小者可作修剪后对端吻合。在吻合的过程中,为了防止阻断血流的时间过久,影响大脑的血供,可采用内转流术。即在损伤动脉两端放入一根略小于血管腔的硅胶管,待血管吻合达周径的 3/4 时,再把硅胶管取出。如颈内动脉损伤严重,而颈外动脉未损伤时,可用颈外动脉代替颈内动脉。即切除损伤严重的颈内动脉段,结扎其近心端,在适当部位切断颈外动脉,结扎远心端。然后将颈外动脉的近心端与颈内动脉的远心端相吻合。当颈外动脉不能使用时,也可以做自体大隐静脉移植术,一般多选用大隐静脉上段。因静脉瓣膜向心开放,故移植时应将大隐静脉倒置。

颈部的静脉损伤,一般都可在损伤处做结扎。但在结扎颈内静脉后约有 3% 的患者死亡,原因是对侧颈内静脉发育不全。因此,颈内静脉损伤仍应以修补、对端吻合或血管移植为好。

【预后】

(1)颈部外伤后伤口多有严重污染,如清创不彻底,术后会发生感染,可能引起修复后的血管再破裂,从而发生大出血,处理很棘手。

(2)血栓形成是手术失败的重要原因之一,故血管修复术后要常规使用抗凝药。肝素作用迅速,每日 200～300mg 加入到 5% 葡萄糖液中持续静脉滴注。肝素的缺点是易发生出血,最好选用右旋糖酐-40,而且右旋糖酐-40 对休克患者有好处。常用量是 500～1000mL/d,一般不超过 1 周。

(二)喉和气管伤

喉是呼吸道的一部分,又是发音器官,结构复杂,功能重要。气管分为颈部和胸部两部分,颈段长度约占全长的一半。闭合性喉和气管伤包括挫伤、挤压伤和扼伤,开放性损伤主要是火器伤和刀刺伤。

【临床表现】

1.闭合性喉和气管损伤

主要症状是呼吸困难、声音嘶哑和失声,还可出现咯血、吞咽困难、颈部疼痛和活动受限。伴有气管软骨骨折和黏膜破损者可发生皮下气肿,严重者气肿可扩散到全颈部,甚至达颏下、耳后、胸部和纵隔,这时可以使呼吸困难加重。

2.开放性气管损伤

常伴有血管损伤,主要表现为大出血、休克和呼吸困难。颈部伤口可见异常排气,出现血性泡沫。患者也可以出现声音嘶哑和失声。尖锐利器刺伤气管时也可出现皮下气肿,颈部皮下可扪及捻发音。

【诊断依据】

根据外伤史和临床表现,对喉及气管损伤的诊断多无困难。X 线摄片不仅可发现骨折,还能发现金属异物、皮下气种和气管横断(气管内空气柱中断)。如病情允许,应做气管镜检查,以求确诊。

【治疗】

1.对症处理

对于症状较轻的闭合性喉与气管损伤,只需对症处理,包括止痛、消炎和雾化吸入,严重者要限制发音,给鼻饲全流质饮食,以减少喉部活动。呼吸困难和皮下气肿严重者需做气管切开。有喉软骨骨折和移位者,要行喉软骨复位术。

2.清创处理

开放性喉与气管损伤要及时行清创术,清创前最好在甲状腺下方行正规的气管切开,以保证清创的彻底和安全。在清除掉伤口中的异物和血块后,进行彻底止血。然后对断裂的气管做缝合修补。对两个软骨环以内的失去活力的气管段,可做局部切除再吻合。大片气管缺损者,可用带肌蒂舌骨段做气管修补。术后常规用抗生素预防感染,皮下气肿可以自行吸收,无需特殊处理。

【预后】

喉与气管损伤行修复术后可能会发生瘢痕性狭窄,表现为呼吸困难、喘鸣、发声障碍、咳痰困难等。为了预防瘢痕狭窄,在行破口修复时应置入粗细合适的硅胶 T 形管作支撑,待伤口完全愈合后方能拔除 T 形支撑管。

(三)咽和食管伤

咽可分为鼻咽、口咽和喉咽三部分,颈部损伤时常伤及喉咽段。食管颈段约占食管全长的 1/5,位于气管的后方,气管切割伤时常伴有颈段食管损伤。误吞或有意吞服具有腐蚀性的强酸或强碱时,可以引起咽、食管和胃的化学性灼伤。

【临床表现】

单纯咽和食管外伤较少见,一般都发生于颈部严重损伤时,常合并有气管和大血管伤。小的食管破裂穿孔,早期无明显症状,容易漏诊。大的食管破裂多表现为胸骨后疼痛,呼吸和吞咽时疼痛加重。此外,尚有吞咽困难、恶心、呕吐等症状。食管破裂后易发生感染,并发食管周围炎、纵隔炎。表现为寒战、高热,颈部疼痛加重,局部有红肿和压痛。

吞服强酸的灼伤会使黏膜凝固性坏死,收缩,变脆,但很少深达肌层。吞服强碱的灼伤主要是使蛋白质变为胶冻状的碱性蛋白盐,从而使组织细胞溶解、液化,损伤往往穿透黏膜层和黏膜下层,深达肌层,甚至导致食管穿孔。吞服强酸或强碱后会立即出现口腔、胸骨、背部和上腹部灼烧痛,吞咽困难和口吐唾液。服用量较多时可发生恶心和呕吐,吐出物为黏液状,可混有血液。咽喉部有水肿和痉挛者可出现声音嘶哑、呼吸困难和窒息。全身反应有高热、脱水、电解质平衡紊乱和肝肾功能损害。强酸腐蚀剂还能引起酸中毒和血管内溶血。

【诊断依据】

根据病史和呕吐物的化学分析有助于诊断吞服过腐蚀性化学物质,查体时可见口腔和咽部黏膜覆盖有白膜,并有水疱和肿胀。

颈部有严重外伤时,根据受伤的部位和深度,要想到有咽和食管损伤的可能。确诊的办法如下。

1.口服亚甲蓝

对临床怀疑者,立即口服稀释的亚甲蓝液。如果食管有破口,亚甲蓝液会从破口处流到颈部伤口内。

2.食管造影

用水溶性造影剂泛影葡胺口服,在吞咽造影剂的同时行透视或摄片,观察造影剂有无外漏。

3.内镜检查

在病情允许的情况下做食管镜或胃镜检查,在直视下观察食管黏膜是否有破损。最常用的诊断方法是在处理颈部损伤时,要对可能受损的咽和食管做探查,在直视下寻找受损部位。

【治疗】

轻度黏膜损伤(非穿透伤)多不需特殊治疗。有明显症状但能进食者,可进流食或软食,并服用消炎、镇痛、抗酸药物等。对不能进食者,可暂时给予鼻饲高营养饮料或静脉输液,以利损伤食管黏膜的休息和恢复。

咽和食管破裂伤的早期(24h内),在清创后可做缝合修补。黏膜层的缝合应尽量严密,以褥式缝合为好。黏膜下层和肌层也要妥善缝合,然后放置引流。如有较大缺损不能完全关闭时,可做部分伤口缝合,利用周围软组织修补缺损处,再以碘仿纱条疏松填塞,放置引流,皮肤伤口做二期缝合。术后给予鼻饲或胃造口维持营养。如已经形成食管周围感染,无法一期修补时,可做食管造口,另行胃或空肠造口维持营养。待全身情况好转,感染控制,3个月后再行食管重建。

对于晚期胸内食管穿孔,不能采用缝合修补者,可开胸后除掉所有污染及坏死组织,通过食管穿孔在食管腔内放置T形管,并从胸壁引出,使食管内容物外流,在穿孔附近及胸腔内各放置一根闭式引流管。T形管放置3～4周后拔出,改为开放引流。食管置管后可行胃造口减压,空肠造口饲食。

对吞服有腐蚀性化学物质者,在抢救时禁忌用催吐药和插胃管洗胃,因为此法可引发胃穿孔。强酸类中毒可口服氢氧化铝凝胶和2.5%氧化镁溶液。如无上述药物时,可服石灰水或稀释的肥皂水。强碱类中毒者可口服食醋、3%醋酸或5%稀盐酸,也可口服大量橘汁或柠檬汁。在病情稳定后再口服蛋清水或牛奶以保护食管和胃黏膜。全身应用皮质激素有助于解毒、消除水肿和抑制结缔组织生长。有呼吸困难者要及时行气管切开,接呼吸机做人工辅助呼吸。

【预后】

由于咽和食管损伤后早期未能正确处理,导致以后感染,从而形成食管瘢痕性狭窄。预防的办法是早期诊断,正确处理,使用广谱抗生素,食管破口修补时不做纵行缝合,以防以后食管狭窄。

如果已经发生了食管狭窄可做食管扩张术,对严重的食管狭窄可行食管重建。

第三节 胸部损伤

(一)胸壁骨折

胸壁骨折包括胸骨骨折和肋骨骨折两类,前者很少见,约占5%。肋骨骨折是最常见的胸部损伤。单纯肋骨骨折系指1根或几根肋骨一处骨折,且无合并肺损伤。连枷胸是指多根多处肋骨骨折或肋骨肋软骨关节脱位造成的胸壁软化,形成浮动胸壁和反常呼吸运动,即吸气时软化的胸壁内陷,呼气时向外突出。

【临床表现】

1.疼痛

常在骨折处出现局限性胸痛,在深呼吸、咳嗽、体位改变时加重。

2.压痛

骨折处压痛明显,可有骨擦感或骨擦音,有时伴有局部肿胀和胸壁畸形。间接压痛呈阳性,据此可与软组织挫伤鉴别。

3.皮下气肿、气胸、血胸等

骨折断端可刺破肋间血管、胸膜和肺组织等,引起皮下气肿、气胸、血胸等表现。

4.连枷胸

有反常呼吸运动,严重时,则有纵隔摆动、呼吸困难和循环障碍。

【诊断依据】

根据受伤史和临床表现多可做出肋骨骨折的诊断。胸部 X 线片检查可显示骨折情况及有无血胸或气胸等并发症。

【急救措施】

1.止痛

是治疗肋骨骨折的重要环节。给予足够的但对呼吸无抑制作用的镇痛药,能够缓解疼痛、利于排痰、改善患者的呼吸。肋间神经阻滞也有较好的止痛效果。

2.固定

在患者伤侧胸壁于呼气末用叠瓦式宽胶布固定,可以缓解伤处疼痛,利于骨折愈合。但该法可限制胸廓的呼吸运动幅度,增加肺部并发症和低氧血症的发生率,尤其是老年患者,故目前已不主张采用。

3.防治肺部感染

鼓励患者咳痰及适当深呼吸运动,早期下床活动,适量应用抗生素。

4.开放性肋骨骨折

应及时行清创缝合术,根据具体情况决定是否固定肋骨断端。

5.连枷胸

现场急救时应镇痛并局部加压包扎,消除反常呼吸运动。在医院尽早应用中钳重力牵引法或胸壁外固定架牵引法消除反常呼吸运动。如患者有呼吸衰竭表现,应做气管插管或气管切开实施机械辅助呼吸。近年来也有在胸腔镜下导入钢丝固定连枷胸者。

6.其他

合并气胸、血胸者,量少时无须特别处理,多可自行吸收;量多者则需行胸膜腔引流术。

【预后】

单纯肋骨骨折后一般无严重并发症,大多不需住院治疗,但应注意血胸或气胸等合并伤的诊治。下胸部肋骨骨折尚可伴肝、脾损伤,并常由其引起失血性休克,甚至死亡,诊治时需注意判别。连枷胸的病死率已由过去的 50% 降至目前的 5%～10%,但病情严重而需用机械辅助呼吸的病死率仍高达 30% 左右。

(二)创伤性气胸

在胸部创伤中,气胸的发生率仅次于肋骨骨折。气胸系肺组织、支气管、食管破裂致空气进入胸膜腔,或胸腔开放性损伤时,外界空气经创口进入胸膜腔所形成。气胸形成后空气的通道随即封闭,胸膜腔不再与外界或呼吸道相通者,称为闭合性气胸。空气经胸膜腔与外界或呼吸道的裂口随呼吸而自由出入胸膜腔者,称为开放性气胸。肺或支气管破裂后,其裂口与胸膜腔相通且形成活瓣,吸气时空气可经裂口进入胸膜腔,呼气时活瓣则关闭,空气不能排出,使胸膜腔内积气不断增多,致胸膜腔内压力升高超过大气压者,称张力性气胸。

【临床表现】

1.胸痛

常可向同侧肩部放射。

2.胸闷和气促

肺萎陷30%以下的小量闭合性气胸可无此症状。开放性气胸由于纵隔扑动对呼吸和循环影响较大,患者胸闷、气促多较严重,甚至有呼吸困难、发绀或低血压、休克。张力性气胸患者可在伤后短时间内由胸闷、气促过渡到极度呼吸困难、明显发绀、烦躁或昏迷、休克,甚至死亡。

3.皮下及纵隔气肿

开放性气胸时,胸壁伤口有空气出入胸膜腔的声音。

4.其他

患侧胸廓饱满,肋间隙增宽,呼吸运动减弱,叩诊呈鼓音,呼吸音减弱或消失,气管、纵隔常向健侧移位。

【诊断依据】

根据外伤史和临床表现,创伤性气胸的诊断不难做出。经锁骨中线第2肋间做胸腔穿刺,抽出气体可进一步证实气胸的存在,并可测压以了解胸膜腔内压力,张力性气胸时,针头可被高压顶出。胸部X线检查可以明确气胸范围、肺萎陷程度、气管和纵隔向健侧移位情况以及有无肋骨骨折和胸腔积血等合并伤。

【急救措施】

1.闭合性气胸

胸腔少量积气且无明显胸闷、气促等不适症状者,一般无需特殊处理,1~2周后气体可自行吸收。胸腔积气较多时,则需做胸腔穿刺抽气或行胸腔闭式引流术。

2.开放性气胸

现场应做急救处理,迅速用尽可能清洁的敷料或布类封闭胸壁伤口并加压包扎,变开放性气胸为闭合性气胸;并立即在第2肋间锁骨中线做胸腔穿刺抽气减压。送至医院进行创口清创缝合并做闭式胸腔引流术。

3.张力性气胸

快速排气、降低胸腔内压是急救的关键措施。方法是于锁骨中线第2肋间向胸腔插入具有单向活瓣作用的胸腔穿刺针。也可向胸腔插入普通粗针头,将张力性气胸变为小口径的开放性气胸,既可解除胸膜腔内的高压,又不至于产生纵隔扑动。送至医院后行胸腔闭式引流。若患者症状仍不能改善,应尽早在气管内插管麻醉下做剖胸探查术,处理引起张力性气胸的破裂口。

4.其他治疗

不论哪种气胸,治疗时均应鼓励患者做深呼吸,帮助咳嗽排痰,使用抗生素和镇静、镇痛药,必要时吸氧。

【预后】

单纯创伤性气胸只要及时诊治,预后均较好。但创伤性气胸多合并有血胸、肋骨骨折等损伤,避免遗漏合并伤的诊治,是提高气胸患者治疗效果的重要措施。

(三)创伤性血胸

胸部创伤引起胸膜腔积血,称为创伤性血胸,常与气胸同时存在。胸膜腔内血液有三种来源:①心脏及胸内大血管破裂,出血迅猛且量多,常在短时间内出现休克而死亡;②胸壁血管损伤,如肋间动脉、胸廓内动脉,出血多为持续性且不易自止;③肺组织裂伤出血,一般出血量少而缓慢,多能自行停止。由于心、肺和膈肌运动起着去纤维蛋白作用,胸膜腔内积血多不凝固。血胸发生后,可发生与气胸类似的呼吸和循环功能障碍。

【临床表现】

随出血速度、出血量、胸内脏器有无创伤及患者体质而有所差异。小量出血(500mL以下)多无明显症状,仅在 X 线下可见肋膈角消失。中量(500~1000mL)和大量(1000mL以上)血胸,可出现面色苍白、出冷汗、脉搏快弱、呼吸急促、血压下降等内出血征象和心肺受压征象。查体可见胸廓饱满、肋间隙增宽、呼吸运动减弱、叩诊呈浊音、呼吸音减弱或消失、气管和纵隔向健侧移位。由肺裂伤引起的血胸常有咯血表现。血胸并发感染时,可有发热等全身中毒表现。

【诊断依据】

根据胸部受伤史及上述临床表现即可诊断。胸腔穿刺抽出不凝固性血液可进一步确诊。X 线检查可见肋膈角消失,下肺野不清晰;大量血胸时,伤侧有一片较密而均匀的积液阴影,纵隔向健侧移位;如合并气胸,则可见到液平面。B 超可看到液平段,对积血量、穿刺部位的选择有帮助。积血涂片和细菌培养有助于鉴别是否合并感染。

【急救措施】

1.非手术治疗

(1)有休克者应首先进行输血、扩容等抗休克治疗。

(2)少量血胸不必穿刺抽吸,积血多可自行吸收。

(3)单纯血胸或血气胸量较大时,采用胸腔穿刺抽吸或胸腔闭式引流,以促进肺组织复张而改善呼吸功能。抽吸量每次不宜超过 1000mL。

(4)鼓励患者咳痰、深呼吸、使用抗生素和止痛药,必要时吸氧。

2.手术治疗

(1)心脏或大血管损伤出血,除非在极短时间内获得手术,否则病死率很高。

(2)非手术治疗期间仍有活动性出血者(胸腔闭式引流量连续 3h 超过 200mL/h),应及时剖胸探查,修补或部分切除破裂肺组织,胸壁血管出血者予以缝扎。

(3)非手术治疗不能使肺复张时,多主张尽早手术清除血块及附着于肺表面的纤维蛋白膜。血胸手术后常规放置胸腔闭式引流管,注意补液、输血、抗炎及营养支持治疗。

【预后】

血胸处理不当可发生脓胸而导致纤维胸,使患侧肺不能很好扩张,并会引起反复的呼吸道感染,若不及时做肺纤维板剥脱术,最终可引起支气管扩张症。

(四)肺创伤

肺占据胸部的绝大部分,故胸部创伤时常累及肺组织。肺创伤可分为肺挫伤、肺裂伤、肺内血肿和肺内气囊肿四种类型。

【临床表现】

1.肺挫伤

较轻者,仅表现为胸痛、胸闷、泡沫样血性痰,常易被并发的胸部其他损伤所掩盖。肺严重挫伤患者可有烦躁不安、进行性呼吸困难、发绀、心慌甚至休克表现;体检时心率增快、肺部广泛湿啰音、局部叩诊实音、呼吸音减弱或消失。

2.肺裂伤

主要表现为血胸和气胸征象,并多有咯血。

3.肺内血肿或肺内气囊肿

较小者,可无明显症状和体征;较大者则可有咯血、咳嗽、低热等症状,但多不严重,且往往无阳性体征。

【诊断依据】

除外伤史和上述临床表现外,肺创伤的诊断多借助于辅助检查。

1.X 线检查

肺挫伤显示肺叶实变、片状或线状不规则浸润阴影。肺裂伤则表现为血胸和(或)气胸征象。肺内血肿呈局限性密度增高阴影。肺内气囊肿呈含气的空腔影。

2.胸腔穿刺

抽出不凝固血液或气体有助于肺裂伤诊断。

3.CT 检查

有助于肺创伤类型的确定。

【急救措施】

1.肺挫伤

引起的肺出血和水肿有自限性,轻度的单纯性肺挫伤无需特殊治疗,止痛、抗炎、鼓励排痰即可康复。伴有明显呼吸困难的较重肺挫伤,应清除呼吸道分泌物以保持呼吸道通畅,使用抗生素防治感染,吸氧,必要时给予机械通气,应用利尿药和肾上腺皮质激素有利于肺水肿的消退。

2.肺裂伤

治疗基本同血胸和气胸。

3.肺内血肿

经非手术治疗多能在 2 周至 3 个月内吸收消退。

4.肺内气囊肿

也多可非手术治愈,若继发感染、反复咯血及排脓痰者应予以手术切除。

【预后】

肺挫伤和肺裂伤多合并有胸部其他损伤,并成为影响其预后的重要因素,诊治时应给予足够的重视。目前肺挫伤和裂伤的病死率为 15%～40%。肺内血肿和肺内气囊肿的预后多较好。

(五)创伤性窒息

创伤性窒息,又称挤压伤发绀综合征,常见于房屋倒塌、车辆突然挤压胸部所致的声门突然紧闭,气管和肺内空气不能排出,同时胸腔内压骤然升高,导致上腔静脉血液回流障碍而被强行挤压逆流入无瓣膜的头颈部静脉,造成头面部、颈部、肩部和上胸部毛细血管过度充盈和血液淤滞。

【临床表现】

多数患者伤后有短暂意识障碍,清醒后有头晕、头胀、烦躁不安、胸闷、呼吸急促和窒息感。少数患者可有外耳道、鼻孔和口腔黏膜出血,耳鸣和暂时性耳聋,视力障碍甚至失明。个别重患者可发生窒息,甚至死亡。查体可见面部、颈部、肩部、上胸部皮肤均有不同程度的瘀斑和出血点;眼结膜和口腔黏膜均可见淤血、水肿和出血斑点,有时伴鼓膜穿孔;但在有帽子、帽带或背带等受压部位皮肤却往往正常。

【诊断依据】

根据胸部突然受挤压病史和上述临床表现,创伤性窒息的诊断容易确定。

【急救措施】

窒息者现场即时进行心肺复苏。呼吸困难者给予吸氧,必要时行机械辅助呼吸。有脑水肿表现者进行利尿、脱水治疗。皮下瘀斑及出血点无需特殊处理,多在 1～2 周内自行消退。其他治疗包括卧床休息、镇静、止痛和抗生素应用等。

【预后】

单纯创伤性窒息预后良好。但创伤性窒息多有胸部合并伤,如心、肺挫伤、膈肌破裂、肋骨骨折、血气胸等,并成为影响预后的主要因素。

(六)心脏损伤

近年来,由于交通事故的剧增和锐器戳伤事件的频发,心脏损伤的发生率有所增加。根据致伤原因可将心脏损伤分为穿透性和闭合性两类。

【临床表现】

1.闭合性心脏损伤

轻者可无症状,较重者有心前区疼痛或不适、心慌、心悸,甚至可出现心脏压塞或类似心肌梗死的表现,有烦躁不安、发绀、呼吸困难等心衰或休克表现。查体有心律失常或心脏压塞的Beck 三联征(低血压、心音遥远、颈静脉怒张),偶可闻及心包摩擦音。

2.穿透性心脏损伤

临床表现可分为三种类型:心脏裂口较小者主要表现为心脏压塞;裂口较大时常表现为血胸和失血性休克,甚至迅速死亡;有时两种表现并存。

【诊断依据】

胸部受伤后若有上述临床表现,应高度怀疑心脏损伤。下列检查有助于诊断的确立。

1.心包穿刺

在怀疑心脏压塞时可施行。

2.超声心动图

不仅能发现心包积血,并可对心肌及心内结构损伤做出诊断。

3.X线检查

以透视意义较大,轻度心脏压塞时即可见左心缘搏动减弱。胸部 X 线片在心包积血较多时方能显示。X 线检查还能显示有无血气胸、肋骨骨折和肺损伤等。

4.心电图和心肌酶谱检查

有重要意义,但无特异性。

【急救措施】

1.闭合性心脏损伤

轻度损伤的治疗措施类似心肌梗死治疗,传导阻滞严重时需安置起搏器,避免输液过量增加心脏负荷,酌情使用激素和利尿药。治疗期间密切观察、心电监护。如患者出现急性心脏压塞,应高度怀疑心肌破裂,须争分夺秒行剖胸探查做心脏修补缝合术。

2.穿透性心脏损伤

根据受伤史和临床表现做出诊断后,应立即剖胸探查,不应做过多辅助检查以免延误救治时机。手术最好在急救室就地施行,转送手术室往往会加重病情而失去救治机会。急诊手术通常不治疗心内结构损伤,术后有临床表现者,待进一步检查明确诊断后,择期再做体外循环手术。

【预后】

在闭合性外伤致死患者中,最易被忽略的就是心脏损伤,如在车祸死亡患者中,15%～75%伴有心脏损伤。故所有胸部闭合伤均应考虑有心脏损伤的可能。闭合性心脏损伤可发展为室壁瘤,室壁瘤明确诊断后应及时手术,以免发生致命的延迟破裂。

穿透性心脏损伤患者在送至医院前有 50%～85% 已死亡。如能幸存到达医院,积极有效的治疗可使刀刺伤患者存活率达 80%～90%,但枪弹伤患者的存活率只有 20% 左右。

(七)胸内大血管损伤

胸内大血管主要包括胸主动脉及其主要分支,上、下腔静脉和肺动、静脉。胸内大血管损伤根据病因分为闭合性和开放性,大多数患者在伤后立即或在运送去医院途中死亡,仅少数患者能活着到达医院。

【临床表现】

由于短时间内大量失血,伤员有失血性休克、心脏压塞和大量血胸表现。纵隔血肿压迫交感、喉返神经,尚可有霍纳综合征、声嘶等。部分患者因供血不足而发生少尿或无尿、截瘫。有时可在心前区或肩胛间或锁骨下区闻及收缩期杂音。

【诊断依据】

胸部受伤后出现上述临床表现者,应高度警惕胸内大血管损伤的可能,在条件允许的情况下,做下列检查有助于确诊。

1.X线检查

主要表现为纵隔血肿,即上纵隔增宽;偏左者高度怀疑主动脉损伤,偏右者多为上腔静脉损伤。血肿破入胸膜腔者则有大量血胸征象。

2.主动脉造影

对于诊断胸内大血管损伤具有确定性意义。

【急救措施】

胸部创伤后有大量血胸伴休克或伤口大量涌血时,不必待辅助检查明确即应紧急剖胸探查,先用指压、侧方钳夹、阻断裂口远近端等方法控制出血,然后根据具体伤情进行侧壁缝合、静脉片贴补、对端吻合、自体或人造血管移植等手术修复血管,手术时间长或手术复杂者,需在体外循环下进行。

【预后】

胸内大血管损伤患者约 80% 在到达医院前死亡。到达医院后经手术治疗的病死率为15% 左右,生存者的截瘫发生率为 5%～7%。

(八)胸腹联合伤

下胸部开放性或闭合性损伤同时合并腹腔内脏器损伤和(或)膈肌破裂时,称为胸腹联合伤,约占胸部外伤的 10%。腹腔内脏损伤的临床表现在受伤初期有时并不明显,常被胸部外伤的症状和体征所掩盖,易造成漏诊而延误手术治疗时机,甚至威胁患者生命安全。因此,对所有下胸部外伤患者都要警惕胸腹联合伤的可能。

【临床表现】

同时有胸外伤和腹腔内脏损伤的表现,依损伤脏器、程度不同而表现不一。

【诊断依据】

根据胸腹部同时受伤史,患者有不同程度的胸痛、胸闷、呼吸困难或缺氧表现,同时伴腹部内出血和(或)腹膜炎表现,胸腹联合伤的诊断多不困难。诊断性胸、腹腔穿刺,胸、腹部 X 线检查以及 B 超或 CT 等检查有助于确诊。

【急救措施】

胸腹联合伤的治疗原则是先处理威胁患者生命的损伤。如胸腔内大血管或心脏损伤时,应先做剖胸探查止血,再切开膈肌探查腹腔。但大部分胸部损伤不需手术治疗,可放置胸腔闭式引流管引流胸腔积血、积气,改善呼吸和循环功能后,行剖腹探查重点处理腹腔内脏器损伤。胸、腹部损伤均严重时,则需同时手术。有些较轻的胸腹联合伤也可采用非手术治疗。

【预后】

胸腹联合伤的预后取决于损伤的程度、诊治的及时性和处理的顺序是否正确。

第四节　腹部损伤

(一)肝脏损伤

肝脏是人体内最大的实质性脏器,血管丰富。由于体积大,质地脆弱,因而易受损伤而发生破裂。损伤后除引起出血外,另有胆汁流入腹腔而发生腹膜炎,病情多较凶险,如未能及时救治、妥善处理,病死率很高。

【损伤类型与分级】

1.损伤类型

根据致伤原因,肝损伤可分为两种类型。

(1)开放性损伤:多由刀、枪等锐性暴力贯穿胸腹壁而造成。

(2)闭合性损伤:由车祸、打击、坠落等钝性暴力所致,常伴右下胸部肋骨骨折。闭合性肝损伤又可分为包膜下破裂、真性破裂和中央破裂三种病理类型。

2.损伤分级

根据损伤的程度和范围,美国创伤外科协会(AAST)将肝损伤分为 6 级。

Ⅰ级:非扩散性包膜下血肿<10%肝表面积,或肝实质裂伤深度<1cm。

Ⅱ级:非扩散性包膜下血肿占肝表面积的 10%～50%,或非扩散性肝实质内血肿直径<10cm,或肝实质裂伤深度 1～3cm,长度<10cm。

Ⅲ级:扩散性包膜下血肿,或包膜下血肿>50%肝表面积,或肝实质内血肿直径>10cm,或肝实质裂伤深度>3cm。

Ⅳ级:肝中央血肿破裂伴活动性出血,或肝实质破裂累及 25%～75%的肝叶。

Ⅴ级:肝实质破裂累及 75%以上的肝叶,或伴近肝静脉(如肝后下腔静脉或肝主静脉)损伤。

Ⅵ级:肝撕脱。

以上分级如为多处肝损伤,则损伤程度增加 1 级。

【临床表现】

肝损伤的临床表现因不同的致伤原因、病理类型、损伤程度及有无合并伤而异,主要表现为腹腔内出血或休克和腹膜炎。

1.非扩散性包膜下破裂和中央破裂

多无休克表现,仅有右上腹或右季肋部疼痛,呼吸时加重,腹痛多不严重。

2.扩散性包膜下破裂和中央破裂

可发展为真性破裂。真性破裂表现为弥漫性腹痛,以右上腹或右季肋部最显著,可出现右肩背部放射痛,呼吸时加重;有失血表现,如口渴、眩晕、心悸、无力等,严重者出现血压下降,甚至休克;腹腔大量积血时,可引起明显腹胀、移动性浊音和直肠刺激征;血液和胆汁的刺激,可出现全腹压痛、肌紧张、反跳痛和肠鸣音的减弱或消失,但程度不如胃肠道破裂严重。当肝损伤合并颅脑损伤昏迷、合并脊柱损伤截瘫、阿片中毒等病情时,腹膜炎的症状和体征可能被掩盖,易造成误诊或漏诊。另一方面,在注意肝外伤的同时,也不可忽视其他合并伤的诊治。

【诊断依据】

开放性肝损伤较易做出诊断。闭合性肝损伤根据受伤部位、伤后有腹腔内出血和腹膜炎表现以及右下胸部肋骨骨折等,诊断一般也不困难。但损伤程度较轻的包膜下或中央破裂,或合并有严重多发伤的肝损伤患者,其诊断往往不易确定,需借助于下列辅助检查。

1.实验室检查

红细胞计数、血红蛋白及血细胞比容同时进行性下降说明有活动性出血。

2.腹腔穿刺

抽出不凝固血液提示腹腔内出血,阳性率达 90% 以上。但腹穿阴性也不能排除肝损伤,多部位反复穿刺可提高阳性率,必要时可行腹腔灌洗术。

3.B 超

可显示肝损伤的部位、形态,探出腹腔内有无积液。也可在 B 超引导下对疑有积血的部位进行穿刺,以便获得更高的阳性率。

4.X 线检查

可显示肝脏阴影增大、膈肌抬高、肋骨骨折、液气胸等。

5.其他检查

必要时可做 CT 检查或肝动脉造影。

必须提醒的是,肝损伤的诊断要以受伤经过和临床表现为基础,不能完全依赖于辅助检查。必须做辅助检查时,首选不需搬动患者的检查项目,以免加重病情;搬动患者做检查的前提是患者的血流动力学稳定。

【急救措施】

1.非手术治疗

(1)适应证:①血流动力学稳定或经中等量扩容后保持稳定者;②B 超或 CT 确定为Ⅰ～Ⅱ级肝损伤;③未发现其他需手术治疗的内脏合并伤;④无明显活动性出血征象。

(2)治疗方法:①绝对卧床休息不少于 2 周;②禁食,必要时置胃肠减压,72h 后若伤情稳定可开始进食;③纠正水、电解质紊乱,酌情输血,联合应用止血药物;④选择适当的抗生素防治感染,加强营养支持;⑤适量应用镇静药,避免腹内压增加;⑥严密观察血压、脉搏、腹部体征、血象及影像学变化;⑦伤后 3 个月内限制剧烈活动,半年内避免重体力劳动。只要病例选择适当,非手术治疗成功率可达 80% 以上。若非手术治疗期间出现血流动力学不稳定、腹胀进行性加重、B 超或 CT 提示伤情加重,即说明肝损伤加重,应及时中转手术治疗,决不能为了一味追求非手术治疗而任意加强输血、扩容治疗,否则会延误手术时机而威胁患者生命安全。

2.手术治疗

(1)基本原则:彻底、有效止血,清除一切失活组织及腹腔积血积液、消灭无效腔、建立通畅引流,防止继发性出血、感染和胆瘘等并发症。开腹后在迅速吸除腹腔积血的同时,用纱布垫压迫肝创面暂时控制出血。术中常需阻断第 1 肝门,常温下每次阻断不宜超过 30min,有肝硬化者不宜超过 15min。

(2)手术方式:应根据伤情不同而异。

1)缝合修补术:主要适用于Ⅰ～Ⅱ级肝损伤患者。在充分游离肝周韧带后,直视下清除失活的肝组织、血块和异物,结扎或缝扎创面的血管及胆管,然后贯穿裂伤底部做间断缝合,缝合时要确保消灭无效腔。对裂口深、清创后组织缺损较多致创面对合困难,或仍有少量静脉性渗血而又不宜做肝切除者,可用带蒂大网膜或吸收性明胶海绵填塞后再缝合修补。

2)医用胶黏合术:适用于Ⅰ～Ⅱ级肝损伤,常用 TH 或 ZT 胶。黏合伤口的前提是创面的彻底清创和止血。

3)肝动脉结扎术:对复杂的肝损伤、枪弹贯通伤、肝中央破裂等,经清创缝扎创面血管仍不能控制出血,进行肝切除又存在困难时,若试行阻断第1肝门能减少出血,可行肝动脉结扎,且尽可能选择性结扎右或左肝动脉。

4)肝部分切除术:包括肝段、肝叶或半肝的规则解剖切除和不规则清创性切除,多用于全肝段、肝叶或半肝的严重损伤无法缝合修补或其他止血措施无效者。肝损伤行规则解剖切除的病死率高达50%左右,因而绝大多数学者主张应严加控制该法的使用,而主张做不规则清创性肝切除,尽可能多地保留正常肝组织,以减少术后并发症及病死率。

5)肝脏网片包裹术:对大面积肝实质呈星芒状裂伤,而裂伤处各碎块尚未失活,且与肝蒂相连者,可采用人工合成的可吸收网片松紧适宜地包裹受损的肝叶或全肝,达到压迫止血的作用。

6)肝周填塞止血术:随着"控制损伤"这一创伤处理新概念的产生,肝周纱布填塞作为控制损伤的一种有效手段被重新列为治疗严重肝外伤的重要措施之一。其适应证包括:a.肝损伤严重、出血量大、伤员情况差,患者不能耐受较复杂的手术;b.出血部位难以显露,用其他方法不能控制出血;c.伤情严重,而血源或手术条件不允许做其他手术;d.大量输库血所致的凝血障碍;e.合并腹内多脏器严重损伤,伤情不允许或不宜立即处理肝损伤时。方法是将长纱布条、绷带或纱布垫填塞于肝周起到加压止血的作用,填塞物的另一端自腹壁切口引出体外。为预防或减少纱布黏附肝创面致拔除时继发性出血,可用消毒的塑料膜、橡皮手套或大网膜将纱布与肝脏隔开。术后1~2周分次逐渐取出填塞物。

7)肝后下腔静脉或肝主静脉损伤的处理:肝后下腔静脉和主肝静脉损伤是肝外伤最危险、处理最困难的合并伤。病死率可高达80%以上。术中如见阻断入肝血流后仍有大量出血,常提示有肝后下腔静脉或肝主静脉损伤,应立即采用肝周纱布填塞止血。条件许可时,可在全肝血流阻断下缝合修补损伤的静脉血管。

传统观念认为肝静脉不能结扎。但肝静脉分支灌注造影证明肝静脉在肝内存在较丰富的侧支吻合。研究认为,只要保证一条肝静脉通畅和完整供血的肝动脉、门静脉,被结扎肝静脉的肝叶或肝段不会出现坏死,仍具有功能。提示肝静脉损伤时,在情况危急的情况下,肝静脉结扎术有一定的应用价值。

8)肝移植术:若用尽所有措施都不能有效止血或者肝脏已经完全失去血供而无其他治疗良策,肝移植术是迫不得已情况下的唯一选择。国际上已有成功应用肝移植术治疗严重肝损伤的报道。

9)腹腔镜手术:腹腔镜既可用于诊断,也可用于治疗。对血流动力学稳定且肝损伤破裂不很严重,特别是创口不很深、无胆瘘的病例,可选用经腹腔镜缝合修补止血。技术操作条件允许者,也可行肝部分切除术。

【预后】

肝损伤患者不论轻重均应住院治疗。预后与肝损伤的类型、程度、入院时情况及治疗早晚有关,总的病死率为10%~15%,严重肝损伤可达50%以上。另外,肝损伤易并发出血、感染、胆瘘甚至多脏器功能衰竭等,围术期应采取有效措施防治。

(二)脾脏损伤

脾脏位于左上腹,尽管其外有第9~11肋及胸壁肌肉保护,但其组织比肝脏更为脆弱,且血管丰富,是腹部损伤中最易发生破裂出血的脏器。

【损伤类型与分级】

1.损伤类型

和肝损伤一样,按病因分为闭合性和开放性两种类型;病理类型也是包膜下破裂、真性破裂和中央破裂三种。

2.损伤分级

根据损伤程度和范围,美国创伤外科协会将脾损伤分为 5 级。

Ⅰ级:非扩散性包膜下血肿<10%脾表面积,或脾实质裂伤深度<1cm。

Ⅱ级:非扩散性包膜下血肿占脾表面积的 10%~50%,或非扩散性脾实质内血肿直径<2cm,或脾实质裂伤深度 1~3cm。

Ⅲ级:扩散性包膜下血肿;或包膜下血肿>50%脾表面积,或脾实质内血肿直径>2cm,或脾实质裂伤深度>3cm。

Ⅳ级:脾实质内血肿破裂伴活动性出血,或节段性或脾门血管损伤造成 25%以上的脾组织缺血。

Ⅴ级:脾完全破裂粉碎,或脾蒂损伤导致脾脏丧失血供。

【临床表现】

脾损伤的临床表现和肝损伤极为相似,只是部位不同,腹膜炎也不如肝损伤明显。

【诊断依据】

根据左上腹或左下胸部外伤史、伤后的腹痛、内出血或休克以及腹膜炎表现,诊断多无困难。诊断不明时,再结合辅助检查即可确诊,检查项目同肝损伤。

【急救措施】

1.非手术治疗

脾损伤的非手术治疗适应证及方法与肝损伤相同。非手术治疗的成功率 85%~95%。

2.手术治疗

手术切除脾脏是治疗脾损伤的传统方法。但近年来,随着人们对脾脏抗感染、抗肿瘤等免疫功能重要性的逐步深入了解,尽可能保留脾脏或部分脾组织的观念已被人们所普遍接受。然而,临床上所遇的伤脾是否能够保留,必须根据脾外伤的程度、患者的全身情况、有无严重合并伤以及医师的技术水平决定,总原则是"抢救生命第一、保留脾脏第二",保脾方法有非手术和手术两种,其中非手术疗法如上所述。手术进腹后应以轻柔的操作把脾脏游离并用手托至切口处,先捏住脾蒂以控制出血,然后视伤情决定具体术式,切忌在视野不清的血泊中盲目钳夹止血。

(1)脾修补术:适用于Ⅰ~Ⅱ级脾损伤患者,方法同肝损伤修补术。为防止缝合线割裂质脆的脾组织,打结时松紧应适度,并可在结扎线下放置吸收性明胶海绵或大网膜做加垫式结扎。修补后将脾脏放回腹腔,观察 10min 证明血供良好且无活动性出血方可。

(2)医用胶黏合术:同肝损伤。

(3)脾部分切除术:适用于Ⅲ~Ⅳ级脾损伤或修补失败的Ⅰ~Ⅱ级脾损伤患者。根据脾损伤的部位、范围、程度做规则或不规则脾部分切除,断面出血点予以结扎或缝扎,残面用带蒂大网膜覆盖或包裹。残面止血不可靠者,宁可改行脾切除术。

(4)脾切除术:适用于Ⅴ级脾损伤,或脾部分切除残面出血,或患者情况不允许做保脾手术者。如严重休克或合并腹内或腹外其他脏器损伤需迅速结束手术。

(5)脾动脉结扎术:此法常与修补术同时采用,以达到止血和保脾之目的。结扎部位应在脾动脉主干的近端,结扎后脾脏靠侧支循环维持血供。

(6)脾动脉栓塞术:采用放射介入方法插管至脾动脉应用吸收性明胶海绵、不锈钢圈等栓塞剂自脾动脉或其分支注入,造成全脾或部分脾栓塞,以控制出血,其适应证同非手术治疗适应证。

(7)脾移植术:脾切除后,若患者全身情况允许且无腹腔污染时,应争取行脾移植术。脾移植方法有自体脾片组织大网膜内移植和带血管的自体半脾异位移植两种,其中前者因简单、安全而常被采用。

【预后】

脾损伤均应住院治疗。脾损伤的常见并发症是出血和感染,另可引起血管栓塞、手术后胰腺炎、血小板增多症等。脾破裂的病死率取决于损伤的程度、有无合并伤、治疗的及时性和正确性等,一般为 5%~10%。

(三)胰腺损伤

胰腺位于腹膜后,横跨第 1、2 腰椎椎体,前有胃和横结肠,故受伤机会较少,占腹部脏器损伤的 1%~2%。如同其他脏器损伤一样,按致伤原因分为开放性和闭合性胰腺损伤两种。

【临床表现】

由于胰腺位于腹膜后,位置深在,故胰腺损伤后,早期表现常不典型或不明显,甚至轻度损伤可无症状;当伴有其他脏器损伤时更易被其他脏器损伤的症状所掩盖。较严重的胰腺损伤表现为上腹或腰背部剧烈疼痛、恶心、呕吐、腹胀等症状,体征可有腹部压痛、肌紧张、反跳痛、肠鸣音减弱或消失。损伤严重者可出现休克,如伴周围脏器损伤,症状和体征则更加复杂。

【诊断依据】

对上腹部或下胸部的创伤,无论是开放性还是闭合性,都应考虑有胰腺损伤的可能,常需借助下列辅助检查。

(1)红细胞和血红蛋白下降,白细胞和中性粒细胞增高。

(2)血淀粉酶在伤后 4~6h 升高,尿淀粉酶于伤后 12~24h 才升高。但胃、十二指肠等腹腔脏器损伤时也有淀粉酶升高,而严重胰腺创伤淀粉酶也可不升高。

(3)腹腔穿刺液或灌洗液常呈血性,并有淀粉酶增高,其值可高于血淀粉酶。

(4)B超和CT检查能显示胰腺轮廓是否完整、密度是否均匀及其周围有无积血、积液。

(5)X线检查一般无特异征象,常用以排除脊柱损伤和空腔脏器的破裂。

【急救措施】

1.非手术治疗

无休克和典型腹膜炎表现的轻度胰腺损伤可试行非手术治疗,方法同肝损伤。治疗过程中如出现休克或腹膜刺激征,应及时中转手术治疗。

2.手术治疗

手术是胰腺损伤的主要治疗措施,原则是彻底清创止血、制止胰液外溢、处理合并伤和充分引流腹腔,手术方式依胰腺损伤的类型、部位、范围、胰腺有无断裂及患者的全身情况而决定。

(1)未伤及主胰管的胰腺挫伤或撕裂伤可行清创缝合引流术。

(2)伴主胰管损伤的胰腺断裂常采用的术式有:①近侧断面用丝线缝合,远侧断端胰腺切除术;②近侧断面缝合、远侧断端胰腺与空肠做 Roux-Y 吻合术;③远侧端胰腺切除、近侧断端胰腺与空肠做 Roux-Y 吻合术。切除远侧断端胰腺时是否同时切脾,应根据情况决定。

(3)合并十二指肠损伤时,首选十二指肠憩室化手术;胰十二指肠切除术并发症多、病死率高,应慎重选用。

【预后】

单纯性胰腺损伤很少见。胰腺损伤的并发症主要是出血、胰瘘、腹腔脓肿和假性胰腺囊肿。胰腺损伤的总病死率为20%左右,胰头部损伤的病死率高达50%以上,主要死亡原因是大出血、感染和多器官功能衰竭。

(四)胃、十二指肠损伤

胃由于柔韧性较好,有肋弓保护且活动度大,故腹部闭合性损伤时胃损伤的机会很少,发生率为1%;但下胸部或上腹部的开放性损伤时则常伤及胃,发生率约为15%。十二指肠解剖位置深在,大部分位于腹膜后,因此很少受伤,约占腹内脏器损伤的3%。根据胃或十二指肠壁是否全层破裂,其病理类型分为穿透性损伤和非穿透性损伤,两者的临床表现和治疗措施截然不同。

【临床表现】

1.非穿透性损伤

胃或十二指肠损伤的非穿透性损伤时仅有上腹的疼痛伴恶心、呕吐,无腹部压痛或很轻,经临床观察后逐渐好转;但较严重的十二指肠壁血肿可有上消化道梗阻表现。

2.穿透性损伤

穿透性胃或腹腔内十二指肠损伤,在伤后立即出现典型的急性弥漫性腹膜炎表现:上腹部剧痛并很快波及全腹,多伴腹胀,恶心呕吐,呕吐物可为血性;有些患者有腹腔内出血甚至休克的表现,早期出现的休克多为合并大血管或实质性脏器损伤引起的失血性休克,后期出现的休克则多为感染性;全腹压痛、反跳痛、腹肌紧张呈"木板样"强直;肠鸣音减弱或消失;肝浊音界缩小或消失;部分患者叩诊有移动性浊音,直肠前壁有压痛及波动感。但腹膜后部分十二指肠穿透性损伤早期常无典型腹膜炎表现,因消化液、血液和气体在腹膜后扩散可出现持续性右上腹及腰背部疼痛,常伴有右肩、右侧会阴及右大腿放射痛;直肠指检可在骶前触及捻发感;多数伴有呕吐及发热。腹膜后积液进入腹腔时才引起典型腹膜炎表现。

【诊断依据】

非穿透性损伤或腹膜后十二指肠穿透性损伤的诊断则多需借助于辅助检查,有些患者只是在手术探查时才得以确诊。

(1)实验室检查可见白细胞总数及中性粒细胞增高,部分患者有红细胞和血红蛋白的下降以及血淀粉酶增高。

(2)穿透性胃和腹腔内十二指肠破裂时,腹腔穿刺阳性率达90％以上。

(3)X线检查发现膈下游离气体是胃和十二指肠损伤的确证,腹膜后积气出现花斑状阴影和右腰大肌阴影模糊提示腹膜后十二指肠损伤。

(4)胃肠减压管常引流出血性液体。

(5)B超和CT检查可发现腹腔内有积液及有无实质性脏器合并伤。

【急救措施】

1.非手术治疗

适用于非穿透性胃和十二指肠损伤、腹膜后十二指肠破裂早期诊断不明、无弥漫性腹膜炎和休克的患者。措施包括半卧位,胃肠减压,纠正水、电解质及酸碱失衡,加强抗感染及营养支持,严密观察生命体征及腹部体征变化。

2.手术治疗

非手术治疗失败或诊断明确的穿透性胃、十二指肠损伤均应及早手术探查,尤其注意对腹膜后十二指肠的探查,同时注意有无胰腺等脏器的合并伤。

(1)胃损伤:多可采用缝合修补术,注意幽门部损伤应做横向缝合,以防术后狭窄。损伤严重或广泛者,可行胃部分切除术。

(2)十二指肠损伤:手术方法取决于损伤部位、程度、有无胰腺损伤及损伤程度。若十二指肠的破裂口较小,血供好且无靠拢张力者,可做单纯缝合修补术。若损伤严重无法修补时,对十二指肠第1、3、4段的损伤,可行局部肠段切除对端吻合术;张力过大无法吻合或十二指肠第2段损伤,做十二指肠空肠Roux-Y吻合术,十二指肠与空肠做侧侧、端侧还是端端吻合则视伤情而定。十二指肠损伤合并胰头损伤者,宜采用十二指肠憩室化手术,慎重选择胰十二指肠切除术。不论采用何种手术,均应保证术后十二指肠减压引流通畅、充分地腹腔引流、空肠营养造口、必要时行胆道造口。

【预后】

胃损伤的常见并发症是腹腔脓肿、胃出血及胃瘘,单纯胃损伤的病死率仅为0.5％左右。十二指肠损伤的常见并发症是十二指肠瘘、十二指肠梗阻、腹腔脓肿及胰腺炎等,单纯十二指肠损伤的病死率为15％左右,有胰腺等脏器合并伤者病死率高达50％。

(五)小肠损伤

小肠在腹腔中分布最广,所占体积最大,位置相对表浅,又无骨骼保护,故受伤的机会较多。穿透性腹部损伤中,小肠损伤占30％。闭合性腹部损伤中,小肠损伤发生率为5％～15％。

【临床表现】

小肠损伤的临床表现取决于其损伤的部位、严重程度、就诊的时间以及有无其他内脏合并伤。

1.小肠挫伤

仅有局部的轻度疼痛和压痛,无肌紧张和反跳痛。

2.小肠破裂伤

有典型腹膜炎表现,如持续性腹痛、恶心呕吐、腹胀、发热、全腹压痛、反跳痛、肌紧张、肠鸣音减弱或消失,部分患者有气腹征和移动性浊音,晚期可表现为感染性休克。小肠破裂口较小者,破裂口可被外翻的黏膜、食物残渣、大网膜及附近肠管堵塞或包裹。因此,小肠损伤后有气腹征和移动性浊音的患者较少,甚至部分患者可无弥漫性腹膜炎的表现。

3.小肠损伤合并肠系膜血管损伤

伤后早期即可因腹腔内出血而表现为低血压,甚至休克。

【诊断依据】

根据受伤史、伤后腹膜炎表现,小肠破裂的诊断多无困难。但小肠挫伤因无腹膜炎表现而常常难以确诊,大多是在剖腹探查时才明确诊断。下列辅助检查有助于小肠损伤的诊断。

(1)白细胞总数及中性粒细胞升高。

(2)腹腔穿刺抽出血性浑浊或粪汁样液体即可确诊,但腹穿阴性也不能排除诊断。

(3)X线检查见膈下游离气体即可确诊。但小肠内气体较少,小肠破裂时的膈下游离气体发生率仅为 $30\% \sim 60\%$,故阴性者不能排除诊断。

(4)B超和CT检查可见腹腔内有液体,并可显示有无实质性脏器同时损伤。

【急救措施】

1.非手术治疗

适用于无腹膜炎及休克的小肠挫伤患者,措施同胃、十二指肠损伤的非手术治疗。

2.手术治疗

伤后即有或非手术治疗过程中出现腹膜炎和(或)休克表现者,不论小肠损伤诊断是否明确,都应在适当术前准备后进行剖腹探查手术,手术方式根据小肠损伤的程度决定。多数小肠损伤患者可采用简单缝合修补术,缝合方式宜间断横向二层缝合,以免修补后肠腔狭窄或肠瘘发生。但遇以下情况时,则需做小肠部分切除吻合术:①肠壁破裂口大于肠管周径 1/2;②肠管有多处破裂,裂口间距<10cm;③肠系膜血管损伤或肠壁较大面积(大于周径 1/2)挫伤而影响肠管血液循环。术中应彻底冲洗腹腔并置有效腹腔引流物。

【预后】

小肠损伤术后并发症包括:切口感染或裂开、腹腔出血、吻合口或修补处肠瘘、腹腔脓肿、肠管狭窄和肠梗阻等。其中吻合口或修补处肠瘘的发生主要与清创不彻底、血供障碍、局部感染、缝合不当以及吻合或修补肠管狭窄有关,术中应注意消除这些影响因素,避免肠瘘的发生。

(六)结、直肠损伤

在腹部创伤中,结肠损伤虽比小肠损伤少见,但仍占腹部脏器伤的 $10\% \sim 20\%$,居第4位。直肠损伤发生率较低,占腹部创伤的 $0.5\% \sim 5.0\%$。结、直肠损伤以开放性损伤多见,闭合性结、直肠损伤常合并其他脏器损伤。

【临床表现】

结、直肠损伤的临床表现主要取决于损伤的部位、程度、就诊时间及是否同时有其他脏器损伤。结、直肠属于空腔脏器,损伤后会引起腹膜炎表现,这与其他空腔脏器损伤之临床表现相一致。但结肠内容物中液体成分较少,损伤后肠内容物进入腹腔少且缓慢。结、直肠损伤可有便血或果酱样大便。腹膜后结肠损伤时,腹痛和腹膜炎表现往往不明显,常有腹膜后间隙感染的表现,患者出现腰部疼痛,有时可触及皮下气肿,严重者局部组织有红、肿、热和压痛。腹膜返折线以下直肠损伤无腹膜炎表现,而表现为直肠周围感染:会阴部疼痛、肛门流血、坠胀感和里急后重;时间较久,局部感染严重时,局部可出现红、肿、热、痛等软组织炎症表现。

【诊断依据】

开放性结、直肠损伤较常见,根据伤口的部位、方向、腹膜炎表现或伤口有粪样肠内容物流出,多能做出诊断。闭合性结、直肠损伤的诊断多较困难,除结合受伤史、伤后临床表现及演变过程外,常需做如下辅助检查。

(1)白细胞总数和中性粒细胞升高。

(2)腹腔穿刺阳性率达 90％左右,但腹穿阴性也不能排除诊断。

(3)X 线检查发现膈下游离气体有助于诊断,但无膈下游离气体也不能排除诊断。腹膜后结肠损伤可出现腹膜后积气、伤侧腰大肌阴影模糊或消失。骨盆骨折时应想到直肠损伤的可能。

(4)结、直肠镜检查可发现结、直肠损伤部位及程度。如果操作不当,会加重原有损伤,加之受伤后患者情况多难以耐受该项检查,故一般不主张做此项检查。

(5)腹腔镜检查是近年来新兴的检查方法,对腹部外伤后不能确诊者,可选用此项检查,同时对小肠的损伤可行修补或止血术。

(6)肛门指检若发现指套染有血迹时可以判定结、直肠损伤的存在,根据色泽可以帮助定位。

(7)B 超和 CT 检查可观察腹腔内有无液体,腹膜后血肿以及实质性脏器合并伤。

【急救措施】

1.非手术治疗

适用于无腹膜炎和休克的结、直肠挫伤患者。

2.手术治疗

由于结直肠壁薄、血供较差、细菌较多,故结、直肠破裂的治疗不同于小肠。手术方式的选择取决于损伤部位、程度、就诊时间、患者全身情况、腹部污染程度以及有无合并伤存在。

(1)单纯缝合修补术:适用于受伤距手术 8h 以内;术前无严重休克,术中无休克;腹腔污染不严重;无严重的其他脏器合并伤;破裂口小于肠管周径的 1/4。只限于右半结肠损伤。

(2)缝合修补加近端结肠造口术:适应证类似于单纯缝合修补术,多用于左半结肠和腹膜内直肠损伤。

(3)肠切除吻合术:适应证类似单纯修补术,只是损伤严重不宜或不能缝合修补,只限于右半结肠损伤。

(4)结肠造口或外置术:适于病情严重、腹腔污染明显、伤后时间>8h、有严重的其他脏器合并伤。方法是将损伤肠段外置或暂时性结肠造口,待 3~4 周后再二期手术将肠管修复后放回腹腔。多用于左半结肠损伤。

(5)腹膜外直肠损伤后应行乙状结肠单口造口转流粪便,彻底清理并冲洗直肠,充分引流骶前间隙,直肠破裂口大者需缝合修补,破口小者则可不修补,待其自行愈合。

【预后】

结、直肠损伤治疗后有 1/3 的患者会发生各种感染,其中腹腔脓肿的发生率为 20％～60％。肠瘘的发生率为 1％～20％。结、直肠损伤的病死率分别为 10％和 6％。

参考文献

[1] 博一明,闫立安.内科疾病防治[M].北京:人民卫生出版社,2015.

[2] 蔡柏蔷,李龙芸.协和呼吸病学[M].北京:中国协和医科大学出版社,2011.

[3] 陈世耀.内科临床思维[M].北京:科学出版社,2012.

[4] 陈信义,赵进喜.内科常见病规范化诊疗方案[M].北京:北京科学技术出版社,2015.

[5] 陈艳成.实用内科诊疗手册[M].北京:金盾出版社,2012.

[6] 董淑雯,曹文元.内科疾病防治[M].西安:第四军医大学出版社,2015.

[7] 杜晓峰.新编内科常见病防治学[M].郑州:郑州大学出版社,2012.

[8] 范贤明,曾晓荣,徐勇.内科疾病及相关诊疗技术进展[M].北京:北京大学医学出版社,2014.

[9] 郭涛,史国兵.内科常见疾病药物治疗手册 住院医师版[M].北京:人民卫生出版社,2016.

[10] 胡大一.内科[M].北京:中国医药科技出版社,2014.

[11] 黄茂.呼吸内科临床处方手册[M].南京:江苏科学技术出版社,2015.

[12] 柯元南.内科医师手册[M].北京:北京科学技术出版社,2011.

[13] 李进,秦淑逵,马军,等.肿瘤内科诊治策略[M].上海:上海科学技术出版社,2017.

[14] 卢洪洲,张永信,张志勇.临床感染疾病治疗学[M].上海:上海交通大学出版社,2011.

[15] 马迎民,刘又宁.内科住院医师手册[M].长沙:湖南科学技术出版社,2012.

[16] 闵希骞.中西医结合内科诊断与治疗[M].上海:上海世界图书出版公司,2017.

[17] 彭佑铭,刘虹.内科医师处方手册[M].长沙:湖南科学技术出版社,2013.

[18] 钱桂生,任家顺.野战内科常见疾病诊断与治疗[M].重庆:西南大学出版社,2016.

[19] 邵迴龙.内科疾病临床诊疗[M].石家庄:河北科学技术出版社,2013.

[20] 孙明,杨侃.内科治疗学[M].北京:人民卫生出版社,2017.

[21] 唐承薇,张澍田.内科学 消化内科分册[M].北京:人民卫生出版社,2015.

[22] 屠春林,陈颖敏.社区内科常见病例诊治策略[M].上海:上海科学技术出版社,2016.

[23] 王涤非.内科临床处方手册[M].北京:化学工业出版社,2012.

[24] 王海昌.心血管内科[M].西安:第四军医大学出版社,2014.

[25] 谢灿茂.内科急症治疗学[M].上海:上海科学技术出版社,2017.

[26] 殷凯生.内科治疗指南[M].南京:江苏科学技术出版社,2014.

[27] 原丽莉,朱娜,张瑞,等.新编消化内科住院医院问答[M].武汉:华中科技大学出版社,2017.

[28] 赵燕芬,范萍,王士才.内科疾病 专家经典处方[M].郑州:河南科学技术出版社,2017.

[29] 郑亮.内科常见病诊治[M].石家庄:河北科学技术出版社,2013.